AF326182

DES
GRANDES ÉPIDÉMIES

et de leur

PROPHYLAXIE INTERNATIONALE

avec le

**Texte des Lois, Décrets, Arrêtés, Ordonnances
et Instructions qui s'y rattachent**

par

Léon DEPAUTAINE

Docteur en médecine

PARIS

J.-B. BAILLIÈRE et FILS

LIBRAIRES DE L'ACADÉMIE IMPÉRIALE DE MÉDECINE

Rue Hautefeuille, 19, près le Boulevart Saint-Germain

LONDRES	**NEW-YORK**
HIPPOLYTE BAILLIÈRE, 219, REGENT-STREET	BAILLIÈRE BROTHERS, 440, BROADWAY

MADRID, BAILLY-BAILLIÈRE, 18, PLAZA DEL PRINCIPE ALFONSO

1868

Tous droits réservés

DES

GRANDES ÉPIDÉMIES

et de

LEUR PROPHYLAXIE INTERNATIONALE

DES
GRANDES ÉPIDÉMIES

et de leur

PROPHYLAXIE INTERNATIONALE

avec le

Texte des Lois, Décrets, Arrêtés, Ordonnances
et Instructions qui s'y rattachent

par

Léon DEPAUTAINE

Docteur en médecine

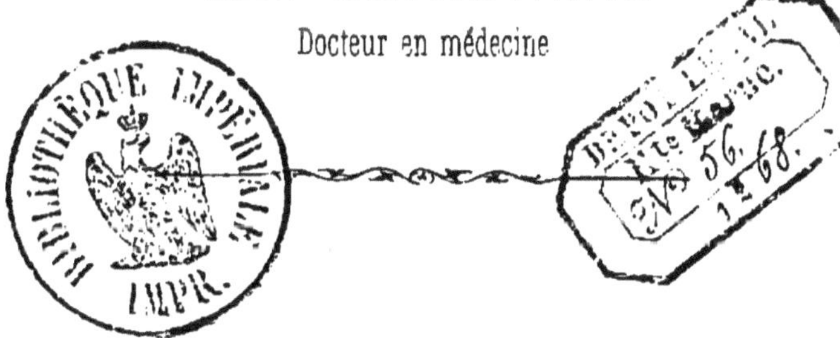

PARIS

J.-B BAILLIÈRE et FILS;

LIBRAIRES DE L'ACADÉMIE IMPÉRIALE DE MÉDECINE

Rue Hautefeuille, 19

LONDRES	NEW-YORK
HIPPOLYTE BAILLIÈRE, 219, REGENT-STREET	BAILLIÈRE BROTHERS, 440, BROADWAY

MADRID, BAILLY-BAILLIÈRE, 16, PLAZA DEL PRINCIPE ALFONSO

1868

TABLE DES MATIÈRES

Avant-propos.

CHAPITRE PREMIER : Des Grandes Épidémies .   1

   1º De la Peste .   3

   2º De la Fièvre Jaune .   10

   3º Du Choléra .   18

CHAPITRE II. De l'Infection .   23

   1º Des Effluves .   23

   2º Des Miasmes .   39

   3º Des Emanations putrides .   43

OZONOMÉTRIE .   51

CHAPITRE III. De la Contagion.   53

   De l'Acclimatation et de l'Acclimatement .   63

   Des Rapports de la Civilisation avec les Epidémies.   69

CHAPITRE IV. Prophylaxie.   79

CONCLUSIONS .   113

   Enumération historique et synoptique des épidémies stationnaires depuis l'an 1491 avant J.-C. jusqu'en 1820   115

   Enumération historique et synoptique des épidémies progressives depuis J.-C. jusqu'en 1867 .   123

APPENDICE. Lois, décrets, arrêtés, ordonnances, instructions, conventions, règlements, rapports publiés en France, en Angleterre et en Italie, depuis 1663 jusqu'à nos jours .

ERRATA

Avant-Propos, ligne 17, au lieu de les maladies, *lisez* ces maladies
Page   2 ligne 17, *lisez* traitement.
  »   6   »   24,   —   les amas.
  »   10   »   12,   —   Américains.
  »   11   »   30,   —   Meschacebé.
  »   11   »   34,   —   Tenessee.
  »   20   »   1,   —   trois Delta.
  »   23   »   2,   —   et leurs dérivés.
  »   38   »   6,   —   ou effluves paludéens.
  »   39   »   15,   —   absorption.
  »   39   »   23,   —   taille
  »   40   »   3,   —   se produiront.
  »   44   »   1,   —   infusoires.
  »   44   »   47,   —   bijuguées.
  »   46   »   2,   —   Les germes partout répandus, des êtres
microscopiques commencent leur évolution et à leur aide l'oxygène, se fixe etc.
  »   46   »   7,   —   la mort. Si ces légions.
  »   46   »   37,   —   microzoaires.
  »   47   »   20,   —   Plusieurs médecins.
  »   77   »   15,   —   Parallèlement.
  »   81   »   28,   —   tuyau.
  »   96   »   21,   —   1865.
  »   102   »   19,   —   indestructible.

BIBLIOGRAPHIE

L. CIBRARIO (sénateur, ancien ministre, membre correspondant de l'Institut) *Économie politique* du moyen-âge, traduit de l'italien sur la 4e édition, par M. A. BARNEAUD, avocat, et précédée d'une introduction par M. WOLOWSKI, de l'Institut, 2 vol. — L DE LAVERGNE, *L'Agriculture et la Population*, 1 vol. 2e édition. — MAILLOT, *Traité des Fièvres ou irritations cérébro-spinales intermittentes*, par F.-C. MAILLOT, président du Conseil de santé des armées, 1 vol. — MARCHAL (DE CALVI), *Des Épidémies*, 1 vol. — OZANAM, *Des Épidémies*, 4 vol. — LÉVY-MICHEL, *Traité d'hygiène publique et privée*, 2 vol. — PRUS, *Rapport à l'Académie nationale de médecine sur la peste et les quarantaines*, 1 vol. — A. TARDIEU, *Dictionnaire d'hygiène publique et de salubrité*, 4 vol. — AUBERT-ROCHE, *Essai sur l'acclimatement des Européens dans les pays chauds*. Annales d'hygiène 1844-45. — CHERVIN, *Examen des principes de l'administration en matière sanitaire*, 1827, 1 vol. — PELLARIN, *Choléra ou typhus indien*, 1866. — CHARCELLAY, *Histoire médicale topographique des épidémies qui ont régné en 1832, 1849 et 1854 dans la ville de Tours et le département d'Indre-et-Loire*. — SEUX, de Marseille, *Encore quelques mots sur la contagion du choléra épidémique 1867. — Le choléra dans les hôpitaux civils de Marseille pendant l'épidémie de 1865*. — MÉLIER, *Rapport à l'Académie sur la fièvre jaune de Saint-Nazaire*, 1 vol. — VILLERMÉ, *Tableau de l'état physique et moral des ouvriers*, 1840. — MONFALCON, *Histoire des marais*, 1824. — BOUDIN, *Traité des fièvres*, 1840. — *De l'influence des localités marécageuses*, Annales d'hygiène, t. 33. — DE BELLEGARDE, *Considérations sur le dessèchement des terrains marécageux*, etc. Bordeaux, 1853. — FONSSAGRIVES, *Traité d'hygiène navale*, Paris, 1856. — PAPON, *De la peste aux époques mémorables de ce fléau*. Paris, an VII, 2 vol. — PARISET, *Mémoire sur les causes de la peste et sur les moyens de la détruire*, 1837. — AMÉDÉE-LATOUR, *Rapport au Conseil d'hygiène publique sur la non-existence de la peste sporadique en Orient*. Annales, t. XLIX. — RICHE, *Traité de chimie*, 2 vol. — DUTROULEAU, *Traité des maladies des Européens dans les pays chauds*, 1861. — DUMAS, *Rapport sur les eaux de Paris*, Annales d'hygiène, 2e série, t. XII. — *Rapports de la Commission sanitaire internationale*. — THÉVENOT, *Maladie des Européens dans les pays chauds*. 1840. — FUSTER, *Des maladies de la France*, 1 vol. — HAUSSMANN, *Mémoire présenté à l'Académie des sciences sur un nouveau système de conservation des céréales*, 1855. — JEANNEL, *Mémoire sur les plantations d'arbres dans l'intérieur des villes*, Annales d'hygiène 1850 — CHEVREUL, *Mémoire sur plusieurs réactions chimiques qui intéressent la salubrité des cités populeuses*, Annales d'hygiène 1853. — GUÉRARD, *Du choix et de la distribution de l'eau dans une ville*, 1852.

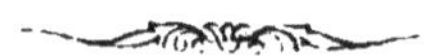

AVANT-PROPOS

L'épidémie terrible qui vient de faire le tour du monde et qui a éprouvé d'une façon cruelle, cette Italie déjà si éprouvée, n'est pas un fait absolument accidentel dans l'histoire des maladies qui affligent le genre humain. De même que les révolutions du globe et des astres qui l'éclairent ont des lois fixes et immuables, les épidémies ont aussi un fonds commun et des causes de développement nécessaires qu'il n'est peut-être pas inutile de remettre en lumière.

Elles sont dit Sydenham, du nombre de celles qui attaquent le plus fréquemment les hommes et qui sont les plus funestes à la jeunesse et à la virilité. Elles affectent presque chaque année une nature et un caractère différents et comme elles dépendent de causes manifestes et physiques et principalement de la constitution atmosphérique, des aliments et de la manière de vivre propre à chaque pays, il serait bien à désirer que les médecins apportassent tous leurs soins et toute leur attention à rechercher ces causes et à observer les maladies, afin de les prévenir , de les connaître et de les traiter d'une manière rationnelle.

La pratique médicale retirerait sans doute un service immense d'un travail entrepris dans de telles conditions, s'il était au pouvoir d'un seul, d'accomplir une œuvre aussi complexe. Nous sera-t-il néanmoins permis, malgré notre insuffisance, de poser quelques jalons sur la route encore inexplorée de l'hygiène internationale ?

Mais des considérations d'un ordre plus élevé ont commandé notre travail : la loi sur le service sanitaire, du 9 mars 1822 qui n'a pas été abrogée, applique la peine de mort à de simples délits. Cette loi qui n'est plus dans nos mœurs, mais dont l'application est possible, doit disparaître.

Ce livre est donc aussi une protestation contre le maintien de la peine de mort en matière Administrative.

Novembre 1867.

CHAPITRE PREMIER

DES GRANDES ÉPIDÉMIES

Une grande Épidémie, est une maladie insolite qui attaque
en même temps et dans le même lieu un grand nombre de personnes à la fois. Il paraît donc nécessaire ainsi que l'indique
notre définition, qu'elle se présente avec un cortége de symptômes extraordinaires, spontanés et d'une gravité exceptionnelle,
mais générale. La petite épidémie ne sera pour nous qu'une
affection vulgaire qui s'éloignera plus ou moins de l'affection
populaire générale.

Ainsi, à ne la considérer que d'après ses principaux traits,
on voit que la grande épidémie apparaît brusquement et qu'elle
parcourt l'univers, en étonnant les populations qu'elle décime,
sans beaucoup se préoccuper de l'âge, du sexe et du tempéra-
ment des individus qu'elle frappe. Atteignant souvent dès son
début, son *summum* d'intensité pour décroître ensuite lentement, mais avec des retours offensifs, il est constant que ces
deux périodes d'état et de décroissance, partagent sa durée en
deux temps distincts sous le double rapport de sa gravité et de
sa généralisation.

Si le mode de production des grandes épidémies était parfaitement déterminé, si la science médicale avait dit son dernier mot sur les moyens de propagation qu'elles emploient, il serait facile d'appliquer à chacune d'elles une prophylaxie spéciale qui en préviendrait le retour, ou en arrêterait les progrès. Mais jusqu'alors au contraire, de grands dissentiments et des théories diverses ont partagé les savants à cet égard. Pour les uns, le développement des épidémies serait dû à un foyer d'infection, aux écarts de régime ou aux qualités de l'atmosphère chargée de miasmes ou d'insectes, pour les autres, il faudrait l'attribuer à l'électricité atmosphérique, aux conjonctions ou aux oppositions des astres, à l'influence de la peur, etc. Cependant, au milieu de ce déluge d'hypothèses et de contradictions, on semble avoir trouvé le lien qui réunit dans une même classe, ces éléments épars d'une même famille. On est disposé à admettre qu'elles sont produites par la même cause, qu'elles présentent dans leur marche des symptômes à peu-près semblables, que leur traitement est presque le même, qu'elles se développent dans le temps et dans l'espace, qu'elles sont en un mot, générales par leurs causes, leurs symptômes et leur thérapeuthique.

En faisant de ces principes une application plus étroite et plus directe, nous trouvons qu'il est un groupe de maladies dont la production semble remonter à un ensemble de causes permanentes, *endémiques*, favorisées par le concours des climats des saisons, du régime et des mœurs ordinaires des habitants, mais dont la puissance d'expansion devient par son propre ressort ou à l'aide de la contagion, immense et insolite, la gravité exceptionnelle et le traitement spécifique souvent sans valeur. Nous avons nommé la Peste, la Fièvre Jaune et le Choléra. Étudier séparément chacune de ces grandes individualités pathologiques dans ce qu'elles ont d'original et de particulier, rapprocher pour les comparer les traits principaux qui les réunissent ou les séparent, puis, dégager de cet ensemble, des formules générales applicables à la prophylaxie internationale des grandes épidémies, telle est la tâche que nous allons entreprendre.

DE LA PESTE

Prise pendant longtemps pour type des maladies pestilentielles, la peste a été l'objet de nombreuses et importantes recherches. Sans compter les anciens qui nous en ont néanmoins transmis des descriptions assez complètes, nous devons aux savants de notre époque des travaux qui ont laborieusement élucidé la question. Les cordons sanitaires, les lazarets, les quarantaines, ont surtout été institués en vue de prévenir les invasions de cette redoutable maladie, dont l'imminence semblait justifier aux yeux des populations les exagérations du régime sanitaire. A vrai dire, l'Europe avait de sérieux motifs d'appréhension; il les puisait dans l'espèce de périodicité avec laquelle s'effectuait depuis longtemps le retour de cette mortalité qui désolait le monde civilisé.

La peste la plus ancienne dont nous ayons une relation exacte, est celle qui de l'an 429 à l'an 431 avant J. - C., ravagea Athènes et le Péloponèse et dont Thucydide nous a conservé le souvenir dans une relation assez exacte : L'an 2 de la 78ᵉ Olympiade, une maladie terrible prit naissance en Ethiopie et après avoir parcouru la Lybie, l'Egypte, la Syrie, la Perse et la Troade, elle gagna l'île de Lemnos d'où elle fût apportée au port du Pirée situé à 40 stades (2 lieues) d'Athènes ; elle exerça d'abord ses fureurs sur le peuple et se communiqua bientôt dans la ville et de là dans le Péloponèse et dans toute la Grèce. Le peuple d'Athènes crut que cette maladie était causée par l'empoisonnement des eaux des puits et en accusa les habitants du Péloponèse avec lesquels on était alors en guerre. La maladie passa des pauvres aux riches, et n'épargna ni âge, ni sexe, ni condition. Elle n'était point précédée par les signes avant-coureurs ordinaires des maladies ; elle débutait brusquement et à l'improviste, par une violente céphalalgie, inflammation des

yeux, rougeur de la langue|, vive oppression et respiration labo-
rieuse. A ces premiers symptômes, succédaient l'enchifrène-
ment, de fréquents éternuements, enrouement, toux continuelle,
douleur pongitive dans la poitrine, défaillances, nausées, vomissements bilieux, hoquets, tranchées et déjections de même
nature que les vomissements. La peau était fraîche au toucher,
mais elle était rouge, livide et se couvrait de taches violettes et
de pustules charbonneuses. Une soif ardente, l'anxiété, l'inquiétude générale et les veilles, annonçaient un feu brûlant à l'intérieur ; les malades ne pouvaient soutenir les couvertures même
les plus légères ; ils sortaient nus, courant les rues dans leur
délire, et pour étancher leur soif dévorante, ils se précipitaient
dans les puits ou dans les rivières ; d'autres s'abandonnaient au
désespoir le plus affreux et attendaient avec impatience la mort
qui seule pouvait mettre fin à leurs maux ; elle arrivait le 7me ou
le 9me jour et jusqu'alors, les malades conservaient toutes leurs
forces. Ceux qui prolongeaient leur vie au-delà de ce terme,
étaient en proie à d'autres accidents plus douloureux encore.
Leurs entrailles étaient déchirées par des coliques et une dy-
senterie consomptive que les boissons ne faisaient qu'exaspérer.
Les forces vitales s'épuisaient et une lipothymie mortelle mettait fin à tant de souffrances. Le petit nombre de ceux qui
échappaient à tant de calamités ne récupéraient la santé qu'après
avoir perdu par la gangrène quelque partie du corps, telle que
les pieds, les mains, le nez, les oreilles et même les yeux.
Plusieurs personnes restèrent dans un état de stupidité, ayant
perdu les facultés de l'âme et ne reconnaissant plus leurs parents
ni leurs amis.

Les cadavres exhalaient une odeur formidable aux hommes et
aux animaux. Les chiens et les corbeaux les fuyaient, ou si la
faim les forçait d'y toucher, ils étaient aussitôt frappés de mort.

En l'an 166, sous le règne de Marc-Aurèle, en 250 sous
l'empire de Dèce, parurent des pestes qui désolèrent l'Europe,
la dernière notamment dura plus de vingt années et venait d'A-
frique ; elle fit éclater dit St. Cyprien dans son livre *de Mortalitate*.

la charité des premiers chrétiens qui se dévouèrent au service des pestiférés.

En 542, prit naissance en Ethiopie une maladie pestilentielle qui gagna l'Egypte, la Syrie, l'Asie Mineure, Constantinople, se répandit dans une partie de l'Europe et dura 52 ans. Procope, excellent observateur, prétend qu'elle avait d'abord commencé à Péluse en Egypte et que s'étant divisée en quelque sorte en deux fléaux, elle gagna d'un côté l'Orient par la Palestine et de l'autre l'Occident par Alexandrie. En 583, des matelots l'importèrent à Marseille où elle devait reparaître en 1720; elle parcourut la France jusqu'en 590 et dépeupla Paris au rapport de Grégoire de Tours. Nous n'avons pas la prétention de dérouler ici la série des épidémies pestilentielles qui, à diverses époques, dépeuplèrent les nations. Qu'il nous suffise d'établir en arrivant aux écrivains de notre temps qui ont traité la question, qu'il paraissait constant que l'Orient et notamment l'Egypte, étaient les pays de provenance de ce terrible fléau. D'où vient cette coïncidence? Nous pensons qu'il faut en rechercher la cause dans l'ensemble des conditions qui ont transformé ce berceau de la civilisation et fait du plus riche et du plus beau pays du monde, un vaste et malsain désert. Le fatalisme religieux en engourdissant les âmes, a brisé l'énergie du corps. Travaillant à peine pour subvenir à sa précaire existence, le musulman vit au jour le jour, avec une frugalité dont nous sommes bien loin en Europe; mais autour de lui, les grands travaux sont délaissés, les marais abondent, l'agriculture est négligée. L'Egypte, dit Papon, a sous la domination des Musulmans, éprouvé dans le sol et dans le climat, les mêmes altérations que l'Europe éprouva après la chute de l'Empire d'Occident, avec cette différence que les Européens ont réparé par leurs lumières et leur industrie, les ravages du temps et de la barbarie, au lieu que les Egyptiens ont laissé dépérir les travaux immenses qu'avaient faits leurs rois pour la prospérité et la salubrité du pays. La plupart des réservoirs et des canaux se sont comblés et n'offrent que des cloaques infects. Une grande partie de l'Egypte cessant de rece-

voir les eaux du Nil, s'est couverte d'insectes et de reptiles ve-
nimeux et s'est pénétrée d'un venin pestilentiel. Ordinairement,
dit un autre écrivain, Lassis, l'inondation commence dans le
mois de Juin et finit en Septembre. On ouvre les thalis ou digues
qui ferment l'entrée des canaux, quand le fleuve est assez gonflé
pour y pénétrer, de sorte que l'eau de ces canaux qui, pendant
les neuf autres mois, avait été croupissante, se trouve renouvelée; alors, la peste cesse. Le mois de septembre venu, le Nil
rentre dans son lit, une grande partie de l'eau des canaux y reste,
sans écoulement, par suite du mauvais état où l'incurie des
Turcs les a laissés tomber. Cette eau ainsi stagnante, se remplit
d'immondices et se corrompt au point de devenir verdâtre et
infecte. Celle des puits et des citernes, celle du Nil même, dans
quelques points de son étendue, éprouvent cette altération; en
même temps, les vents du sud succèdent à ceux du nord; plusieurs autres causes morbifiques évidentes surviennent également et la peste reparait.

De ces causes subsidiaires, selon Pariset, celles dont l'effet
parait être le plus constant, ce sont les pluies qui pendant le
trimestre de la mauvaise saison en novembre, décembre et
janvier tombent dans la Basse-Egypte et même dans la capitale.
Plus dangereuses que l'inondation, non-seulement ces pluies
dégradent et ouvrent les sépultures, mais encore, elles détrem-
pent ces amas prodigieux d'immondices qui ceignent ces villages
et lorsqu'elles s'arrêtent, pour peu que l'air soit tranquille et
le soleil ardent, tous ces éléments de putréfaction fermentent
et chaque village devient comme une fournaise d'émanations
pestilentielles.

Desgenettes affirme aussi quelque part, que le voisinage des
eaux marécageuses et stagnantes est propre à produire la peste;
enfin, le général Menou indique dans un ordre du jour du 12
Vendémiaire an IX, le curage et l'inclinaison des canaux comme
moyen de prévenir la peste.

« Je vois, dit Pugnet, que l'Egypte entière n'est qu'un énorme
« bloc calcaire et que l'argile qui recouvre ce bloc, est un tribut

« étranger déposé précédemment par chaque inondation du
« fleuve. Or, ajoute Boudin, c'est précisément dans la partie
« argileuse de l'Egypte que sévissent et les fièvres intermittentes
« et le terrible *dem-el-muïa* qu'il considère comme une fièvre
« pernicieuse et enfin la peste elle-même. »

De son côté, Prus a posé dans son rapport à l'Académie une
série de conclusions dont voici les principales :

1° On a vu la peste naître spontanément, non-seulement en
Egypte, en Syrie et en Turquie, mais encore dans un grand
nombre d'autres contrées d'Asie, d'Afrique et d'Europe.

2° Dans tous les pays où on a observé la peste spontanée, son
développement a pu être rationnellement attribué à des causes
déterminées agissant sur une grande partie de la population.
Ces causes sont surtout : l'habitation sur des terrains d'alluvion,
ou sur des terrains marécageux, près de la Méditerranée, ou
près de certains fleuves, le Nil, l'Euphrate et le Danube ; des
maisons basses, mal aérées, encombrées ; un air chaud et humide,
l'action de matières animales et végétales en putréfaction, une
alimentation malsaine et insuffisante ; une grande misère physique et morale.

3° Toutes ces conditions se trouvant réunies, chaque année,
dans la Basse-Egypte, la peste est endémique dans cette contrée
où on la voit presque tous les ans, sous la forme sporadique et
tous les dix ans, environ, sous la forme épidémique.

4° L'absence dans l'ancienne Egypte de toute épidémie pestilentielle pendant le long espace de temps qu'une administration
éclairée et vigilante et une bonne police sanitaire ont lutté contre
les causes productrices de la peste, justifie l'espérance que
l'emploi des mêmes moyens serait suivi des mêmes résultats.

Disons sans plus tarder, que grâce à la haute protection du
monarque éclairé qui la gouverne et à l'initiative d'un Français
dont le courage en temps d'épidémie était déjà connu des médecins, l'Egypte est en pleine voie de transformation. L'ouverture du canal maritime qui mettra en communication la Méditerranée et la Mer-Rouge, changera la face du monde et multi-

pliera dans des proportions incalculables les relations internationales des peuples de l'Orient et de l'Occident. En neutralisant sous une garantie commune et réciproque le canal de Suez, les puissances aideraient singulièrement à cette transformation qui, commencée par le génie plein d'audace et de persévérance de Ferdinand de Lesseps, se continuera nécessairement par les efforts successifs des nations intéressées à la prospérité de l'Egypte.

Il semble d'ailleurs que dès maintenant et sous l'influence des mesures les mieux entendues, la peste tende à disparaître de l'Orient. « Depuis longtemps, dit Mêlier, dans son rapport à la conférence internationale, les renseignements les plus certains,
« les investigations les plus minutieuses, ont fait voir que cette
« peste soi-disant permanente à laquelle on a cru si longtemps
« et contre laquelle on n'a cessé de prendre des précautions,
« n'existe véritablement pas, et que les épidémies une fois
« éteintes, la peste disparait complètement. La connaissance
« de ce fait considérable aujourd'hui démontré est due, en pre-
« mier lieu, aux recherches et aux observations des médecins
« sanitaires que la France a eu la salutaire pensée d'établir en
« Orient et qu'elle y entretient, lesquels, sont devenus la base
« la plus solide et le premier anneau de nos garanties actuelles
« contre l'Orient et ses maladies. Ces médecins existent sur six
« points : à Alexandrie et au Caire, à Beyrouth et à Damas, à
« Constantinople et à Smyrne.

« Ce fait important de l'absence actuelle de la peste en Orient,
« absence qui remonterait, pour la Turquie, à plus de quinze
« ans et pour l'Egypte à la dernière et très-légère épidémie de
« 1841 — 42, ressort encore d'une enquête récemment faite en
« Egypte par les soins d'une commission envoyée de Constanti-
« nople et dont le docteur Laval a été le rapporteur. Cette
« commission avait pour mission d'étudier le système sanitaire
« d'Egypte et d'en constater l'état, en vue de la question de
« savoir si la libre pratique pouvait être accordée à ce pays.
« Elle a parcouru l'Egypte en se montrant généralement satis-

« faite de ce qu'elle a vu; elle ne dit nulle part qu'elle ait ren-
« contré la peste, ou qu'on lui en ait signalé des cas. L'absence
« de la peste est donc un fait certain, ou, comme on le dirait
« en langage de droit, un fait acquis.

« Ainsi tombe une grande préoccupation, cette préoccupation
« de la peste sporadique, en vue de laquelle on maintenait ou
« l'on maintient encore actuellement partout, quoique á des
« degrés divers, des précautions sanitaires, précautions réduites
« en France à un minimum de traversée, mais qui vont, en
« Italie, jusqu'à exiger le débarquement des marchandises au
« lazaret, leur purification, et tout ce qui s'ensuit, pour une
« maladie, nous le répétons qui a cessé de se montrer depuis
« des années, et dont, avec la meilleure volonté, on ne trouve
« pas de trace.

« La conférence est-il dit plus loin, déclare être arrivée, par
« la réunion et le rapprochement de documents divers et posi-
« tifs, produits par les deux commissions chargées d'étudier
« l'état sanitaire de l'Orient, à se convaincre que la peste n'existe
« pas en permanence comme on le croyait, qu'il est de longues
« périodes pendant lesquelles elle disparait et que nous sommes
« depuis plusieurs années dans une de ces périodes; que la ma-
« ladie n'existant pas toujours, il est inutile et superflu d'ob-
« server toujours des mesures; que ces mesures devraient être
« réservées pour les temps où la maladie existe réellement, et
« cesser quand elle n'existe plus; que la question devient ainsi
« une question d'informations et de garanties à établir ou à
« étendre, informations et garanties qui devraient comprendre
« les trois termes du voyage ; départ, traversée, arrivée. »
Sans partager l'aveugle confiance des membres de la Conférence sanitaire internationale, et tout en restant convaincu, avec
Prus, que la peste est endémique dans la Basse-Egypte, nous
maintiendrons la nécessité des mesures sanitaires à opposer à
l'importation de la peste épidémique. Ces mesures ont reçu
déjà une sanction remarquable par la convention passée entre
la France et la Sardaigne; elles ont supporté enfin l'épreuve du
temps, qui en a ratifié les intelligentes dispositions.

DE LA FIÈVRE JAUNE

Complètement inconnue des anciens, vaguement signalée lors du second voyage de Christophe Colomb, en 1493, et confondue avec les autres maladies pestilentielles, la fièvre jaune ne fut guère étudiée comme entité morbide que vers le milieu du XVI° siècle.

Presque tous les auteurs disent que les causes principales de sa production sont une grande élévation de température et un foyer d'infection, c'est-à-dire un centre de putréfaction, produit par la décomposition des matières végétales et animales, et que c'est spécialement sur les bords de la mer, des lacs et des grands fleuves, que la fièvre jaune se montre. Elle sévit surtout dans les îles et sur le continent américain, dans quelques parties de l'Afrique, comme le Sénégal, et parfois en Europe, où elle est toujours importée.

On a reconnu que, tandis que cette maladie s'étend à toute la côte orientale de l'Amérique, la côte occidentale, celle que baigne le Pacifique, en reste complètement ou à peu près complètement exempte ; la cause de cette différence se trouve-t-elle dans la diversité d'aspect des deux côtes? L'une, en effet, est basse, plate, parcourue par de larges fleuves, et par conséquent insalubre, l'autre au contraire, formée dans presque toute son étendue par la chaîne des Cordillières, se trouve dans de meilleures conditions que la première. Mais, dit Mélier, que l'on suppose mis à exécution le projet si souvent et depuis si longtemps formé, de couper l'isthme de Panama ou d'établir en tout autre point proposé une communication entre les deux océans, comme bientôt il en existera une entre la Méditerranée et la mer Rouge, il n'y a nulle témérité, je crois, à prédire qu'on ne tarderait probablement pas à voir la fièvre jaune passer par importation d'un rivage à l'autre, et que l'immunité dont jouit le Pacifique, cesserait d'exister. Il est même à remarquer que, depuis l'immense exploitation dont la Californie est devenue l'objet, la simple fréquentation plus grande de l'isthme de Panama, où, comme on sait, existe aujourd'hui un chemin de fer, a suffi pour amener en partie ce résultat. — Ainsi, c'est l'importation surtout qui propage la maladie, et si quelques ports la produisent, d'autres la reçoivent, et c'est le plus grand nombre.

En 1730 elle fut importée à Cadix, qui la revit en 1764, 1800, 1804, 1810 et 1819. Elle infesta Malaga en 1741. L'escadre de Don Pedro de la Cerda la contracta à Carthagène d'Amérique, et l'apporta à Cadix en 1753. En 1805, elle enleva 2,645 personnes à Malaga. Celle de 1800 fit périr 79,500 individus à Cadix, Séville, île de Léon, Xérès, Sainte-Marie, San-Lucar, Port-Royal, Chiclena et Rota. Barcelone la vit pour la première fois en 1821, Minorque et la Sardaigne en 1803, et Livourne en 1804. Elle parut à Brest en 1857, à Lisbonne en 1859, au Hâvre en 1860, et à Saint-Nazaire en 1862, importée des Antilles ou du Brésil.

La fièvre jaune, sous les tropiques, attaque surtout les étrangers non-acclimatés avec d'autant plus de violence, que le climat des lieux qu'ils ont quittés était plus différent de celui où ils séjournent. Dans les zônes tempérées, la fièvre jaune se montre au printemps et à l'automne sous forme d'épidémie. Elle attaque plutôt les blancs que les noirs, les hommes que les femmes, les adultes que les enfants et les vieillards, les sujets robustes que les sujets faibles.

On reconnaît que c'est dans le Delta du Mississipi que la fièvre jaune prend le plus souvent naissance. Le Mississipi (Meschacébé), fleuve de l'Amérique septentrionale, sort du lac Leech par 97° 28' longitude ouest et 47° 40' latitude nord, coule au sud, arrose le territoire et l'État du Missouri, les territoires du Nord-Ouest et d'Arkansas, les Etats d'Illinois, de Kentucky, de Tenessée, de la Louisiane, du Mississipi, reçoit entre autres affluents le Missouri, l'Arkansas, la Rivière Rouge, l'Illinois, etc., forme ensuite le Delta du Mississipi, et vient tomber dans la mer du Mexique près de la Nouvelle-Orléans. Dans cet immense parcours, ce fleuve forme d'innombrables marais qui deviennent, sous l'influence de la chaleur torride de ces pays, autant de foyers pestilentiels.

On a vu aussi la fièvre jaune, avons-nous dit en parlant de son origine, être surtout engendrée par certains ports qui conserveraient encore ce triste privilége, et contre lesquels doivent être dirigés tout spécialement les moyens d'assainissement que la science suggère. Mélier a signalé comme pouvant être plus particulièrement soupçonnés et déclarés douteux, les ports où la phosphorescence de la mer est très-prononcée. Ainsi, il est certains ports des Antilles, Cuba par exemple, et très-expressément la Havane, dont les eaux présentent une phosphorescence qu'on ne voit pas ailleurs au même degré; de plus, ces eaux ont une extraordinaire disposition à se putréfier, une disposition telle, que l'on a été jusqu'à recommander aux navires d'éviter de s'en servir, et surtout de s'en approvisionner. Il reste donc désormais à établir les rapports ou la coïncidence de cette particularité avec l'explosion de la fièvre jaune dans ces parages.

Sans admettre la fièvre jaune ébauchée (car la maladie existe ou n'existe pas), nous reconnaîtrons qu'elle a des modes d'importation variables; elle peut se transmettre par l'air de la cale des navires, et la sphère d'activité de cette atmosphère peut s'exercer dans un certain rayon, *par approche*, comme on l'a dit, ainsi que cela s'est produit chez un tailleur de pierres qui, travaillant à 260 mètres de *l'Anne-Marie*, navire infecté, à Saint-Nazaire, contracta néanmoins la fièvre jaune, bien que cet ouvrier n'ait eu, soit avec le navire, soit avec les objets en provenant, aucune espèce de rapport. La transmission aurait lieu aussi par intermédiaire, comme le prouve le fait de la femme Boquien, cette revendeuse, qui prit aussi la maladie, sans avoir jamais approché *l'Anne-Marie*, mais qui avait reçu chez elle, deux jours de suite, deux hommes de son pays, ayant voyagé à bord de ce navire. Enfin le drame de Montoir prouve d'une manière manifeste la transmission de la fièvre jaune de l'homme à l'homme. Cet évènement est si considérable dans l'histoire de l'affection qui nous occupe, et Mêlier en a tracé un tableau si saisissant, que nous demandons la permission au lecteur, d'en reproduire une partie :

« On était arrivé au 16 août. — Jusque là, aucun accident ne s'était produit en-dehors des trois catégories indiquées plus haut. Tous avaient eu lieu ou par l'immersion directe des individus dans l'atmosphère même du navire infecté, ou par une action à distance. Quelques-uns, restés très-obscurs, pouvaient être considérés comme ayant été produits *indirectement*, par l'intermédiaire d'objets divers .extraits du navire, hardes ou vieux effets. Rien au-delà ; il n'y avait enfin aucun exemple nettement établi de communication ou d'extension de la maladie d'une personne à une autre, d'un malade à un individu bien portant. On croira aisément combien j'en étais heureu.. J'y voyais avec une véritable joie, la confirmation d'une doctrine célèbre, et je me livrais à l'espérance d'avoir à produire un fait de plus à l'appui des idées qu'elle soutient. A cette date du 16 août, j'écrivis encore dans ce sens à S. E. M. le Ministre : « Je con-
« firme, disais-je, ce que j'ai dit à plusieurs reprises, à savoir,
« que jusqu'à-présent, il n'y a eu d'accidents que parmi les
« personnes ayant été en rapport avec le navire infecté ; aucun
« n'a été observé en-dehors ; morts ou guéris, les malades n'ont
« communiqué la maladie à personne. Il n'y a rien dans la ville,
« rien aux environs. Pour en être bien sûr, je réunis chaque
« jour chez moi les quatre médecins de la ville, qui sont aussi
« les médecins de la campagne. Ils sont unanimes ; on n'a
« observé aucun cas de transmission ou d'atteinte *de seconde*
« *main*. Le médecin des épidémies de Nantes, M. le professeur
« Bonnamy, qui est venu me voir, m'a déclaré n'avoir eu con-
« naissance d'aucun cas dans son arrondissement ; il en est de
« même de l'arrondissement de Savenay. A tous ces points de
« vue, ajoutais-je, au point de vue scientifique, comme au point
« de vue pratique, ce fait est de la plus haute importance. Il

« m'est aisé de voir, que si, par malheur, quelque fait contraire
« venait à se produire, l'inquiétude serait des plus grandes,
« notamment parmi les consuls. »

« Dès le lendemain, et avant que cette lettre fût partie, un
fait d'un sens malheureusement bien différent, m'était signalé.
On m'annonçait qu'un médecin appelé à soigner plusieurs des
malades, était lui-même atteint et en danger. Ce fait, dont chacun de vous aura sans doute entendu parler, a eu trop de retentissement, et il offre par lui-même trop de gravité, pour qu'il
ne soit pas nécessaire de l'exposer dans tous ses détails.

« Ainsi que je le disais dans la lettre dont je viens de lire un
fragment, j'avais appelé à moi les médecins exerçant à Saint-
Nazaire, et en les organisant en une espèce de conférence, je
les avais priés de me tenir informé de tous les faits qui pourraient arriver à leur connaissance. Informé dans une de ces
réunions, que plusieurs des déchargeurs tombés malades à la
campagne, y étaient soignés par M. le docteur Chaillon, médecin
à Montoir, localité située à sept kilomètres de Saint-Nazaire, et
l'une des stations du chemin de fer, je me hâtai d'écrire à ce
confrère et de l'inviter à la conférence du lendemain. Il me fit
savoir qu'une indisposition subite l'en empêchait. Quand je relis
ce billet écrit par Madame Chaillon, je m'étonne de n'en
avoir pas été frappé. Mais à ce moment, ma disposition à avoir
confiance aux idées de non-transmission, idées que je n'ai cependant jamais adoptées complètement, était telle, que je confesse
n'avoir éprouvé aucune crainte. Il n'était que trop vrai, cependant, que ce malheureux confrère venait d'être atteint très-
sérieusement, et telle a été ensuite la rapidité des accidents,
que je n'ai même pas eu le temps de l'aller voir. Voici maintenant, comment les choses se sont passées :

« Praticien jeune encore, quarante-et-un ans, très-répandu
et très-actif, jouissant, quoique nerveux et impressionnable,
d'une bonne santé habituelle, M. Chaillon avait été appelé, le 5
et le 6 août, à donner des soins, d'abord à deux ouvriers qui
avaient travaillé au déchargement de l'*Anne-Marie*, les nommés

Briant père et Briant fils, demeurant ensemble à la Croix-de-Méan, village situé à une petite distance de Montoir, puis à un troisième malade, dans le village de Joue, situé un peu plus loin, le nommé Ricordel. Aux deux premiers, qui ont guéri, M. Chaillon a fait cinq ou six visites, au dernier, qui est mort le troisième jour, deux visites seulement. Il avait été ensuite deux jours sans voir d'autres malades. Le 10, il est appelé au village de Prignac, pour un quatrième malade, le nommé Poirier. Il le voit une seconde fois le lendemain 11. On note que ce malade, fortement atteint, qui a succombé le 15, et que l'on voit en effet figurer au tableau des décès, éprouvait, entre autres symptômes, de vives douleurs aux reins et dans les membres, et des espèces de crampes, comme il n'est pas très-rare d'en rencontrer dans la fièvre jaune. Bien que très-impressionné par la mort du précédent malade, M. Chaillon, dont le caractère chaleureux était de ne rien faire à demi, resta très-longtemps auprès de ce nouveau malade, et, entre autres soins, se mit à lui faire des frictions sur tout le corps, pendant trois quarts d'heure.

« Après cette visite, d'autres médecins ayant été chargés de soigner ce malade, M. Chaillon n'eut plus à le voir ; en sorte que, en définitive, il ne lui a fait que deux visites, la première le 10, la seconde le 11.

« Le 12 il était encore bien portant.

« Le 13, c'est-à-dire deux jours après la dernière et longue visite dont il vient d'être parlé, il est pris tout-à-coup, au milieu de ses courses ordinaires à la campagne, d'un malaise général et d'une céphalalgie tellement intense, qu'il est obligé de s'arrêter et de se coucher au bord d'un fossé. Remis dans sa voiture par des passants qui le reconnaissent, il rentre péniblement chez lui, après, toutefois, avoir eu le courage de voir un malade sur son chemin. Au mal de tête qui persiste, se joignent le soir, des vomissements ; la nuit est agitée et sans sommeil.

« Le lendemain 14, le malade paraît mieux ; il essaye de se lever ; il s'efforce même jusqu'à voir un malade. Une bouteille de limonade Rogé produit des évacuations nombreuses, une sorte de superpurgation, et par suite, beaucoup de faiblesse. A quatre heures, il appelle un confrère, son voisin, le docteur Legoff, exerçant comme lui à Montoir, et il se fait pratiquer une saignée. On lui donne dans la nuit 1 gramme 50 centigrammes de sulfate de quinine.

« Le jeudi 15, il n'y a aucune amélioration ; le mal de tête continue. On note *que les yeux présentent une teinte jaune.* Un médecin de Savenay, M. le docteur Mérot, parent du malade, est appelé à son tour. Dès cette première visite, ainsi qu'il l'a déclaré depuis, il ne doute pas du caractère de la maladie.

« Le vendredi 16, ce caractère se prononce davantage. *Les yeux présentent une teinte jaune très-marquée ;* il survient, la nuit, des *romissements noirâtres, violacés, d'un goût détestable.* Comme le malade avait pris un peu de vin, on put croire un instant que c'était ce vin qui colorait ainsi les matières rendues, mais en y regardant de plus près, on vit que la couleur en était plus noire, et qu'enfin tout portait à croire que c'était du sang.

« Le samedi 17, l'état du malade s'est beaucoup aggravé, la faiblesse est extrême, il y a une sorte de délire, ou du moins la connaissance est très-imparfaite ; *les yeux sont de plus en plus jaunes, et cette teinte commence à se produire aux tempes. Des ecchymoses* qui, dès la veille, avaient paru au front, sont devenues plus prononcées. En peu d'heures, elles s'étendent jusqu'aux genoux, à la face dorsale des pieds et aux mains.

« *On observe une teinte légèrement jaune de tous les téguments.*

« Quelques convulsions déjà remarquées à la joue droite deviennent plus fréquentes.

« La mort a lieu à onze heures, après *quatre jours de maladie,* c'est-à-dire, dans un délai sensiblement le même que celui de la plupart de nos autres malades.

« *Une heure après la mort, on constatait que la face avait uniformément la teinte citron ;* quelques heures plus tard, au moment de l'ensevelissement, le corps était *entièrement noir.* »

L'opinion de Chervin était que la fièvre jaune appartient à la classe des fièvres rémittentes et intermittentes. Débutant sous le type intermittent, elle deviendrait rémittente et enfin continue. Voilà, dit cet auteur, pourquoi, dans le principe, elle a pu céder au sulfate de quinine, et pourquoi les médecins ont pris si souvent le change et méconnu d'abord le caractère du mal. J'ose dire que je l'ai vue revêtir les trois types d'intermittente, de rémittente et de continue.

C'est précisément, ajoute à ce propos Rufz, ce dont j'étais témoin à la Martinique. Si les auteurs qui nous ont précédés, ont peu insisté sur ce changement de la fièvre jaune, de continue en intermittente, du moins ils l'ont entrevu, car beaucoup ont préconisé l'usage du quinquina. Maintenant, rapprochant ce fait principal, la conversion de la fièvre jaune à une certaine époque de l'épidémie, de continue en intermittente, de quelques autres faits, tels que, la coexistence de fièvres pernicieuses graves, sur les naturels du pays, pendant la durée de l'épidémie, et surtout au commencement et à la fin, les rechutes chez les Européens primitivement atteints de fièvre jaune, se reproduisant quelques mois après sous la forme intermittente bien caractérisée, l'efficacité du sulfate de quinine, pourra-t-on conclure que la fièvre jaune n'est qu'une fièvre intermittente produite par la même cause qui produit les fièvres intermittentes ordinaires? Que si, au début de l'épidémie, cette fièvre est continue, c'est qu'alors l'action du principe générateur de la maladie est si intense, qu'elle accélère les accès, les rapproche de façon qu'on ne peut les distinguer les uns des autres; que plus tard, au contraire, le principe étant diminué et ayant perdu de sa force, la forme intermittente est mise à découvert? Cette opinion, assurément, ne serait pas insoutenable.

Un foyer d'infection circonscrit et bien reconnu au Fort-Royal, dit Dutrouleau, c'est le cul-de-sac de l'Arsenal. Tous les bâtiments qui y séjournent, sont pris de la maladie. Les vases y sont abondantes, et la chaleur toujours plus intense qu'ailleurs. Les bâtiments de guerre qui se tiennent en grande rade et qui vont hiverner aux Trois-Islets, ont très-peu de malades. Les goëlettes de la station locale, au contraire, qui vont se réparer dans le cul-de-sac, perdent beaucoup de monde, à quelque époque de l'année que ce soit.

Ajoutons, pour terminer ce qui a trait à la genèse de la fièvre jaune, que l'altitude diminue son intensité, comme nous l'avons vu pour notre armée du Mexique, et qu'elle en arrête les progrès à une limite qui dépend des conditions thermométriques.

DU CHOLÉRA

Dans le Traité des fièvres d'Alibert, écrivions-nous en 1854, on trouve le fait suivant : Pendant le séjour de Cassan à Saint-Louis, 28 soldats ont travaillé dans un lieu humide et marécageux de l'île. Tous sont portés à l'hôpital. En moins d'une semaine, on observe trois décès de choléra-morbus, cinq de dyssenterie sanguine et bilieuse, quatre de fièvre adynamique, avec coloration jaune de tout le corps. Les autres éprouvèrent des fièvres pernicieuses plus ou moins graves.

Dans le rapport de Double, il est dit qu'un détachement de 90 hommes de troupe, faisant route dans les Indes occidentales, s'arrêta, pour y camper pendant la nuit, dans un site ombragé par quelques arbres, sur le bord d'un lac d'environ trois milles de circuit, entouré de collines boisées. Dans la nuit, le choléra éclata tout-à-coup parmi ces hommes, dont pas un seul ne donnait signe de maladie ou même d'indisposition, quelques heures auparavant. Le premier malade, saisi à minuit, mourut en une demi-heure. Avant le lever du jour, 24 de ses camarades étaient en proie au fléau, 5 d'entre eux étaient morts avant onze heures du matin, et les autres mourants. Un soldat du détachement fut saisi en brossant ses habits, et mourut en quelques minutes. Enfin, nous ajoutions que, dans un petit village de la Haute-Marne, plusieurs ouvriers ayant été occupés à curer une mare bourbeuse , le lendemain, 4 cas de choléra se déclaraient dans cette localité, où depuis le commencement de l'épidémie cholérique, aucun des habitants n'avait été atteint.

En 1826 , le vaisseau le *Fils de France* , parti de Nantes , ne compta aucun cholérique tant qu'il resta à l'ancre dans le Gange ; mais , pour faire les grosses réparations , on le conduisit dans un des bassins de la rive droite du fleuve et on vida ce bassin pour mettre à découvert la quille du bâtiment. Le soleil échauffa le fond vaseux du bassin , et des miasmes dûrent s'exhaler en abondance. Dix-huit heures après, le choléra frappe indistinctement les hommes les plus vigoureux et les plus faibles.

Il paraît, dit Reynaud, que le germe primitif du choléra sporadique est dans le limon du Gange. Développé là par des circonstances atmosphériques particulières, il irradie plus ou moins loin autour de son foyer. C'est bien là en effet, ajoute à ce propos Marchal (de Calvi), ce qui paraît être, je dis plus, il n'y a que cela qui semble pouvoir être. Or, si le choléra sporadique se développe sous l'influence des émanations paludiques, en vertu de quel raisonnement chercherait-on une autre cause de développement pour le choléra épidémique ? Sont-ce là deux maladies différentes par essence, et peut-on, avec la plus légère apparence de raison, supposer qu'elles aient une étiologie distincte ? *Toute la question est de savoir si le choléra est un empoisonnement ; et que serait-ce donc autrement ? Si c'est un empoisonnement, d'où vient le poison ?*

Le Gange, *Ganga en Bengali*, célèbre fleuve de l'Hindoustan naît dans les monts Himalaya au Thibet, sous le nom de Bagirathi, un peu au-dessus de Gangoutri. Sa source est située à plus de quatre mille mètres de hauteur. Il prend le nom de Gange dans le Ghérouàl , après avoir reçu l'Alakananda, au lieu dit Dewapraïaga (ou divin confluent), et après avoir suivi la direction du S -O., puis du S. et de l'E., prend la direction S.-E en formant un énorme Delta coupé par des branches multipliées et dont la plus forte est l'Hougly, qui passe par Calcutta et Chandernagor. Après un parcours total de 2,600 kilomètres, le Gange se jette dans l'Océan.

Si l'on considère, dit Boudin, que dans les trois Deltas du Gange, du Nil et du Mississipi, les trois formes morbides, appelées choléra, peste et fièvre jaune, se montrent constamment précédées, accompagnées et suivies de fièvres intermittentes, que ces dernières y constituent même la maladie endémique dominante, que l'application qui leur a été faite du traitement spécifique de l'intoxication des marais, a été souvent déjà couronnée d'un plein succès; si l'on tient compte, dis-je, de toutes ces observations, on sera forcé de reconnaître une très-grande analogie, pour ne pas dire une identité d'origine, entre l'intoxication des marais et les trois grandes manifestations pathologiques contre lesquelles l'Europe déploie toute la rigueur de ses codes sanitaires.

L'existence des marais, suivant Lévy, est à la fois une des causes pathogéniques les plus répandues et les plus redoutables. La médecine est appelée à combattre les manifestations aussi variées qu'insidieuses de cette cause toujours la même, soit qu'elle développe en Hollande de simples fièvres d'accès, en Afrique des fièvres rémittentes et continues avec des exacerbations pernicieuses, la fièvre jaune dans les Antilles et le choléra dans le Delta du Gange.

Cette théorie maraimatique a reçu une consécration officielle par la publication d'un rapport à l'Empereur sur l'application des mesures d'hygiène recommandées par la conférence sanitaire internationale. « Dès leurs premières réunions, y est-il dit, les membres de la conférence reconnurent d'un accord unanime la nécessité d'une étude préalable des caractéres du choléra, de la *genèse de cette maladie dans l'Inde*, de la forme endémique ou épidémique qu'elle affecte tour à tour, soit dans l'Inde même, soit dans les autres contrées où il a pénétré, enfin de son mode de propagation, point qu'il était important d'éclaircir, pour déterminer avec connaissance de cause les bases du système de préservation. »

Ce qu'il y a de remarquable, d'après Tardieu, c'est la constance de la direction suivie par les principales épidémies, constance telle que les étapes du fléau sont en quelque sorte marquées sur la carte du monde. On s'est depuis longtemps préoccupé de l'espèce de prédilection qu'affecte le choléra en suivant presque partout dans sa marche le cours des fleuves ou le littoral des mers. Il s'en faut que cette observation ait le sens qu'on lui a prêté, et que l'influence de l'humidité soit ici en cause. Il suffit de remarquer, en effet, que les épidémies suivent non moins souvent les grandes routes de terre. Aussi, pour tous les esprits sensés, il n'y a rien à conclure de ces faits, si ce n'est que le choléra se propage par les voies de communication les plus fréquentes, qui relient entre eux les grands centres de population. Il semble, cependant, qu'il s'avance plus rapidement le long des fleuves et des côtes, car, selon la remarque de Contour, du 16 juillet au 17 septembre 1847, on voit le choléra, suivant les rives du Volga, franchir les 1,100 kilomètres qui séparent Astrakhan de Kasan, ce qui donne une vitesse de 700 kilomètres par mois; tandis que par la voie de terre, de Tiflis à Moscou, l'épidémie ne parcourt que 2,000 kilomètres du 28 mai au 18 septembre, c'est-à-dire 550 kilomètres par mois.

Il n'y a aucun rapport constant entre la direction du choléra et celle des vents qui viennent des contrées où il règne; mais on a pu affirmer, par des preuves nombreuses, cette espèce de loi : que le choléra augmente avec l'intensité de la chaleur atmosphérique, et qu'il diminue ou s'arrête même, si la température s'abaisse.

L'épidémie cholérique est annoncée généralement par une constitution médicale particulière pendant laquelle les affections abdominales prédominent et sont les signes avant-coureurs de cette diarrhée prémonitoire dont on a tant parlé et qui existe *presque* toujours. Mais un fait digne de remarque, c'est la concomittance des épizooties avec l'invasion de l'épidémie cholérique. Dans l'Inde, en Russie, en Pologne, des épizooties meurtrières ont été signalées sur les chameaux, les chèvres, les bêtes à cornes, les chiens, les oiseaux de basse-cour. Enfin les plantes elles-mêmes sont malades.

Il est donc possible, avec les données et les observations si concluantes qui précèdent, de formuler le principe général suivant :

1º La peste, la fièvre jaune, le choléra, ont pour cause de production commune et primordiale les émanations paludéennes, c'est-à-dire l'*infection*.

2º Ces productions morbides, variables d'activité et d'énergie, se traduisent par l'intermittence, la rémittence et la continuité.

3º La phénoménisation pathologique présente généralement des intervalles d'autant plus courts, c'est-à-dire, se rapproche d'autant plus de la continuité, que la latitude géographique ou la saison de l'année semble plus favorable au dégagement de la matière miasmatique (BOUDIN).

4º Il est dès lors permis de considérer le type des maladies des marais comme exprimant, dans les divers pays aussi bien que dans l'évolution annuelle, l'intensité ou le degré d'intoxication (BOUDIN).

CHAPITRE II

DE L'INFECTION

L'infection est l'action exercée sur l'économie par les miasmes morbifiques et ses dérivés. Elle diffère, on le sait, de la contagion, en ce que celle-ci, une fois produite, n'a plus besoin pour se propager, de l'intervention des causes qui lui ont donné naissance, qu'elle se reproduit en quelque sorte par elle-même par contact, et indépendamment (jusqu'à un certain point) des conditions atmosphériques, tandis que l'infection, due à l'action que des substances animales et végétales en putréfaction exercent sur l'air ambiant, n'agit que dans la sphère du foyer d'où émanent les miasmes morbifiques. L'infection se propage bien d'un individu malade à un individu sain, comme la contagion, mais ce n'est pas par contact; c'est en altérant l'air ambiant, à l'égard duquel l'individu malade joue le rôle de foyer d'infection. L'infection se révèle par une triade de générateurs, qui sont : 1º les effluves ; 2º les miasmes ; 3º les émanations putrides.

1º Des Effluves

On appelle effluves, des émanations qui s'exhalent des matières végéto-animales en décomposition, du sein des marais où se putréfient des myriades d'insectes et de végétaux. Il est facile de concevoir que l'air, la lumière et la chaleur sont les causes nécessaires de la production de ces effluves. Combinant leur action dans des proportions variables suivant le terrain sur lequel ils opèrent, ces divers agents ont naturellement des moyens d'expansion variables. Telle n'est pas l'opinion de Montfalcon, qui pense que le développement des effluves est partout identique, quelles que soient la température, les circonstances climatériques et la nature des matières en putréfaction au sein des eaux. La chimie elle-même viendra plus loin détruire cette thèse que l'observation condamne.

Lorsque se produisent les grandes chaleurs, que le soleil avec une dévorante activité embrase l'atmosphère de ses feux, un immense travail d'évaporation s'opère à la surface des marais ; les êtres éphémères qui pullulent et grouillent dans les herbes de leur surface, ne pouvant résister à l'ardeur de cette haute température, périssent aussitôt; les herbes elles-mêmes, cessant d'être baignées, cessent de vivre et se décomposent avec rapidité. La saison des pluies vient encore souvent donner un nouvel aliment à ce mouvement général, et l'on voit des débordements successifs entraîner vers les terres tous ces débris en voie de désorganisation. C'est donc d'un côté, par les productions hétérogènes qui se développent à leur surface et par les atterrissements souvent considérables qui résultent des débordements, que les marais deviennent infectieux. Il est cependant des marais où les plantes telles que le roseau et le triangle acquièrent un si grand développement, qu'elles arrêtent les rayons du soleil, et retardent ou empêchent la décomposition des matières végéto-animales. Enfin, il est des marais indifférents, comme ceux de Bientina, de Massaciucollo, dont les eaux contiennent peu de sels en dissolution, et dont le fond renferme peu de produits minéraux marins. Les marais malsains, au contraire, sont ceux qui contiennent une notable proportion de sels. Pour certains d'entre eux, ces sels proviennent d'eaux minérales (Rimigliano), des eaux de la mer, des terrains jadis occupés par la mer (Scarlino), etc.

La France est désolée, suivant Lévy, par des marais aussi nombreux qu'étendus, celui de la Courche, dans l'Aisne, a 5,500 hectares, celui des Echils, dans l'Ain, 1,150, celui de Marans, dans la Charente-Inférieure, 4,900, celui de Blaye, Gironde, 4,600, celui de Sarguinet, Landes, 5,000, celui de Saint-Joachim, Loire inférieure, 7,700, celui de Mariano, en Corse, 3,000, l'étang de Berre, Bouches-du-Rhône, 13,617. On en rencontre sur notre littoral de l'Océan, depuis les Landes jusqu'à la Somme, sur notre littoral de la Méditerranée, depuis Aigues-Mortes jusqu'aux Bouches-du-Rhône où le dépôt limoneux de ce fleuve a formé l'île marécageuse de la Camargue, type des formations géologiques de cette espèce.

Nos départements se classent dans l'ordre suivant, quant à l'étendue de leurs terrains recouverts par les eaux stagnantes et les landes :

N° d'ordre	Départements	Contenance des Marais appartenant			TOTAL	Contenance des landes et autres terrains incul.ts appartena.t aux communes
		A l'Etat	Aux Communes	Aux Particuliers		
1	Ain	..52 80	..772 00 85	...760 04 74	..1584 85 59	..34070 45 18
2	Aisne	...4 50	.3478 65 72	..2317 54 52	..5800 70 74	...0314 91 73
3	Allier.			.... 51 20	...... 51 20	..5551 49 30
4	Alpes Basses...					.140317 46 73
5	Alpes Hautes...		...23 29 13	...900 84 36	...933 13 49	.197473 83 84
6	Ardèche					..18892 48 49
7	Ardennes......	.3	...59 69 96	.....8 44 47	....68 17 93	...8188 67 45
8	Ariège					..50350 03 16
9	Aube		...72 40 29	...235 51 88	...357 92 17	..13102 34 07
10	Aude	4878 03		...873 76 40	..5751 80 17	.106847 42 15
11	Aveyron					..40414 37 54
12	Bouch.s du Rhône	..2 85	.755 24 50	.44544 94 22	.45270 03 72	..38488 54 54
13	Calvados		...33 50 11	...337 15 20	...370 71 31	....973 35 69
14	Cantal					..68058 79 91
15	Charente		...15 02 80	...707 13 85	...723 06 65	...1208 71 03
16	Charente-Infér.re		.2661 03 61	.27870 24 39	.30534 28 .	...2292 38 74
17	Cher...........		...11 35 30	.....6 13 45	....17 48 75	..12001 91 86
18	Corrèze........					..48711 42 45
19	Corse		...77 83 69	..1176 03 08	..1253 86 77	..95000 .. ..
20	Côte-d'Or	..47 72	...60 58 03	...172 65 58	...233 67 33	..24534 50 08
21	Côtes-du-Nord..		....8 03 52	....56 81 10	....64 84 62	.14003 02 18
22	Creuse					..81502 67 73
23	Dordogne......					...2255 03 99
24	Doubs		..728 78 47	..1049 25 98	..1778 04 45	..68276 56 39
25	Drôme		...13 51 87	...513 02 55	...526 54 42	.39332 51 32
26	Eure..........		..135 70 44	...229 71 71	...365 42 15	...4330 68 02
27	Eure-et-Loire .					....725 11 14
28	Finistère		...77 31 ..	...242 73 60	...320 04 60	..4590 60 31
29	Gard..........		.2432	..8893	.11325	..38657 33 11
30	Garonne Haute .					..21830 78 55
31	Gers					..1199 85 56

N° d'ordre	Départements	Contenance des Marais appartenant			TOTAL	Contenance des landes et autres terrains incul... appartena... aux communes.
		A l'Etat	Aux Communes	Aux Particuliers		
32	Gironde	..42 92	.1539 81 85	..9002 04 28	.10584 78 13	..40039 75 28
33	Hérault	..21 54	..469 30 04	..3760 55 04	..4251 36 53	.168158 94 37
34	Ille-et-Vilaine	.... ..	..262 55 ..	...502 47 ..	...765 02 ..	..42680 02 07
35	Indre	...2 40	.... 49 80	....27 78 58	....28 30 78	..12596 73 41
36	Indre-et-Loire	.... ..	..104 83 39	...164 28 16	...266 11 55	...7846 89 84
37	Isère	.... ..	.1559 60 30	..3721 82 95	..5281 43 25	.120933 57 30
38	Jura	.... ..	..149 87 52	....98 40 51	...248 28 03	..53204 37 64
39	Landes	.... ..	.5776 97 53	..7965 22 83	.13742 20 36	.227470 47 67
40	Loir-et-Cher	.... ..	...33 23 95	...313 94 58	...347 18 53	...2706 84 30
41	Loire	.... ..	....	.....3 70 50	.....3 70 50	...8889 22 25
42	Loire Haute	.... ..	....	....	....	..35037 34 14
43	Loire-Inférieure	.... ..	.7741 57 92	.11756 80 41	.19498 38 33	..6248 16 94
44	Loiret	.... ..	..153 10 35	...748 48 41	...904 58 76	...2198 64 38
45	Lot	.... ..	...26 68 10	...107 00 ..	...123 68 10	...7185 80 64
46	Lot-et-Garonne	.... ..	...14 24 50	....53 91 60	....68 16 10	....520 25 06
47	Lozère	.... ..	....	....	....	..51828 01 65
48	Maine-et-Loire	.... ..	..195 91 27	..1024 63 84	..1220 55 11	...5589 98 84
49	Manche	.... ..	.7523 12 71	...122 32 70	..7645 45 41	..13006 16 64
50	Marne	.... ..	.1503 03 88	..2331 15 15	..3834 22 03	...8973 90 25
51	Marne-Haute	.... ..	...32 72 33	....21 .. 24	....53 72 57	..15557 58 30
52	Mayenne	.... ..	....	....20 09 28	....20 09 28	...1170 84 60
53	Meurthe	.... ..	....	....	....	...6640 24 38
54	Meuse	.... ..	...65 16 55	....	...65 16 55	...7572 82 21
55	Morbihan	.... ..	..984 73 77	..2606 43 26	..3594 19 03	..23558 20 64
56	Moselle	.... ..	....	....	....	...4713 02 92
57	Nièvre	.... ..	...2 99 65	...11 99 34	...14 98 99	...5011 90 62
58	Nord	.... ..	..862	...674 20 ..	..1536 20 ..	...1688 63 35
59	Oise	.... ..	.4091 93 57	.2800 16 45	.6912 15 02	..6675 .. 36
60	Orne	.... ..	..398 50 47	....	...398 50 47	...3257 64 67
61	Pas-de-Calais	.... ..	.2417	..3654	..6071	...5684 26 37
62	Puy-de-Dôme	.... ..	....	....	....	..76494 07 23
63	Pyrénées-Basses	.... ..	..286 92 61	..717 64 74	.1004 57 35	.161049 84 05
64	Pyrénées-Hautes	.... ..	..179 12 73	...21 41 23	..200 53 96	.136300 99 50
65	Pyrénées orient.	..50 ..	..97 ..	..94	..211	.76201 31 04
66	Rhin-Bas	.... ..	..23 77 85	..51 15 20	..74 93 05	.42659 81 55
67	Rhin-Haut	.... ..	..35 57 46	..6 76 08	..42 33 54	.25913 32 06
68	Rhône	.... ..	....	....	....	...4600 24 90
69	Saône Haute	.... ..	..... 54 ..	....28 07 ..	....28 64 ..	..13576 64 46
70	Saône-et-Loire	.... ..	....	....	.....0 ..	..4716 17 45
71	Sarthe	.... ..	....	....	.....0 ..	....777 43 78
72	Seine	.... ..	....	....	.....0 ..	.....39 42 76
73	Seine-Inférieure	.... ..	..461 77 10	...750 70 80	..1212 47 90	...6029 32 68
74	Seine-et-Marne	.... ..	....	....38 28 18	....38 28 18	...1412 55 09
75	Seine-et-Oise	.... .	..109 04 90	..240 62 93	..349 67 83	....932 64 20
76	Sèvres-Deux	.... ..	.1053 95 40	.1037 79 37	.2091 74 77	...2631 85 98
77	Somme	...1 43	.7974 08 ..	...954 86 35	..8030 98 08	...8425 80 52
78	Tarn	.... ..	....	....	....	..10270 37 41
79	Tarn-et-Garonne	.... ..	.... 32 59	...12 62 53	....12 95 12	..1089 82 38
80	Var	.... ..	....	....	....	..37206 82 21
81	Vaucluse	.... ..	..195 79 87	...77 64 50	..273 44 37	..24426 05 90
82	Vendée	.... ..	..420	..3741	..4161	...2702 28 76
83	Vienne	.... ..	..197 96 60	...748 58 20	..946 54 80	...1558 27 57
84	Vienne-Haute	.... ..	....	.... 04 40	.... 04 40	..41027 07 47
85	Vosges	...1 37	..120 85 08	..100 92 03	..228 14 04	..28843 00 62
86	Yonne	.... ..	....	....80 86 80	....80 86 80	...6864 48 96
	TOTAL	5105 68	58363 83 90	122015 44 73	185560 31 53	2706672 24 78

A la tête des pays d'étangs il faut citer la Sologne, grand
plateau entre la Loire et le Cher, s'étendant sur les trois dépar-

tements du Loiret, de Loir-et-Cher et du Cher, et formé de parties élevées parsemées d'étangs et de vallées larges et marécageuses, à pentes peu élevées, où l'écoulement des eaux est par conséquent très-faible, et où le lit des rivières et des ruisseaux se transforme en marais qui se dessèchent pendant les chaleurs de l'été. Après la Sologne viennent la Dombes et une partie de la Bresse, dans le département de l'Ain, la Brenne dans l'Indre, Le Forez, dans le département de la Loire. Ces pays d'étangs, qui sont les plus connus, renferment cependant, dit Tardieu, à peine un tiers de ceux qui existent en France. Parmi les départements qui en contiennent le plus après ceux que nous venons de nommer, on remarque Eure-et-Loire, le Jura, Saône-et-Loire, l'Allier, la Nièvre, le Lot, Maine-et-Loire, la Marne, la Meurthe, la Moselle.

Les marais salés occupent une grande partie du littoral de la Méditerranée et de l'Océan, dans les départements des Bouches-du-Rhône, du Var et de l'Hérault, ceux de la Charente-inférieure, de la Manche et du Calvados. Ils occupent des plaines immenses, basses et marécageuses comme la Camargue, ou des prés salés inégalement submergés, reliés par des cours d'eau sinueux à des plages sablonneuses, comme les tanguières de la Basse-Bretagne et de la Basse-Normandie.

En Amérique, le Mississipi a une île de vingt lieues d'étendue à son embouchure, qui est couverte par des eaux stagnantes, et tous les fleuves de l'Amérique du Sud donnent lieu au phénomène des atterrissements, cause inévitable du croupissement des eaux. Dans l'Amérique septentrionale, existent un grand nombre de lacs qui tendent à décroître, et dont les bords sont marécageux, le lac Raines, le lac des Bois, le lac Winipig, le lac de l'Esclave, le lac Supérieur, gigantesques réservoirs d'eaux dormantes exhaussées au-dessus du niveau des mers.

Au midi de l'Europe existent quelques marais, sur le littoral de l'ancienne Sardaigne, sur celui de la Morée, en Italie, ceux de Sienne (Grotanelli, Palmi), ceux que forme l'Arno dans la Toscane, les marais de Mantoue, les lagunes de Venise, les lacs

de Como, d'Iseo, d'Idreo, le lac Majeur, le lac de Garde, enfin
les marais Pontins, qui couvrent de Cisterne à Terracine, une
étendue de 42 milles de long sur 18 milles de large. On porte à
60,000, dit Lévy, le nombre des victimes que fait annuellement
la fièvre des marais dans les États-Romains, dans les Maremmes
de la Toscane et sur tout le littoral de l'Italie.

N'est-il pas au moins étrange que les nations cherchent à
étendre leur influence et leurs conquêtes, par des annexions de
pays lointains, quand elles ont presque toutes chez elles d'immenses terrains à rendre à l'agriculture, des landes à défricher,
des marais à assainir? Sans insister autrement sur ce besoin
naturel de locomotion et de migration des peuples de l'Occident
vers l'Orient, besoin qui est peut-être une des lois mystérieuses
de leur existence ou une des conditions de leur développement
et de leur activité, nous aimons à consigner ici en même temps
et nos regrets et notre espérance : Les luttes de races qui depuis
si longtemps bouleversent le monde, les guerres de croyances,
qui sous des prétextes divers et des masques différents ont fait
couler des ruisseaux de sang, tendent à disparaître pour faire
place à la grande fraternité morale et intellectuelle des peuples,
c'est-à-dire à l'avènement d'une démocratie qui aura ses profondes assises au foyer des familles, dans la science de l'agriculture et dans les ateliers du travail. « Cette démocratie, dit le
Père Hyacinthe, changera l'histoire qui ne savait écrire dans le
passé que les intrigues des habiles, ou les conquêtes des violents,
les impuissances de la politique et la corruption de la richesse.
Elle fera surgir un peuple qui cherchera le bonheur pratique
de son existence comme l'inspiration de sa littérature et de ses
actes dans les affections de la famille et dans les luttes mêlées
de joies du travail. »

Un simple coup d'œil d'ensemble jeté sur la somme des dépenses que font les nations pour maintenir dans le monde ce
qu'elles appellent leur influence prépondérante, suffirait pour
corroborer notre assertion, si l'on se souvient que la guerre de
Crimée a coûté à la seule Angleterre 2 milliards 500 millions,

sans compter les misères privées qu'elle a occasionnées. Sans
nous faire les champions d'une illusoire paix universelle, dont
l'avènement n'est retardé que par le réalisme de l'égoïsme universel, nous pouvons nous demander à quelle magnificence de
résultats on arriverait, si on utilisait, après un désarmement
progressif, les ressources de la guerre et les bras qu'elle occupe,
à féconder les grands travaux de l'industrie et les immenses
richesses du sol?

Les marais reconnaissent des origines diverses; ils sont produits, tantôt par le défaut d'écoulement des eaux naturelles provenant des sources ou des pluies, par le manque d'inclinaison
du sol, par l'existence de dépressions naturelles au voisinage
des mers ou des grands fleuves, et au-dessous du niveau de
leurs eaux, position qui ne leur permet que de recevoir les
eaux débordées sans les rendre jamais; par la disproportion de
la surface évaporatoire du sol avec la quantité d'eau qu'il reçoit,
par son imperméabilité plus ou moins complète, comme dans
les marais Pontins; le tuf imperméable qui forme le sol de
Rome et de la campagne environnante, arrête à des profondeurs
inégales les eaux des pluies et celles qui ont été détournées de
leur cours par l'oblitération de nombreux canaux et aqueducs;
tel est l'état de la Brenne (Indre), bassin sans déclivité, dont
le fond est un mélange de débris organiques et d'argile. Les
atterrissements qui s'effectuent à l'embouchure des fleuves,
produisent également des marais, la résistance que la mer
oppose aux eaux affluentes ayant pour effet la précipitation des
matières que celles-ci charrient dans leur cours. Les fleuves et
les rivières dissolvent dans leurs eaux les éléments solubles
qu'ils rencontrent, corrodent les terrains qu'ils parcourent,
entraînent des débris qu'ils abandonnent ensuite quand des
obstacles ralentissent leur vitesse; ils apportent donc continuellement à la mer des matériaux solides, débris des continents,
et de là des atterrissements qui finiraient par niveler la surface
du globe, si les révolutions, les mouvements de la croûte ter-
restre, l'action des vagues et des courants ne refoulaient çà et là

les dépôts solides et ne modifiaient par des élévations successives la configuration des rivages. (LÉVY).

Le défaut de pente des cours d'eau à leur embouchure, en ralentissant l'écoulement, produit aussi, quand le niveau est inférieur à celui de la mer, des marais par refoulement. Ainsi, le Tibre, qui conduit avec peine ses eaux limoneuses à la Méditerranée, se répand dans la campagne romaine, en y déterminant de nombreux foyers d'infection paludéenne.

Le mélange des eaux douces et des eaux salées favorise singulièrement le mouvement de décomposition qui s'opère dans les marais. Tout le monde connaît le rapport à l'Académie de Lucques par Gaëtano GIORGINI, et dont voici la substance : Il existe au sud des Apennins Liguriens une plage marécageuse, dont le principal bourg est Via-Reggio. Cette plage est le résultat des atterrissements annuels faits d'un côté par la mer et de l'autre par des torrents qui y déposaient continuellement de la terre ou des débris entraînés de la montagne. Insensiblement il en est résulté des marais qui ont cessé de communiquer avec la mer. Autant de fois que les vents faisaient arriver dans les terres les eaux de la mer, ou que des pluies abondantes grossissaient les torrents, le pays était inondé, puis les eaux s'écoulaient, mais lentement. Toujours, à la suite de ces inondations, le pays était malsain ; une population chétive et étiolée dont le nombre allait en décroissant, venait hautement témoigner de l'insalubrité de ces parages. En 1714, l'ingénieur Germignano Rondelli, de Bologne, proposa la séparation des eaux de la mer. Cette proposition ne reçut son exécution qu'en 1740, époque à laquelle on fit, comme dans nos canaux, une écluse avec deux battants, s'ouvrant de la terre à la mer. Lorsque les eaux des torrents venaient grossir la masse de celle des étangs, elles pouvaient librement s'écouler dans la mer, mais lorsque les vagues poussées par les vents, tendaient à faire irruption sur le continent, alors les portes se fermaient d'elles-mêmes, et l'eau salée ne pouvait se mêler aux eaux douces. Dès l'année suivante, on ne vit plus reparaître le fléau dévastateur dans les commune s voisines du lac dont la communication venait d'être interrompue. L'endémie reparut en 1769 et 1784-85 ; mais précisément ces années, les portes de l'écluse avaient été détériorées, et la mer avait pu librement communiquer avec les marais. Cette mesure hygiénique, qui a été étendue à tous les étangs de la plage, a produit des résultats inespérés, et depuis 1821, époque de l'achèvement des travaux, la contrée s'est peuplée d'une manière très-rapide. Ainsi, Via-Reggio, qui en 1740 comptait 330 habitants, en renfermait 4267 en 1824, et le district, pour les mêmes époques, avait varié de 1,509 habitants à 9,408, et la salubrité du pays est enfin si manifeste, que les familles les plus opulentes de Lucques y viennent habiter pendant la saison d'été des palais construits sur cette plage autrefois inhospitalière.

Il est regrettable que les marais ne puissent être classés, dit Tardieu, parmi les établissements dangereux contre lesquels s'exerce l'action de la loi, mais il appartient aux gouvernements soucieux de protéger la santé publique, d'ordonner ou d'encourager par tous les moyens dont ils disposent, ces grands travaux d'assainissement qui doivent profiter à la richesse du pays et au bien-être de tant de populations.

Ce sont ces grandes pensées qui ont dicté le beau rapport que l'on va lire :

RAPPORT A L'EMPEREUR

Par MM. les Ministres de l'Intérieur, des Finances, de l'Agriculture et du Commerce. — 17 janvier 1860

Sire, le programme tracé par Votre Majesté dans sa lettre du 5 de ce mois, comprend au nombre des améliorations agricoles les plus importantes, l'exécution de grands travaux de dessèchement et de défrichement. « Ces travaux transformant les communaux incultes en terrains cultivés, enrichiront les communes sans appauvrir l'Etat, qui recouvrera ses avances par la vente d'une partie de ces terres rendues à l'agriculture. »

Déjà Votre Majesté, en annonçant au Corps législatif la présentation du projet de loi destiné à assurer l'assainissement et la mise en culture des landes de Gascogne, avait dit :

« Les progrès de l'agriculture doivent être un des objets de notre constante sollicitude, car de son amélioration ou de son déclin date la prospérité ou la décadence des empires. »

C'est en vous inspirant de cette même pensée, Sire, que vous avez voulu marquer un nouveau pas dans une voie si féconde en résultats heureux pour le pays.

La loi sur les landes de Gascogne, promulguée le 19 juin 1857, s'applique exclusivement aux terrains communaux, qui, dans les deux départements des Landes et de la Gironde, représentent une surface totale de plus de 427,000 hectares, voués à une insalubrité et à une stérilité séculaires.

Le principe de cette loi est aussi simple qu'efficace. Les terrains qui ne sont propres aujourd'hui qu'au parcours du bétail, doivent être assainis et ensemencés ou plantés aux frais des communes qui en sont propriétaires. A défaut des communes, l'Etat pourvoit, à ses frais, à l'exécution des travaux dont l'utilité a été constatée, et se rembourse de ses avances, en principal et intérêts, sur le produit de l'exploitation des terrains mis en valeur.

Par cette intervention effective, l'Etat accomplit à la fois une œuvre d'utilité publique et un acte de haute tutelle à l'égard des communes placées sous sa protection. Au reste, jusqu'à ce jour, l'action directe réservée à l'Etat n'a pas eu à s'exercer; son initiative n'a eu pour objet que l'étude des travaux d'assainissement à entreprendre. Déjà, en effet, plusieurs communes du département des Landes ont déclaré l'intention de prendre les travaux à leur charge, en demandant, pour la plupart, à se procurer les ressources qui leur sont nécessaires, par l'aliénation d'une portion des landes communales. On doit espérer que les bienfaits de la loi de 1857 seront chaque jour mieux sentis par les populations. et que la bonne volonté des communes facilitera la tâche du gouvernement.

En tout cas l'intervention administrative ne ferait pas défaut dès qu'elle deviendrait nécessaire, et le problème posé depuis si longtemps et si infructueusement jusqu'à nos jours de la mise en culture des landes de Gascogne, recevra enfin sa solution.

La loi qui doit réaliser cette transformation, a été accueillie avec reconnaissance par le Corps législatif, Elle a été considérée, en quelque sorte, comme l'inauguration d'un système de grands travaux publics agricoles, dont les départements recueilleront successivement les bienfaits.

Cette attente ne devait pas être trompée ; Votre Majesté a voulu que sur tous les points de l'empire, les améliorations agricoles reçussent de l'initiative féconde de l'Etat la même impulsion, le même développement.

Parmi ces améliorations, il n'en est pas qui mérite à un plus haut degré la sollicitude du Gouvernement que le dessèchement des marais ou des terrains marécageux.

Ces terres couvertes d'eaux stagnantes, forment au milieu des populations, des foyers délétères, qui répandent au loin leurs émanations contagieuses.

Et ce mal n'est pas le seul. L'Agriculture est ainsi privée d'un surface considérable de terrains qui, longtemps improductifs, présentent en général, dès qu'ils sont assainis, une fertilité extraordinaire.

On a souvent cherché à déterminer l'étendue totale des marais qui existent en France. Mais la difficulté de préciser la nature des terrains qui doivent être considérés comme marais, a toujours laissé subsister une certaine incertitude dans cette évaluation. On peut cependant en porter le chiffre à plus de 500,000 hectares représentant une surface presqu'égale à celle d'un de nos départements.

Les premières tentatives sérieuses faites par le Gouvernement pour opérer le desséchement des marais, datent de l'édit de Henri IV, du 8 avril 1599. Cet édit renferme des dispositions très-remarquables. Ainsi, les propriétaires sont mis en demeure de déclarer, dans le délai de deux mois, s'ils entendent dessécher par eux-mêmes leurs marais. A leur défaut, l'édit accorde au Hollandais Humfroy Bradley le droit exclusif, pendant quinze ans, de faire le desséchement de tous les marais du royaume, et lui concède, à titre de dédommagement de ses avances, la moitié des terrains desséchés par ses soins. Dans le cas où les propriétaires se trouveraient d'avis différent pour l'entreprise du desséchement, l'édit veut que la voix des propriétaires ayant la plus grande partie de marais emporte celui de la moindre part.

Nous ne rappellerons pas ici les divers édits qui suivirent celui de 1599, soit pour le confirmer, soit pour le modifier. Malgré l'imperfection inévitable d'un premier essai, le principe posé en 1599 produisit dans plusieurs provinces des améliorations immenses qui subsistent encore aujourd'hui. Mais bientôt des concessions abusives soulevèrent parmi les populations les réclamations les plus vives et les plus persistantes. Pendant plus d'un siècle, le petit nombre de desséchements qui furent entrepris ne purent s'exécuter qu'au milieu de difficultés toujours renaissantes ; et enfin parut l'édit du 14 juin 1764, qui rétablissait les propriétaires dans la plénitude de leurs droits sur leurs marais, sans les soumettre à aucune règle particulière.

Ainsi s'évanouit le grand projet qui avait dicté l'édit de 1599. Les propriétaires, délivrés de l'intervention des concessionnaires, divisés entre eux, manquant le plus souvent de capitaux, ne tentèrent aucune entreprise ; les desséchements s'arrêtèrent.

L'Assemblée constituante, préoccupée de l'œuvre de la régénération du pays, ne pouvait manquer de fixer son attention sur la question du desséchement des marais. Le 26 décembre 1790, elle rendit un décret, qui, sanctionné par le Roi, devint la loi du 5 janvier 1791.

Cette loi, motivée par de hautes considérations d'intérêt public, oblige tous les propriétaires de marais de déclarer, dans le délai de six mois, s'ils veulent les dessécher par eux-mêmes. Faute par les propriétaires de faire cette déclaration, ils sont tenus d'abandonner leurs terrains, moyennant indemnité préalable, et le desséchement s'opère aux frais de l'Etat. La loi de 1791, qui imposait au gouvernement une tâche et une charge immense, ne reçut aucune exécution.

Enfin intervint la loi du 16 septembre 1807, qui chercha à éviter les écueils où avaient échoué les législateurs précédents. Ici encore, les propriétaires sont mis en demeure d'opérer le desséchement avec leurs propres ressources; à leur défaut, les travaux sont entrepris par l'Etat dans des circonstances exceptionnelles, et généralement par des concessionnaires. Mais ceux-ci n'obtiennent, pour prix de leurs travaux, qu'une portion déterminée à l'avance de la plus-value produite par le desséchement. Cette plus-value est fixée, sauf recours au Conseil d'Etat, par une commission spéciale, composée de personnes choisies par l'Empereur.

Le nouveau principe, introduit par la loi de 1807, a du séduire les esprits par le caractère frappant d'équité qui le distingue. Quoi de plus juste pour les propriétaires et pour les concessionnaires à la fois, que d'abandonner à ceux-ci une portion de la plus-value qu'ils ont créée, et de laisser aux premiers leur propriété augmentée de valeur. Mais la pratique a démontré que ce principe, si équitable au premier coup d'œil, rencontrait en fait d'insurmontables difficultés. Sans faire ressortir les embarras de tous genres que soulève l'application de la loi de 1807, il suffira de faire remarquer que l'appréciation de la plus-value, sur laquelle repose en définitive toute la loi, est une opération presque impraticable au moment surtout où le desséchement n'a pas encore produit tous ses effets, et qu'en toute circonstance elle devient la source des contestations les plus regrettables. Ces résultats, constatés par une expérience déjà prolongée, ont paralysé presque entièrement l'exécution de la loi de 1807.

La législation sur les desséchements ne peut donc devenir efficace qu'après avoir subi de profondes modifications. Une proposition a été faite à ce sujet à la chambre des députés, dans la session de 1833, et renouvelée dans les sessions de 1844 et 1845. L'administration a mis également la question à l'étude en 1839, et une commission a préparé les bases d'un projet de loi qui peut être utilement consulté.

Mais ces divers essais n'ont eu en définitive aucune suite, et la question de desséchement des marais, dont nous avons du signaler toutes les difficultés, ne pourra être résolue, dans son ensemble, qu'à la suite d'une étude nouvelle qui trouvera naturellement sa place dans le nouveau code rural.

La proposition que nous avons l'honneur de vous soumettre en ce moment, Sire, n'aborde qu'une partie de cette question; elle ne s'applique qu'aux marais appartenant aux communes, mais elle embrasse en même temps dans ses dispositions, conformément aux vues de Votre Majesté, le défrichement et la mise en valeur des terres communales vaines et vagues, qui pourront être enlevées sans inconvénient à la jouissance commune. Ce projet acquiert ainsi un degré d'importance qui frappera tous les yeux.

Il résulte, en effet, de la statistique des biens communaux, dont un travail long et difficile a réuni tous les éléments, que les communes possèdent aujourd'hui environ 4,720,000 hectares de terrains, estimés à la somme de 1,520,000,000.

Sur cette immense surface, qui représente près de la onzième partie du territoire total de la France, moins de la moitié est actuellement en valeur, savoir : 1,690,000 hectares environ plantés en bois, et 240,000 hectares composés de terres labourables, prés, vergers et vignes. Cette partie de la propriété communale présente une valeur de 1,335,000,000 de francs, et un revenu de 37,000,000. Le surplus, c'est-à-dire 2,790,000 hectares, se compose de marais, de terres vaines et vagues, de landes, de bruyères et de pâtures. La valeur de ces terrains n'est pas estimée à plus de 283,000,000 de francs, c'est-à-dire à 100 francs environ par hectare. Il suffit d'énoncer de pareils chiffres, pour signaler l'étendue du mal sur lequel s'est portée la sollicitude de Votre Majesté.

Sans doute, une partie de ces terres offre aux communes des ressources précieuses pour la nourriture du bétail, et ces ressources, qui quelquefois ne pourraient être remplacées, devront être respectées avec soin. Mais souvent aussi, cet intérêt est tout-à-fait secondaire, et c'est en pure perte que les communes renoncent à disposer à leur profit de propriétés qui, soumises à une meilleure gestion, pourraient devenir pour elles une source de richesses.

Quoi qu'il en soit, les habitudes des populations rurales ne sauraient être modifiées qu'avec la plus grande réserve. Les mesures à adopter dans chaque commune devront toujours être subordonnées aux convenances, aux besoins, aux intérêts de la localité, et la transition à un nouvel état de choses sera dans tous les cas, soigneusement ménagée.

C'est dans cet esprit que nous avons l'honneur de soumettre à Votre Majesté les bases d'un projet de loi dont les dispositions, analogues à celles de la loi du 19 juin 1857, présenteraient cependant quelques différences qu'il importe de noter.

Ce projet poserait en principe que les marais et terres incultes appartenant aux communes, et dont la mise en valeur aura été reconnue utile, seront défrichés, assainis et mis en culture.

La loi de 1857, en prescrivant la mise en valeur des terrains communaux actuellement soumis au parcours du bétail, dans les départements des Landes et de la Gironde, limitait au douzième de la superficie de ces terrains, les ensemencements ou plantations qui pourraient être faits annuellement dans chaque commune. Cette disposition spéciale, destinée à conserver aux habitants des Landes les moyens de nourrir leurs troupeaux, ne nous paraît pas devoir trouver place dans une loi générale qui s'applique à des terrains soumis à des usages très-divers

Mais l'absence d'une disposition de ce genre ne saurait inspirer aucune inquiétude aux communes.

Les travaux de desséchement et d'ensemencement ne pourront être ordonnés que là où la mise en valeur des marais et des terres incultes aura été reconnue utile. Or, cette utilité ne sera déclarée que par un décret impérial, délibéré en Conseil d'Etat, à la suite d'une enquête locale et après une délibération du conseil municipal de la commune.

Tant de précautions et de garanties doivent rassurer pleinement sur l'usage qui sera fait d'une faculté dont le gouvernement ne peut évidemment se servir que dans l'intérêt des communes et pour le bien public.

Lorsque l'exécution des travaux aura été décidée, les communes seraient mises en demeure de les exécuter à leurs frais.

En cas d'impossibilité ou de refus de leur part, l'Etat exécuterait les travaux, sauf remboursement de ses avances en principal et intérêts. La loi du 19 juillet 1857, se rattachant aux dispositions du décret du 14 décembre 1810, relatif à la plantation des dunes de Gascogne, décide que ce remboursement s'opérera sur le produit des coupes et des exploitations. Mais cette clause, convenable pour une entreprise restreinte, ne pouvait s'appliquer à une opération aussi étendue que celle dont il s'agit ici. L'immobilisation des avances de l'Etat arrêterait l'œuvre dès son premier pas. Aussi Votre Majesté a-t-elle indiqué comme moyen de recouvrement des avances du Trésor, la vente d'une partie des terres rendues à l'agriculture; cette disposition est d'ailleurs entièrement conforme à l'esprit de la législation actuelle, car l'article 20 de la loi du 16 septembre 1807 dispose que lorsqu'un desséchement sera fait par l'Etat, sa portion dans la plus-value sera fixée de manière à le rembourser de toutes les dépenses.

Toutefois, ce principe ne serait pas à l'abri d'objection, s'il devait être appliqué d'une manière absolue. On peut admettre, en effet, que, dans certaines circonstances spéciales, le desséchement d'un marais ou le défrichement de terres incultes, n'aura pu être réalisé qu'au prix de sacrifices qui auront dépassé toutes les prévisions. Quelquefois aussi, on ne pourra apprécier qu'après plusieurs années, tous les effets avantageux des travaux, et une vente immédiate des terrains améliorés ne leur assignerait pas leur véritable valeur.

La commune devra-t-elle rester exposée à ces chances défavorables? Nous ne l'avons pas pensé. En toute circonstance, son sacrifice doit être limité, et nous proposons que la commune pourra s'exonérer de toute répétition de la part de l'Etat, en faisant l'abandon de la moitié des terrains mis en valeur.

Cette disposition, empruntée à l'édit de 1599, est celle en vertu de laquelle ont été exécutés les plus grands desséchements de marais en France.

Mais, tandis que sous l'ancienne législation, elle s'appliquait d'une manière générale et souvent onéreuse pour les propriétaires, ici elle ne se présente qu'avec un caractère tutélaire et comme la limite extrême des sacrifices que les communes peuvent être appelées à supporter.

Il ne paraît pas possible de déterminer, quant à présent, le montant des dépenses que pourra exiger la réalisation de ces importantes améliorations, mais nous pensons qu'il convient de limiter à la somme de 10,000,000 le découvert qui proviendra des avances de l'Etat. Ces avances, renouvelées incessamment par des remboursements successifs, suffira sans doute pour atteindre le but que Votre Majesté s'est proposé.

Telle est, Sire, l'économie générale des dispositions qui nous ont paru les plus propres à répondre aux vues de Votre Majesté. Nous avons l'honneur de vous demander l'autorisation de les soumettre à l'examen du Conseil d'Etat, qui apportera le concours de ses lumières pour l'accomplissement de cette pensée de haute utilité publique, et améliorera certainement les bases et les détails de ce projet, avant d'en proposer la sanction au Corps législatif.

Toutes les fois que les chimistes ont pu recueillir les effluves marécageux, ils y ont constaté la présence de l'hydrogène sulfuré, et partout où la vérification n'a pas été faite, ils ont au moins montré une matière organique pourrissant en présence de sulfates, condition éminemment propre à la production de ce gaz. En résulte-t-il pour cela que l'hydrogène sulfuré soit la cause de l'infection paludéenne? Non assurément, puisqu'en Italie les émanations des *solfatares* et des *lagoni* du Siennois et du Volteraneo ne sont point funestes aux hommes qui habitent leurs alentours.

Parmi les nombreux produits de la décomposition des matières organiques, Boussingault a reconnu aussi l'hydrogène proto-carboné qui devient si terrible aux mineurs sous le nom de *feu grisou*. Pas plus que le précédent, ce gaz isolé ne sera la cause directe de l'infection, car il existe une foule de puits à la surface du globe, desquels il s'échappe impunément par torrents. Mais nous pourrons conclure que si les matières organiques en putréfaction sont capables de produire l'infection paludéenne, ce ne sera qu'à la condition de les voir se pourrir en présence de sulfates, sur lesquels ces matières réagiront pour produire de l'hydrogène sulfuré. Ce seraient même, suivant Moscati, Brocchi, Rigaud et Humboldt, ces matières organiques animales ou végétales, qui sous forme d'émanations, déterminent l'odeur spécifique de marécage, qui dénonce la proximité des eaux dormantes, et qui varie suivant les climats et la nature des marais.

Les émanations ou effluves paludéennes ont en général peu de force de développement; leur condensation par l'humidité diminue leur expansibilité, et ce n'est que par l'action des vents qui les entraînent, ou celle du soleil qui les dilate, qu'elles portent au loin leurs fâcheux effets.

On connaît peu les effets directs des effluves, mais on connaît mieux leurs effets généraux; ils ont sous ce rapport une grande analogie avec les miasmes, avec cette différence cependant, que les maladies miasmatiques sont peu nombreuses, tandis que celles produites par les effluves le sont beaucoup plus.

On sait que les marais et leur voisinage ont une flore spéciale qui semble exclure toute autre végétation; les arbres y sont chétifs, rabougris, les fruits y mûrissent difficilement et restent sans saveur, les animaux y sont atteints de cette cachexie aqueuse qui fait chez eux tant de victimes, et l'homme lui-même y porte l'empreinte indélébile d'un impaludisme qui se révèle au-dehors par la bouffissure des tissus, un teint blafard, l'appauvrissement du sang, l'état de langueur de l'esprit et du corps et une altération sourde mais continuelle des sources de la vie. Il est en effet digne de remarque, que tandis que la population, pour une période de dix ans, s'est accrue dans les pays élevés du Jura et de l'Ain de 18 à 26, elle a diminué de 73 pour la même période, dans les plaines marécageuses de la Bresse, et que dans certains autres la moyenne de la vie est descendue à 26, 22, 19 et 18 ans.

2° Des Miasmes

Les miasmes sont des émanations qui s'exhalent des corps vivants sains ou malades, et ne résultent le plus souvent que de l'agglomération d'un grand nombre d'individus dans un lieu resserré et dont l'air se renouvelle difficilement; ils sont donc constitués par les substances organiques de l'air à divers états de modification catalytique.

Comment se forment les miasmes?

On sait que le corps vivant est invariablement soumis à deux ordres de fonctions diamétralement opposées, mais dont le jeu alternatif entretient l'équilibre normal, et dont l'ensemble constitue la santé. Par les unes il s'assimile et s'approprie les matériaux qui alimentent ses besoins, par les autres, il rejette comme inutiles ou nuisibles une certaine quantité de ces matériaux, qui ont subi une transformation spéciale. De là enfin les grandes fonctions d'absorbtion et d'assimilation d'un côté et de l'autre les excrétions, les secrétions et les exhalations. C'est en vertu de ce double courant, que d'une part se forment les miasmes qui émanent et sont portés dans tous les sens, et que d'autre part ils sont absorbés.

L'air des enceintes closes peut être altéré par la respiration et les secrétions des êtres vivants qui les habitent et aussi par la combustion des corps servant au chauffage et à l'éclairage. D'après Herbst, un homme adulte et de taille ordinaire aspire et expire alternativement, en santé, 540 à 675 millimètres cubes d'air dans la respiration calme, dans l'expiration forcée, cette quantité s'élève à un minimum de 2,360 millimètres cubes. L'homme adulte expire par heure environ 24 litres d'acide carbonique à zéro, représentant 11 grammes 3 décigrammes de carbone. C'est donc aux miasmes produits par l'insuffisance du renouvellement de l'air, qu'il faut attribuer dans les grandes réunions et les agglomérations humaines, cette fétidité extraordinaire qui provoque l'explosion de nombreuses maladies chez ceux qui l'absorbent par les poumons pendant un certain temps, que sera-ce quand les miasmes se produisent dans une réunion de malades? Alors, en effet, à ceux déjà existants, viendront s'ajouter une altération pathologique de ces mêmes miasmes et les émanations délétères qui se dégagent des abcès, des ulcères et autres produits morbides. Il en résultera un véritable empoisonnement septicémique. La quantité de l'oxigène nécessaire diminue parfois dans des proportions si considérables, et l'acide carbonique augmente avec une telle intensité, qu'un jour de spectacle gratuit dans une loge de théâtre on a trouvé l'oxygène réduit à 19 pour cent.

Sans parler des épidémies, Baudelocque n'a-t-il pas démontré jusqu'à l'évidence que le développement des écrouelles survient après un séjour plus ou moins prolongé dans un air insuffisamment renouvelé. Presque tous les scrofuleux qui arrivent à Saint-Louis, viendraient, d'après Richerand, des quartiers où les ouvriers vivent entassés dans leurs logements trop étroits. Le contact de l'air libre est donc la condition d'une bonne respiration. Les mouvements respiratoires favorisent mécaniquement le travail de la digestion ; l'appétit et les forces digestives augmentent dans un air pur, il sera donc indispensable de placer les camps, les casernes, les hôpitaux dans les meilleures conditions topographiques au point de vue de l'aération naturelle, sans négliger pour cela les meilleurs moyens de ventilation intérieure, dont nous n'avons pas à nous occuper ici.

Le défaut de renouvellement d'air a produit des catastrophes terribles. Camden et Bacon rapportent, qu'en 1577, pendant la tenue des assises d'Oxford, l'affluence fut si grande, que les exhalaisons répandues par de nombreux accusés dans la salle d'audience, soit par la transpiration des pieds, soit par leur malpropreté, jointes aux émanations de toute l'assemblée, occasionnèrent une maladie des plus graves parmi les assistants et les juges, puisque dans l'espace de quarante jours, plus de trois cents personnes en moururent. Pringle cite un fait analogue qui se passa aux assises d'Old-Bailey, où les mêmes causes firent mourir quatre juges sur six, trois conseillers, plusieurs jurés et une grande partie des assistants, sauf ceux qui se trouvaient du côté du président, où une fenêtre était ouverte. En 1805, après la bataille d'Austerlitz, Percy raconte qu'on enferma 300 prisonniers russes dans une caverne pour les abriter contre le froid. Au milieu de la nuit, le factionnaire entend pousser des cris effroyables. Il appelle la garde. On craint un soulèvement, on va faire feu. A peine la porte enfoncée, quarante de ces malheureux se ruent au-dehors en forcenés, vomissant de l'écume et du sang. Les 260 autres étaient morts ou mourants, et on eut peine à sauver les premiers.

L'histoire de la marine nous présente un certain nombre de cas pareils, et parmi eux celui qui s'est passé en 1756 à Calcutta, dans la guerre des Anglais. Sur 146 individus enfermés dans une étroite prison, 123 périrent dans une nuit, au milieu des plus atroces souffrances; quant aux 23 autres, retirés à demi-morts du cloaque où ils étaient plongés, ils ne recouvrèrent la santé qu'après une longue et douloureuse maladie.

Le *Rôdeur*, navire français de 200 tonnes, parti du Hâvre, aborda deux mois après à Bonny, sur la côte d'Afrique, où il prit une cargaison de nègres pour la Guadeloupe. Il mit à la voile le 16 avril. Peu de temps après, une ophthalmie effrayante se manifesta parmi les esclaves qu'on avait placés à fond de cale. L'équipage en fut bientôt atteint, et la maladie fit de si rapides progrès, qu'il ne resta bientôt plus qu'un seul matelot en état de diriger le navire qui arriva le 21 juin à la Guadeloupe; 39 esclaves étaient totalement aveugles, 12 avaient perdu un œil, et 14 étaient plus ou moins affectés. Parmi l'équipage qui était de 22 hommes, 12 avaient perdu la vue et le chirurgien était de ce nombre, 4 autres et le capitaine avaient perdu un œil, et 4 autres n'étaient pas encore guéris.

On le voit, l'encombrement et les miasmes qui se répandent forcément dans les milieux où l'air est confiné, peuvent amener de grands désordres. On ne nie plus enfin aujourd'hui leur influence dans la production des affections qui se développent dans les camps et les hôpitaux, comme les fièvres typhoïdes, les dysenteries, ou l'aggravation des plaies chez les amputés, dans l'explosion de la pourriture d'hôpital, du scorbut, etc., suivant d'ailleurs le degré de résistance des individus et leur aptitude à contracter l'infection.

Le mode d'extension et l'origine de ces affections les place bien évidemment parmi les maladies infectieuses, cependant la distinction n'est pas toujours facile à établir, et c'est ce qui explique la divergence d'opinion qui existe chez les différents auteurs. On voit, dit Anglada, des maladies populaires, dont la source est infectionnelle, et qui sont à leur début complètement étrangères à la contagion, prendre bientôt rang parmi les affections virulentes. Pour certaines, cette transformation est familière et peut en quelque sorte être prévue, pour d'autres, elle est d'une rareté exceptionnelle, ou se rattache accidentellement à la présence de conditions diverses qui la favorisent. Elle survient, par exemple, quand ces maladies ont atteint l'apogée de leur extension et de leur gravité ; lorsque les émanations des malades ont contracté, sous l'influence plus active des élaborations morbides qui les produisent, une acrimonie spécifique ; lorsqu'enfin, disséminées dans l'atmosphère ambiante en quantité suffisante pour la saturer, elles conservent ainsi, dans cet état de compensation, en dépit de leur altérabilité dans l'air renouvelé, le pouvoir de provoquer une affection du même ordre chez les sujets convenablement prédisposés.

Les miasmes de l'état morbide, comme ceux de l'encombrement, pénétrent dans le sang par les voies respiratoires surtout, mais ils peuvent y arriver par les voies digestives, comme le prouve cet exemple de soldats qui, embarqués sur *l'Argo*, contractèrent des fièvres graves, pour avoir bu de l'eau recueillie dans un endroit marécageux de la côte d'Afrique.

3° Des Émanations Putrides

Les émanations putrides sont le résultat de la putréfaction des matières végétales et animales mortes, abandonnées à elles-mêmes, et soumises aux seules lois physiques et chimiques. L'air au milieu duquel s'accomplit la fermentation putride, se vicie, se charge de principes nuisibles et exerce sur l'économie qui le reçoit son influence délétère; c'est ce que nous remarquons tous les jours, quand nous approchons des égoûts, des fosses d'aisances, des fumiers, des tanneries, ou que nous procédons à une exhumation.

Un certain degré de chaleur est nécessaire au dégagement des émanations putrides, mais l'humidité est non moins indispensable à leur production ; aussi, les muscles, les viscères, où les liquides abondent, subissent-ils plus rapidement la fermentation putride, que les tendons, les os, les poils, etc.

Pasteur a, dans ces derniers temps, fait connaître la cause de la fermentation putride. Elle serait produite par l'action combinée de deux espèces d'êtres microscopiques : 1° des êtres infusoires (*bacterium termo, monas crepusculum*), ces êtres respirent comme les animaux ordinaires en absorbant de l'oxygène 2° des vibrions (nommés animaux ferments d'une façon générale) qui non-seulement n'ont pas besoin d'oxygène libre pour vivre, mais encore qui meurent lorsqu'on les soumet à l'action de ce gaz.

Supposons que la matière organique soit liquide, les infusoires se développent aussitôt sous l'influence de l'air qui baigne sa surface et de l'oxygène qui y est dissous. Ceux qui se forment dans l'intérieur meurent bientôt, faute d'oxygène ; mais ceux qui se produisent à la surface, s'y propagent au contraire à l'infini et y provoquent la formation d'une pellicule qui s'épaissit peu à peu; puis tombe au fond du vase, pour se reformer et ainsi de suite. Cette pellicule préserve le liquide du contact de l'oxygène de l'air, et le développement incessant des infusoirs absorbe ce gaz au fur et à mesure de sa dissolution; par conséquent, les vibrions qui se trouvent dans l'intérieur sont précisément dans les conditions nécessaires à leur développement. Ils se multiplient et ils transforment la matière en produits intermédiaires plus simples qui sont brûlés alors par les infusoires et ramenés finalement à l'état des composés binaires, acide carbonique, eau, ammoniaque, qui sont les produits finaux dans lesquels se résolvent les matières végétales et animales.(1)

(1) Lemaire, dans la séance du 14 octobre 1867, a lu à l'Académie des sciences un travail sur la nature des miasmes fournis par le corps de l'homme en santé, où on trouve ce qui suit :

Partis des corps qui les fournissent, c'est à la surface du corps, en-dehors des organes, que les microphytes et des microzoaires se développent sur l'homme en santé.

Le dépôt vulgairement appelé *crasse*, que la sueur, les poussières atmosphériques et celles contenues dans le linge produisent sur la peau de tout le monde, et qui s'y accumule chaque jour, fournit des myriades de ces petits êtres. Ils sont d'autant plus nombreux, que cette crasse est plus abondante. Ce dépôt, qui contient une matière albuminoïde provenant de la sueur, est constamment entretenu à l'état humide ou semi-liquide, par la transpiration insensible et par les glandes sudoripares, activées dans le jour par l'exercice, la nuit par la chaleur du lit. Le contact de l'air et la température moyenne du corps, voisine de 37 degrés centigrades, font que ce dépôt est dans les conditions les plus favorables à la fermentation, par conséquent pour que les *microphytes* et les *microzoaires* puissent se développer.

En l'étudiant sur des hommes et des femmes de trente à soixante-dix ans, qui avaient négligé pendant huit et quinze jours les soins de la toilette, voici ce que j'y constatai, après avoir provoqué la transpiration au moment de l'examen : odeur fétide aux régions ano-périnéale, inguino-scrotale, inguino-vulvaire et aux pieds, produite par la matière qui s'y était amassée. Elle rougissait faiblement le papier de tournesol. Le microscope y révélait l'existence, en grand nombre, de corps diaphanes, sphériques, ovoïdes et cylindriques, semblables à ceux dont j'ai constaté l'existence dans l'air confiné, au Fort de l'Est; de plus, des myriades de bactéries (*bacterium termo, bacterium catenula,* formés de deux, trois, quatre et cinq articles : *bacterium punctum*) des vibrions, des *spirillum volutans* et des monades ovoïdes, dont quelques-unes étaient échancrées.

La matière recueillie sous les aisselles rougissait le papier de tournesol, et contenait des spores ovoïdes, des corps diaphanes et de rares *bacterium termo.* Celle qui s'était amassée sur le devant de la poitrine, à l'épigastre, sur l'abdomen et aux régions lombaires et dorsales, rougissait fortement le papier de tournesol. Elle contenait des spores rondes, offrant un noyau central qui les fait ressembler à des pièces de monnaie ; ces spores ont de 0,004 à 0,005 de millimètre de diamètre; puis d'autres spores ovoïdes, dont un certain nombre était en état de bourgeonnement, et dont quelques-unes étaient bynguées; leur longueur variait de 0,0035 à 0,0045 de millimètre, et leur largeur de 0,0025 à 0,0035 de millimètre. Point d'animalcules. J'attribue leur absence à la grande acidité de cette crasse.

En ce qui concerne un animal entier abandonné après la mort, soit au contact, soit à l'abri de l'air, toute la surface de son corps est couverte de poussière que l'air charrie, c'est-à-dire de germes d'organismes inférieurs; son canal intestinal est rempli, non pas seulement de germes, mais de vibrions tous développés. Ils sont à l'état d'individus adultes privés d'air, baignés de liquides, en voie de multiplication et de fonctionnement. C'est par eux que commencera la putréfaction du corps qui n'a été préservée jusque là que par la vie.

Si les êtres microscopiques disparaissaient de notre globe, ajoute Pasteur, la surface de la terre serait encombrée de matière organique inerte et de cadavres de tout genre. Ce sont eux principalement qui donnent à l'oxygène ses propriétés comburantes, sans eux, la vie deviendrait impossible parceque l'œuvre

Le cérumen ne contenait ni corps diaphanes, ni spores, ni animalcules.

L'air confiné se sature assez vite de la vapeur d'eau fournie par les poumons et par la peau. Alors l'atmosphère ne pouvant plus en prendre, l'enveloppe cutanée se couvre de sueur. Ces conditions favorisent à la fois le développement des *microphytes* et des *microzoaires* sur la peau et dans l'air confiné, dont la température est plus élevée que celle de l'atmosphère extérieure.

Dans des expériences que j'ai faites sur les fermentations alcooliques et putrides, j'ai démontré que les gaz et les vapeurs qui s'en dégagent, entraînent en grande quantité des propagules, des spores, des corps reproducteurs de microzoaires et même des animalcules entièrement développés. C'est de cette manière que ceux qui existent sur la peau me paraissent se répandre dans l'atmosphère.

J'ai fait des expériences à l'air libre, à Paris, par une température de plus de 35 à 36 degrés centigrades, sur de la viande, des solutions d'albumine et sur d'autres matières fermentables. Dans ces conditions, j'ai constaté que douze heures suffisent pour le développement de *bacterium termo* et de vibrions. La présence d'animalcules entièrement développés, six heures après la condensation de la vapeur d'eau recueillie dans les chambrées du Fort de l'Est, peut être expliquée par la température élevée du corps de l'homme et par l'existence d'une grande quantité de vapeur d'eau dans cet air, conditions qui hâtent leur développement.

Les effets rapides et pernicieux produit par les miasmes des pays chauds et par ceux qui sont fournis par le corps de l'homme en santé pourraient bien tenir à ce qu'ils arrivent plus vite à l'état adulte que ceux des pays tempérés, dont les effets sont beaucoup moins redoutables.

Le dépôt qui se forme dans la vapeur d'eau condensée au-dessus des marécages, dans les dissections d'hôpital et dans l'air confiné, a été considéré comme une substance azotée qui se putréfie. Je me suis assuré que dans tous ces cas, il est le résultat du développement de microphytes et de microzoaires.

de la mort serait incomplète. Après la mort, la vie reparait sous une forme et avec des propriétés nouvelles. Les germes partout répandus des êtres microscopiques commençant leur évolution et à leur aide l'oxygène se fixe en masses énormes sur les substances que ces êtres ont envahis et en opère peu à peu la combustion complète.

Ainsi la vie complète la mort, si ces légions d'êtres invisibles n'existaient pas, les corps organisés que la vie a délaissés ne se réduiraient en leurs éléments qu'avec une extrême lenteur, la terre serait infectée par les restes des générations qui se succédant si rapidement à sa surface, il en résulterait probablement des maladies contagieuses qui décimeraient les végétaux, les animaux et l'homme. En conséquence, ces êtres accomplissent des fonctions de la plus haute importance et remplissent une

Je n'ai pas trouvé de ces petits êtres dans le mucus provenant des fosses nasales, du pharynx, de la cavité buccale, de l'urèthre, du vagin, ni dans les crachats bronchiques d'hommes et de femmes en parfaite santé. J'en ai conservé dans de petites bouteilles bouchées, renfermant de l'air, et j'ai constaté qu'ils résistent plus longtemps à la décomposition que la viande et autres matières organiques.

Des micrographes ont signalé l'existence de bactéries et de vibrions dans la matière pultacée qui s'amasse sur les dents, ainsi que dans les restes d'aliments. J'ajouterai que sur les individus qui ont des dents cariées et les gencives irritées ou malpropres, on y trouve en outre des *spirillum volutans* et des monades en grand nombre.

Je me suis assuré que les produits de la respiration qui traversent une bouche en cet état entraînent non-seulement des corps reproducteurs de microzoaires, mais même de ces petits êtres entièrement développés.

On pense généralement que, dans la vapeur d'eau qui se dégage des poumons, lorsqu'elle est ramenée à l'état liquide à l'aide du froid, il se forme au bout de quelques jours, un dépôt de matière azotée qui se putréfie. Les expérimentateurs ont été induits en erreur. Le dépôt qui s'est formé dans leurs expériences tient au développement d'infusoires provenant de l'air ambiant et de la bouche. Ces derniers sont entraînés par les produits de l'expiration.

Si l'on nettoie préalablement la cavité buccale et la gorge avec de l'eau contenant 2 pour 100 d'acide tartrique, qui tue les microzoaires, et qu'on lave ensuite ces parties largement avec de l'eau pure; cette précaution prise, si l'on aspire l'air par les narines et que l'on fasse passer le produit de l'expiration dans un tube à boules entouré de glace, dont une extrémité est maintenue entre les lèvres, et que l'on évite d'y introduire de la salive, la vapeur d'eau de la respiration, condensée dans ces conditions ne donne naissance ni à un dépôt, ni à des microphytes, ni à des microzoaires. J'en ai conservé pendant un an dans un flacon bouché à l'émeri, qui est resté toujours limpide.

mission aussi nécessaire que bienfaisante, car sans eux la vie des animaux et des végétaux cesserait bientôt. Dans quelques circonstances, ces êtres se développent en trop grande abondance et produisent des calamités publiques; ainsi *l'oïdium* qui depuis quelques années a envahi le raisin, le *blanc* qui dévaste les arbres fruitiers, la *rouille* qui s'attache au blé, l'ergot au seigle, la matière qui attaque la pomme de terre, la *muscardine* qui détruit les vers à soie, sont de petits êtres qui envahissent les végétaux et les animaux. Le charbon, les pustules malignes, sont dues à un développement d'animalcules et il est probable ajoute enfin Riche *que la peste et le choléra n'ont pas d'autre cause.*

Ces recherches démontrent encore une fois que nous sommes de toutes parts entourés d'ennemis qui naissent, croissent et se propagent sans que nous en ayons conscience, ennemis d'autant plus à craindre qu'ils sont invisibles. Mais, sont-ce bien ces animalcules qui doivent être regardés comme cause des maladies contagieuses, et l'essence de ces maladies est-elle bien une fermentation due à l'introduction dans l'organisme de séminules végétaux et animaux? Bien des médecins partagent cette opinion et notamment en ce qui touche le choléra, le professeur Hallier.

On n'a point oublié qu'en 1849 les docteurs Swaine et Britton de Londres, annoncèrent avoir découvert un grand nombre de mucédinées dans les matières alvines des cholériques, mais les travaux des médecins anglais ne firent à cette époque aucune sensation. Au mois de mai 1867, le professeur Hallier annonçait à l'Académie des sciences naturelles de Berlin, que les déjections des malades atteints du choléra, contiennent des myriades de microccus du fruit d'une ustilaginée. Après de nombreux essais de *culture* et *d'alimentation* de ces *mucédinées*, cet observateur se croit en droit de conclure la nature végétale du *contagium* cholérique. Selon lui, les microccus qui produisent la décomposition complète de l'épithelium intestinal seraient semblables au charbon du froment et du maïs et prendraient naissance sur les plantations de riz qui bordent le Gange.

L'air, n'est pas moins indispensable que la chaleur et l'humidité à la fermentation putride; c'est même sur le principe de destruction des germes par la cuisson et la privation d'air qu'est fondé le procédé d'Appert pour la conservation des substances alimentaires, procédé que nous tenons à consigner ici, bien qu'il ne soit pas tout à fait à sa place. On introduit les mets prêts à être mangés dans des boîtes en ferblanc sur lesquelles on soude un couvercle portant une petite ouverture; ces boîtes qui sont chauffées avant et après leur fermeture pour détruire les germes qu'elles pourraient contenir, sont ensuite remplies avec la sauce du mets et on soude une pièce sur l'ouverture; puis, les boîtes étant ainsi pleines et hermétiquement fermées, on les maintient pendant une heure environ dans un bain d'eau bouillante ou mieux, d'eau salée à 105° ou 106°.

Les gaz qui naissent de la décomposition des matières animales, sont tous plus ou moins irrespirables ou toxiques et suivant Fourcroy et Berzélius, les combinaisons fétides dont l'énergie délétère et terrible est malheureusement trop prouvée, appartiennent à un autre ordre de corps que les produits *connus* de la putréfaction, et contiennent une matière plus divisée, plus fugace, qui échappe aux physiciens et constitue la matière active de ces fluides dangereux.

Cependant, de même que les froids excessifs empêchent la putréfaction comme on a pu le constater pour des animaux antédiluviens au Spitzberg, au Groënland, dans les glaces des Alpes, les grandes chaleurs sans humidité peuvent avoir la même propriété, comme Humboldt l'a constaté au Mexique. On a trouvé également au Pérou, en visitant un champ de bataille sur un sol privé de pluie et dans une atmosphère brûlante, des cadavres d'Espagnols et d'Indiens desséchés et conservés depuis longtemps.

Les effets produits par les émanations putrides, varient donc suivant la nature de ces émanations, et le temps pendant lequel l'individu, plus ou moins prédisposé, a été exposé aux dégagements infectieux.

Girardin a divisé les matières putrescibles en deux catégories comprises dans le tableau suivant :

PREMIÈRE CATÉGORIE. *Matières facilement putrescibles.*	DEUXIÈME CATÉGORIE. *Matières difficilement putrescibles.*
Gaz acide carbonique.	Gaz acide carbonique.
Hydrogène carboné.	Hydrogène carboné.
Azote, beaucoup.	Azote, traces.
Hydrogène sulfuré.	Eau.
Hydrogène phosphoré.	Acide acétique.
Ammoniaque.	Substance huileuse.
Eau.	Résidu noir dans lequel le charbon prédomine.
Acide acétique.	
Résidu terreux peu considérable composé de sels, de charbon, d'huile et d'ammoniaque.	

Quel que soit le degré de nocuité des émanations putrides et la cause qui les produit, il appartient à l'hygiène d'indiquer les procédés que l'on devra employer pour masquer, abréger, modifier ou enfin supprimer les phénomènes de la putréfaction dans le voisinage des habitations ou des agglomérations humaines.

Les procédés les plus employés et qui semblent donner les meilleurs résultats, se réduisent à quatre principaux.

1° *L'enfouissement sous terre* dans les terrains meubles et humides.

Par ce procédé, on ramène la putréfaction à la fermentation, on répand les produits gazeux et les miasmes dans le sol d'où ils s'échappent ensuite en se brûlant à la surface, ou en alimentant directement la végétation. Le procédé s'applique également aux débris animaux et végétaux. Le seul produit utile est le résidu solide ou terreux qui sert d'engrais. Suivant l'expression hardie de Lewis, le but de l'enterrement est de permettre au corps humain, après qu'il a rempli sa destination, de retourner aussi rapidement que possible à ses éléments.

2° *La cuisson dans l'eau bouillante* avec perte du bouillon dans les eaux courantes et dessication rapide des résidus solides.

L'eau chaude dissout les matières putrescibles, sépare les graisses qu'elle fond, coagule et dégage le reste des matières et les prépare à la dessication.

3° *Le mélange avec les antiseptiques*, principalement l'acide pyroligneux brut et les sels métalliques, notamment le vitriol ou sulfate de fer et le sulfate de zinc.

Par ce procédé, on peut à la fois désinfecter et arrêter la putréfaction, car les oxydes métalliques détruisent les composés complexes sulfurés pour former des sulfures; les acides se combinent avec l'ammoniaque, et le sel lui-même en quantité suffisante se combinerait avec les matières non encore altérées. Ce rôle des antiseptiques, n'est pas bien défini, dit Tardieu, mais dans l'application qui se fait pour les matières fécales, on n'ajoute ordinairement que la quantité de sel métallique nécessaire pour la désinfection momentanée, par des raisons économiques, et aussi, sans doute, pour ne pas nuire à l'emploi des résidus comme engrais. Quand l'opération se fait sur des matières solides et liquides mélangées, il y a toujours précipitation de la partie solide, qui est utilisée pour engrais; la partie liquide, qui contient les sels solubles, est utilisée dans les fabriques de produits chimiques ou perdue.

4° *La désinfection par les corps poreux*, principalement le charbon.

Ce procédé repose sur l'absorption de gaz et matières volatiles, ou l'absorption de l'eau, qui amène une dessication plus ou moins complète.

On pourrait ajouter à ces méthodes les trois suivantes :

1° *La combustion vive*, qui évite toute putréfaction, mais n'est plus appliquée de nos jours.

2° *La distillation sèche*, avec condensation des matières volatiles et combustion des gaz. Dans ce procédé, proposé pour tous

les débris et produits animaux, on supprime aussi complètement la putréfaction. Le résidu est du noir animal ; les produits
condensés sont utilisés en grande partie pour les industries
chimiques. Les gaz sont utilisés pour l'éclairage, auquel ils sont
très-propres.

3° Enfin la *décomposition par la chaux vive*, qui n'est employée qu'accidentellement, et dont on ne parait pas avoir uti-
lisé les produits, mais qui mérite d'être examinée, car ces produits formeraient sans doute d'excellents engrais, et elle a
l'avantage d'empêcher aussi le développement de la putréfaction.

Ozonométrie

En 1783, Van Marum reconnut que l'oxygène soumis à
l'action d'un grand nombre d'étincelles électriques acquiert une
odeur qu'il crut être l'odeur propre de l'électricité. Schœnbein,
en 1840, en annonçant que l'oxygène recueilli dans la décomposition de l'eau par la pile est odorant, admit en même temps
que cette odeur signalait l'existence d'un corps simple nouveau,
voisin du chlore et du brôme, et il le nomma *ozone ;* depuis,
il le considéra comme un composé renfermant un corps simple
nouveau, tandis qu'il résulterait des expériences de Becquerel et
Frémy, de Andrews, que l'ozone est une variété allotropique de
l'oxygène.

Puisque sa production a lieu par l'action d'étincelles électriques sur l'oxygène, il parait naturel d'admettre qu'il s'en
forme dans l'atmosphère des orages, et c'est ce qui expliquerait
les oxydations qui se passent autour de nous et notamment la
production du nitre sur le sol et celle de l'acide azotique qui
existe toujours dans l'air. Un médecin américain, Gaillard, avait
cru trouver une liaison dans la présence de cet élément dans
l'atmosphère et la production des fièvres intermittentes si bien

expliquée cependant par l'intoxication palustre. Mais Schœnbein à Berlin, Wolf à Berne, Bérigny à Versailles, Silbermann à Paris, constatèrent que pendant l'épidémie de choléra, l'ozone n'existait pas dans ces villes où ils observaient.

Cependant, s'il est bien établi que la décroissance du choléra a constamment coïncidé avec le retour de l'ozone, ne serait-il pas possible, au point de vue pratique, de distribuer dans les salles d'hôpitaux où sont placés les cholériques, les quantités d'ozone *nécessaires*, si, nous le répétons, l'absence de cet élément est à lui seul, et sans le concours d'autres circonstances, l'épine qui entretient l'épidémie? Nous croyons peu, en ce qui nous regarde, à un tel résultat; il serait néanmoins inoffensif, dans les conditions où nous nous plaçons, d'en faire l'expérimentation définitive.

On avait employé pour la recherche de l'ozone dans l'air, le papier ioduré amidonné ou *ozonométrique*; de son bleuissement plus ou moins intense, on concluait la richesse plus ou moins grande de l'air en ozone. On avait trouvé, dit Riche, que l'ozone existe toujours à la campagne et rarement dans l'air d'une grande ville comme Paris, ce qui se comprend aisément, car il s'y trouve toujours une foule de matières à brûler, telles que l'acide sulfhydrique, l'ammoniaque, etc.; mais il faut accueillir tous ces faits avec une extrême réserve, car les vapeurs nitreuses qui existent dans l'air et une vive lumière solaire bleuissent ce papier (CLOEZ). Houzeau avait espéré que du papier de tournesol rouge imbibé d'iodure de potassium, donnerait des indications plus certaines, car ce papier bleuit sous l'influence de l'ozone par suite de la formation de la potasse, mais Cloëz a fait voir que les vapeurs nitreuses opèrent aussi ce bleuissement, par suite de la formation du nitrate de potasse.

Quoi qu'il en soit de ces contradictions, la chimie viendra peut-être un jour, à l'aide de nouvelles données, formuler le point de départ des épidémies; il nous a donc semblé utile d'en signaler les tâtonnements, les progrès et les défaillances.

CHAPITRE III

DE LA CONTAGION

Depuis le dévouement sublime de Desgenettes, qui, au milieu des pestiférés d'Egypte s'inoculait le virus d'un bubon, pour rassurer l'armée démoralisée et prouver la non-contagion de cette maladie épidémique, le monde médical jusqu'à nos jours, partagé entre deux courants d'opinions diamétralement opposées, n'a pas cessé d'agiter cette importante question, et d'affirmer ou de nier avec une égale persistance la contagion ou la non-contagion de la peste, de la fièvre jaune et du choléra.

Au congrès international de 1867, Shrimpton, d'après la *Gazette des Hôpitaux*, admet que tous les phénomènes du choléra doivent être expliqués par l'asphyxie des cellules élémentaires purement et simplement.

« Quant à moi, s'écrie-t-il, je demande avec instance que notre illustre président Bouillaud et notre savant vice-président Ricord, conjointement avec mon honorable collègue de l'hôpital Gagliani, veuillent bien former une commission à laquelle ils adjoindraient, autant que cela se pourrait, un médecin de chaque pays étranger dans ce moment à Paris, pour me soumettre à toutes les épreuves qu'ils voudront indiquer. Je me coucherai dans le même lit qu'un cholérique algide, je respirerai son haleine aussi longtemps qu'ils le jugeront nécessaire, je m'inoculerai de toutes les matières provenant des cholériques ; en un mot, je me soumettrai sous leurs yeux, à tout ce que l'on pourrait demander pour porter la conviction de la non-contagion du choléra dans le monde entier. »

« Ne soyez pas étonnés, riposte le professeur Crocq, de Bruxelles, de m'entendre proclamer la contagion du choléra. De nombreuses observations et des expériences me l'ont prouvé. M. Shrimpton nous dit qu'il est prêt à se laisser inoculer le sang et les fluides quelconques des cholériques. Cela ne dit rien, car moi contagioniste, je suis prêt à laisser répéter sur ma personne ces expériences, et je sais qu'elles resteront sans résultat. Une maladie peut être contagieuse et virulente, sans être transmissible par l'inoculation de ses virus sous la peau. Inoculez tant que vous voudrez le virus de la gonorrhée virulente, celui de l'ophthalmie contagieuse virulente, et vous n'obtiendrez jamais rien. Appliquez les sur une muqueuse, et vous aurez une affection qui offrira les mêmes lésions et qui reproduira le même virus. Il en est de même du choléra. »

Voici, selon Anglada, à quel type général peuvent être rapportées toutes les observations de contagion : Un individu quitte un foyer cholérique et se rend dans une localité dont l'état sanitaire ne laisse rien à désirer. A peine arrivé, il est atteint du choléra et succombe. On voit alors surgir un petit nombre d'autres cas précisément sur des personnes du pays ayant eu des rapports assidus avec le premier malade ou même sur d'autres sujets venus de grandes distances pour lui donner des soins. Là se borne la maladie, et à dater de ce moment, aucune nouvelle attaque n'est signalée et la salubrité redevient ce qu'elle était avant l'arrivée du premier cholérique.

Dans d'autres circonstances, un sujet qui a pris le germe du choléra dans un de ses foyers vient expirer dans une localité où rien de suspect n'a encore donné l'éveil. Dès ce moment, l'épidémie éclate avec tous ses caractères. On remarque seulement que les premiers cas apparaissent sur des individus qui ont eu des relations avec le premier malade, et que la maladie semble rayonner de ce centre sur la population saine.

Huot, substitut du procureur de la République à Tours en 1849, a envoyé à la *Revue Médicale* de Paris, le récit du désastre qui a éclaté à cette époque dans le pénitencier de Tours. Tout-à-coup et sans précédent, le choléra tombe sur les malheureux détenus, et les moissonne avec une irrésistible fureur. Concentrant ses ravages dans les murs de cette enceinte, il ne la quitte qu'après l'avoir presqu'entièrement dépeuplée. Voilà une prison cellulaire, dit à ce propos Chevillon, où le choléra fait de nombreuses victimes, bien que les prisonniers soient privés entre eux de toute espèce de communication. Supprimez par la pensée la cloison des cellules, réunissez les détenus dans un préau commun, et dites-moi si vous ne serez pas disposé à crier à la contagion? Admettons avec Anglada que cette conclusion contagioniste ne fût pas sans reproche dans les termes absolus qu'on lui prête et dans le cas actuel, s'ensuit-il qu'il faille systématiquement la mettre en suspicion, quand elle sera la résultante la plus directe des observations recueillies. Pour que l'argument du docteur Chevillon pût arriver sans détour à l'adresse des contagionistes, il faudrait supposer qu'ils refusent au choléra la faculté de se propager par voie épidémique, pour laisser la contagion maîtresse absolue sans partage de son extension progressive.

La propagation du choléra s'opère donc spontanément par son propre ressort ou par voie épidémique, mais elle a lieu également par voie de contagion, car il existe des faits où cette forme de transmission paraît palpable. Ainsi le docteur Roussel a signalé dans son rapport, que, le 8 avril 1832, une femme arrive de Paris à Delouze, qui en est éloigné de soixante-six lieues, pour se rétablir chez ses parents d'une attaque de choléra; deux jours après, l'épidémie éclate dans le village et se répand dans le canton.

En 1832 encore, une marchande de Vaucouleurs, où régnait

l'épidémie, tombe malade dans une auberge de Gondrecourt, la femme de l'aubergiste et plusieurs personnes des maisons voisines sont attaquées et meurent du choléra qui s'étend dans la ville et se prolonge jusqu'à la fin d'octobre.

En juin 1854, trois hommes de Vouthon travaillaient à Aï-sur-Marne, où l'épidémie sévissait; ils reviennent malades à Vouthon, et l'un d'eux y meurt du choléra, qui, trois jours après, envahit les deux Vouthon et le canton. A Luméville c'est encore par un malade venant de Montiers, où était l'épidémie, qu'elle s'est déclarée avec force et quand le village paraissait être dans son état sanitaire normal.

Voilà certes des faits qui témoignent en faveur de l'importation et de la contagion du choléra.

Ceux d'ailleurs qui ont la prétention de tout expliquer, savent très-bien qu'il y a des immunités et des susceptibilités morbides innées ou acquises, qui font que certains individus traversent sans danger des épidémies meurtrières, et que certains autres au contraire sont doués, par le concours de circonstances momentanées ou habituelles, d'une aptitude extraordinaire à les contracter toutes.

Les opinions les plus diverses ont été émises sur les causes qui président au développement de la peste ; depuis Frascator, qui avait prouvé la contagion de cette maladie (*morbus contagiosus*), on avait admis généralement la doctrine qui l'établissait, lorsque Stoll, Verney, Clot-Bey, Brayer et d'autres, sont venus la battre en brèche. Mais un seul exemple de contagion avérée suffirait à prouver sa transmission par cette voie. Or, des faits nombreux, irrécusables, établissent jusqu'à l'évidence qu'elle est non-seulement épidémique et susceptible d'importation, mais aussi contagieuse.

Admettant donc la contagion par contact, nous la renfermerons dans des limites rationnelles; nous combattrons de toutes nos forces, avec Prus, l'idée de son intervention constante absolue, fatale, comme n'étant pas justifiée par les faits invoqués pour sa défense, comme contraire à ceux de l'observation médicale et aux lois physiologiques

. La contagion peut être interne ou pneumogastrique, et il paraît que ce mode de transmission est le plus ordinaire. On comprend d'ailleurs aisément que les voies toujours ouvertes de la respiration et de la digestion donnent un accès facile dans l'économie au principe pestilentiel.

Quant à la transmission par inoculation, on a voulu l'établir par le fait suivant : Un individu du Caire avait persuadé à plusieurs de ses connaissances, qu'il les préserverait pour toujours de la peste par l'inoculation de la sanie recueillie sur un cadavre de pestiféré. Onze personnes se soumirent à l'inoculation, qu'il pratiqua également sur lui-même ; mais toutes succombèrent, seul il échappa à la mort, après avoir couru les plus grands dangers. Cependant, pour accorder à de pareils faits la signification ,très-étendue qu'on a voulu leur donner, il faudrait, dirons-nous avec Prus, que les expériences fussent pratiquées en-dehors des foyers d'infection. On peut se demander d'ailleurs si l'inoculation d'un pus, d'un sang ou de matières à l'état putride provenant d'individus ou de cadavres non-pestiférés, ne produirait pas, sous l'influence de la constitution pestilentielle, les symptômes propres de la peste.

Lors de l'épidémie qui régna à Barcelone, une discussion s'étant élevée entre les médecins sur la nature de la maladie et son caractère contagieux ou non, il y eut une grande indétermination dans les mesures que devait prendre la *junte* municipale de santé. La populace embrassa le parti des anti-contagionistes. Quatre frères charpentiers avaient contracté la fièvre jaune en travaillant sur le vaisseau le *Grand Turc*. On les porta au lazaret, ils y moururent presque à leur entrée. Leur père fut attaqué de la maladie, on voulut le faire transporter dans une maison de bains située sur le bras de la mer, et l'autorité se présenta à son domicile avec une escorte de cavalerie ; à l'instant toute la population de Barcelone s'amenta, et arracha le malade des mains de ceux qui le portaient, et, dans le trans-

port qui les aveuglait, des hommes, des femmes, le prenaient
à l'envi dans leurs bras, le couvraient de baisers, se baignaient
de sa sueur, se frottaient le visage, la poitrine, les membres
avec ses draps encore chauds, humides et souillés de vomisse-
ment noir, tant était vive la persuasion où on les avait mis que
la maladie n'était point contagieuse. Environ 15 jours après,
les ravages de la fièvre jaune étaient si terribles, que les autorités abandonnèrent la ville avec plus de 80,000 habitants. Il ne
resta guère que 70,000 habitants dans la ville. Sur ce nombre,
25,000 furent attaqués de la maladie, et il en mourut 10,000.

Chervin, Dalmas, Devèze, Valentin, Rush, etc., prétendent
que la fièvre jaune n'est pas contagieuse, et que par conséquent
elle ne saurait être importée des Antilles en Europe, qu'elle vit
et meurt dans le foyer qui l'a vue naître, qu'un individu sortant
d'un foyer d'infection ne la transporterait pas avec lui ; qu'à la
vérité il peut mourir au loin de la fièvre jaune, mais qu'il ne
développe jamais dans son entourage l'affection qui le tue.
Cependant, on a constaté en 1861 tout le contraire à Saint-
Nazaire, dans le navire qui était infecté. Ceux, en effet, qui y
pénétrèrent furent atteints, mais la maladie rayonna même à
une certaine distance du foyer, et un tailleur de pierres qui
travaillait à 200 mètres du navire et qui n'avait eu avec lui ni
avec les objets qui en provenaient, ni avec les matelots, aucune
espèce de rapport, contracta néanmoins la fièvre jaune; on a
même vu l'affection se transmettre directement par les individus
infectés, et nous avons rapporté plus haut le douloureux épisode
de cet honorable et malheureux médecin qui devint la victime
de ce mode de transmission. La fièvre jaune est donc contagieuse, même dans notre climat.

La peste, le choléra, la fièvre jaune, qui sont d'origine infec-
tieuse et paludéenne, ne pourraient-elles donc, parce que la
fièvre intermittente, qui est le type général de l'affection maraimatique, n'est pas contagieuse, le devenir elles-mêmes dans
des circonstances spéciales ou des conditions données d'encombrement et de malpropreté? La nature est loin de n'offrir qu'un

mode et qu'un moyen de communication des maladies contagieuses, et nous avons vu ailleurs comment des maladies épidémiques qui puisent leurs moyens d'extension habituels dans l'infection, peuvent à un moment donné devenir contagieuses sous l'influence des conditions diverses qui en provoquent l'explosion et en entretiennent le développement.

Il y a enfin quelque chose qui parle plus haut que les raisonnements les mieux étagés, c'est le fait; or, les faits démontrent matériellement chaque jour, à n'en plus douter, que la peste, le choléra et la fièvre jaune deviennent contagieuses.

Quant à la durée de l'incubation de ces trois maladies pestilentielles, il est difficile de la préciser avec exactitude, cependant Prus a essayé de prouver, d'après les faits connus, que, loin des pays où la peste est endémique et en-dehors des foyers épidémiques et des foyers d'infection pestilentielle, cette maladie n'a jamais éclaté chez les personnes compromises après un isolement de huit jours, et que les faits en petit nombre qu'on pourrait regarder comme faisant exception à cette règle, sont tous susceptibles d'une autre interprétation.

Au point de vue scientifique comme au point de vue des applications à l'hygiène, il serait, suivant Mêlier, d'une importance extrême de bien connaître la durée de l'incubation de la fièvre jaune; or, les observations recueillies jusqu'alors tendent à établir que la durée de l'incubation, généralement courte, ne serait dans le plus grand nombre des cas que de trois à quatre jours, six au plus.

Ces données scientifiques qui sont également applicables au choléra, tendent à changer les idées qui avaient cours autrefois sur le mode et la durée de l'incubation des maladies pestilentielles. Elles ont pesé singulièrement sur les délibérations de la Commission sanitaire internationale, et la France avec la Sardaigne, semblent s'être inspirées tout particulièrement de leur esprit, dans la rédaction du traité qui établit les rapports sanitaires internationaux des deux parties contractantes.

Néanmoins, comme l'événement de Saint-Nazaire paraît

complètement démonstratif, c'est à celui-là que nous donnerons la préférence quand il s'agira d'établir d'une manière évidente la filiation des maladies pestilentielles.

Un navire, parti de France sain et dans de bonnes conditions, va à la Havane, lieu sujet à la fièvre jaune, où elle régnait alors.

Il passe trente jours au milieu de l'épidémie, prend un chargement de *sucre* et se remet en route.

Par une pratique qui a la confiance de beaucoup de gens de mer, tous les hommes, deux seuls exceptés, sont purgés par mesure de précaution.

Dix-sept jours, rendus très-pénibles par des calmes et une excessive chaleur, se passent sans accident.

Au bout de ce temps, le navire étant dans le canal des Florides, commence à éprouver des accidents ; sur seize personnes dont se compose l'équipage, il y a cinq malades. Tout porte à croire qu'ils ont la fièvre jaune.

Deux succombent, et l'on note que ce sont précisément ceux qui n'avaient pas été purgés.

Revenu à sa destination, au port de Saint-Nazaire, l'équipage conserve un ou deux convalescents, mais n'a plus de malades proprement dits.

Comme plus de dix jours s'étaient écoulés depuis le dernier accident, on croit devoir admettre le navire.

Il entre dans le bassin.

Les hommes d'équipage, considérés comme sains, reçoivent des feuilles de route et se dispersent immédiatement. On a su depuis qu'ils étaient restés exempts de tout accident.

Le commandant en second demeure seul à bord, pour veiller au déchargement.

Le déchargement est opéré par des hommes au nombre de dix-sept, déchargeurs de profession venus de la campagne pour la plupart et tous bien portants.

A peine les panneaux fermant la cale sont-ils ouverts et le déchargement commencé, que les accidents les plus formidables se déclarent.

Un premier navire placé dans le voisinage, a tous ses hommes au nombre de cinq, frappés de mort.

Un second, moins maltraité, en perd deux.

Un troisième et un quatrième en perdent chacun un.

Les deux tiers des déchargeurs sont malades, et il en meurt promptement cinq ou six.

Parmi les personnes atteintes, plusieurs avaient pénétré dans l'intérieur du navire et jusque dans la cale, mais le plus grand nombre s'était borné à en approcher plus ou moins.

Une d'elles s'en était tenue à une distance relativement considérable, et n'avait eu aucune espèce de communication avec la provenance.

On note que les accidents survenus en général dans un délai de trois à quatre jours, ont paru confirmer les idées reçues touchant la courte durée de l'incubation de la fièvre jaune.(Mélier)

DE L'ACCLIMATATION ET DE L'ACCLIMATEMENT

L'homme peut-il vivre impunément sous toutes les latitudes
et résister finalement aux influences nombreuses qui semblent
lui faire obstacle ? C'est ainsi que se présente à nous l'importante question de l'acclimatation, qui n'est que le point de départ des transformations successives par lesquelles passent les
émigrants pour arriver à l'acclimatement définitif. Si nous
consultons les tables nécrologiques et les additions de la statistique, nous serons disposés, en présence de tant de générations
disparues, à nous prononcer pour la négative. De 1730 à 1752,
Batavia voit disparaître plus d'un million d'émigrants. Twining
affirme que dans la presqu'île du Gange, la troisième génération
d'Européens de pure race n'existe pas ; dans les Antilles
Anglaises, la proportion des décès sur les militaires s'élève à
1 sur 24, au Sénégal, à 1 sur 7, et tout le monde sait qu'une
mortalité énorme a décimé en Algérie nos colons de 1848, et
bien avant eux, nos meilleurs soldats, au début de l'expédition. Mais avant de mettre sur le compte du climat cet excès
dans la mortalité, il y a lieu de s'enquérir des conditions au
milieu desquelles s'effectuent le départ et l'installation des
émigrants.

Las de lutter dans leur patrie contre la mauvaise fortune et la faim qui les envahit, ces malheureux quittent leur village, leurs parents, leurs affections, et arrivent souvent sans ressources au milieu de vastes déserts que la main de l'homme n'a pas encore défrichés. Aux regrets de la patrie absente, viennent se joindre les anxiétés d'une installation précaire, les travaux excessifs, les privations de toutes sortes et l'action dissolvante d'un climat exceptionnel. Si le colon est jeune et robuste, s'il n'est pas né dans les pays brumeux où la bière est la boisson ordinaire et où le soleil est avare de ses rayons, il a quelques probabilités de réussite. On a remarqué, en effet, que l'habitant du nord résiste moins bien que celui du midi et se transporte difficilement. De là découlerait cette conséquence naturelle, qu'il serait indispensable aux émigrants du nord, d'arriver lentement à leur destination, et après avoir stationné successivement dans des climats de plus en plus chauds. C'est ainsi d'ailleurs, qu'on a l'habitude d'en user avec nos soldats, qui séjournent généralement dans les garnisons du midi de la France avant que de partir pour l'Algérie.

Mais il est rare que, remplissant même les conditions mentionnées ci-dessus, l'émigrant ne paie un tribut au climat sous lequel il vit, car il entre immédiatement en lutte avec les éléments pernicieux qui constituent ce climat, tels que l'intensité de la chaleur solaire, les variations du jour et de la nuit et les émanations marécageuses.

L'air, dès qu'il approche de 25° centigrades, produit sur nos organes l'impression d'un corps chaud; lorsque la température excède 30° centigrades, l'équilibre se produit par la vaporisation de l'eau provenant des poumons et de toute la surface cutanée. La chaleur appelle donc à la peau une grande vitalité, tandis que les organes centraux s'affaiblissent; mais en même temps que le corps se couvre de sueur, les surfaces muqueuses se dessèchent, les urines deviennent rares et la soif ardente. La respiration anxieuse, quoique précipitée comme la circulation, consomme moins d'oxygène et dégage moins d'acide carbonique, mais l'activité du foie compense l'insuffisance de la respiration pour la décarbonisation du sang. La bile abonde dans le tube digestif, pénètre dans la masse sanguine, et va nuancer plus ou moins la peau, à mesure que l'état général se rapproche de la maladie. Le travail d'hématose se faisant mal et l'activité secrétoire de la peau étant au contraire décuplée, il s'ensuit une exaltation du système nerveux, qui se produit aux dépens des autres fonctions, et particulièrement des fonctions digestives, dont la torpeur n'est réveillée que par les stimulants les plus énergiques. C'est ce besoin réel d'apéritifs qui a développé dans nos possessions françaises, l'industrie très-lucrative mais peu hygiénique de l'absinthe et de ses succédanés, breuvages dont on a pu dire avec quelque apparence de raison, qu'ils avaient fait mourir en Algérie plus de militaires que les balles des Arabes et les maladies n'en ont tué.

Les forces sans cesse appelées à l'extérieur, n'ont point occasion d'acquérir ce surcroit d'énergie qu'elles reçoivent de leur concentration ou plutôt de leur balancement alternatif et continuel entre le centre et la circonférence; l'extrême chaleur, rendant pénible toute action forte, invite à chercher constamment le repos. Dès lors, le terrain est préparé, et l'imminence morbide se prononce.

En même temps, la constitution marécageuse du climat développe souvent une série d'actes pathologiques, dont l'ensemble formera ce que l'on est convenu d'appeler l'intoxication paludéenne ou l'impaludation et dont la cachexie paludéenne est la dernière expression

Catteloup définit la cachexie paludéenne une affection caractérisée par les troubles de la circulation et de l'innervation, et produisant, sous l'influence des effluves marécageux, le plus souvent des congestions dans les viscères, le cerveau, les poumons, le foie, la rate, etc., des hémorrhagies passives et des suffusions séreuses. Cette définition manque de justesse; la cachexie paludéenne n'est pas une affection; c'est tout au plus une intoxication paludéenne, qu'on la nomme impaludation ou impaludisme , ou bien le dernier terme d'une série d'accès. Elle peut en effet coexister pendant longtemps avec une santé relative, et lorsqu'elle apparaît à la fin des accès, elle est tellement liée à un état d'anémie, de chlorose ou scorbutique, qu'il serait difficile d'établir la nuance qui la spécifierait. On sait , à la vérité, que dans la chlorose, la fibrine est en excès, par suite de la diminution des globules , et que dans l'impaludation , le sang est défibriné ; que la chlorose débute par la modification de la sensibilité affective et la cachexie paludéenne par la modification de la sensibilité nutritive, sous l'influence de l'empoisonnement maraimatique ; mais le traitement par les toniques et le déplacement sera le même. Il n'y a donc pas lieu , nous le répétons, de l'introduire dans le cadre nosologique comme entité morbide distincte.

La différence de température entre le jour et la nuit, en faisant passer l'économie presque sans transition du chaud au froid, amène par la contraction de la peau et la suppression de la sueur qui inonde le corps, de brusques refroidissements, d'où résultent des affections catarrhales et rhumatismales , des diarrhées , etc. Si on ajoute à cela, que l'émigrant se trouve souvent obligé de travailler tout le jour au milieu d'un terrain détrempé par les pluies , et des fissures duquel s'échappent les émanations provoquées par l'action d'un soleil brûlant, il sera facile d'admettre la mortalité dont nous avons apprécié plus haut et les causes et la persistante périodicité.

Nous avons aussi fait la part de cette nostalgie morale qui saisit le malheureux colon à son débarquement; mais il est, dit Thévenot, une nostalgie pour ainsi dire physique, qui a son point de départ dans les organes : c'est la maladie des individus qui , jetés sur une terre lointaine , ne possèdent pas dans leur organisation les ressources nécessaires pour l'acclimatement ; doués d'une médiocre résistance, ils fléchissent lentement sous l'influence d'un milieu avec lequel ils ne peuvent s'équilibrer. L'état de langueur où ils tombent, dépend de leur inaptitude à vivre dans les conditions du climat nouveau. Leur nostalgie n'est alors qu'un besoin vital.

Si donc l'émigrant est dans les bonnes conditions morales et physiques que nous venons de signaler, il résistera aux influences morbides qui l'assiégent, pourvu qu'il obéisse aux sages lois de l'hygiène ; car, sans hygiène, s'écrie Lévy, point d'acclimatement. Mais l'immunité définitive, qui a des oscillations diverses pour les différents types du nord ou du midi, ne parait être réellement acquise aux uns et aux autres qu'au bout de deux années de séjour environ. Quoi qu'il en soit, après un temps plus ou moins long, le corps s'habitue aux impressions qu'il reçoit, il maigrit s'il est obèse, il pâlit s'il est coloré, et devient légèrement bouffi, puis finit par se transformer insensiblement sous l'action des modificateurs puissants qui l'environnent, en acquérant une indemnité suffisante, qui lui permet de s'implanter dans les climats les plus extrêmes et de mêler son sang à celui de la race indigène.

Il résulterait des observations recueillies par Simonot, que le principal obstacle pour l'Européen qui veut s'établir dans les pays chauds, n'est pas la latitude ou le climat, mais l'existence du miasme paludéen. Les déductions auxquelles ce savant est arrivé, et qui semblent être d'ailleurs données comme le dernier mot de la science actuelle sur cette question, établiraient que les races blanches sont dépourvues de l'immunité dont jouissent les races nègres par rapport au miasme paludéen. L'assuétude ne remplacerait pas pour elles cette immunité, tout au contraire. Dans les lieux où elles s'établissent, il leur faut donc détruire le miasme ou être détruites par lui. L'acclimatement des Européens serait, ajoute-t-il, possible partout où manque le miasme paludéen, mais en présence de celui-ci, ce serait une espérance chimérique.

Il faut un mois ou six semaines, deux mois ou deux mois et demi pour aller dans le Golfe du Mexique ou aux Guyanes, dit Celle; la marche lente des navires à voiles au-devant du soleil et de la chaleur, donne à l'organisme le temps de se modifier peu à peu, car chaque jour de la traversée amène une augmentation légère de la température ; on reçoit ainsi à petites doses, et progressivement, l'influence du climat sous lequel on va vivre, et à l'arrivée, il n'est plus étranger à l'organisme. Ce moyen de transport qui tend a disparaître, avait donc son côté hygiénique.

L'époque à laquelle a lieu l'émigration est aussi de la plus haute importance pour la facilité de l'acclimatement. La saison de la fraîcheur et de la sécheresse paraît être la plus favorable à cause de sa ressemblance avec celle des climats tempérés ; l'émigrant n'a d'ailleurs à redouter à cette époque, ni les épidémies annuelles, ni les insectes, ni la mauvaise qualité des viandes et des eaux. Enfin, bien que le choix des localités soit une des conditions vitales de l'acclimatement, nous n'en parlerons ici que pour mémoire. On sait d'ailleurs, que l'altitude peut racheter les inconvénients de la latitude, et les observateurs ont insisté avec beaucoup de raison sur la nécessité de choisir, pour fonder un établissement dans les régions équatoriales, les lieux les plus élevés et les plus salubres.

DES RAPPORTS DE LA CIVILISATION AVEC LES ÉPIDÉMIES

On peut établir d'une manière générale que la fréquence des épidémies est en raison directe de l'insalubrité, et que les progrès de la civilisation ont pour effet constant d'établir une proportion inverse. En parlant de l'Egypte, de l'Amérique, de l'Inde, nous avons déjà assis les premiers éléments de cette loi invariable. Il est certain, d'autre part, que l'instruction, en multipliant les rapports des nations entre elles, par l'achèvement des routes, des canaux, des chemins de fer, de la navigation a vapeur et des lignes télégraphiques, a presque supprimé la possibilité de ces grandes famines dont l'histoire a consigné le souvenir. Il est plus facile de nos jours, avec les moyens dont dispose le commerce, de niveler rapidement les *déficits* des récoltes et de subvenir à l'indigence naturelle du sol.

Un publiciste a relevé 84 disettes en 441 ans, ce qui fait en moyenne 18 par siècle, plus d'une tous les six ans, ou 82 récoltes abondantes et 18 récoltes mauvaises ou médiocres ; il y a dans cette espèce de retour périodique et normal des disettes, un haut enseignement dont il est impossible de ne pas tenir compte.

La France, pour sa part, emprunte à l'étranger une partie

des 730,000 hectolitres de blé qui manquent à sa récolte, pour équilibrer ses besoins de chaque année. Mais la culture de la pomme de terre, qui s'est répandue si rapidement en Europe, ne contribue pas peu à diminuer les chances de disette. En 1835, elle occupait 500,000 hectares, tandis que, dans la seule moitié orientale de la France, elle s'étend aujourd'hui à près de 500,000 hectares, produisant 55 millions d'hectolitres, soit trois hectolitres et demi par habitant. La suppression de l'échelle mobile et des prohibitions qui entravaient le commerce des céréales, a donné à l'initiative individuelle une grande impulsion. Malheureusement notre commerce ne sait qu'acheter, il ne conserve pas. Hausmann, en effet, a prouvé que depuis quelques années les exportations ont tellement augmenté après les bonnes récoltes qui abaissent notablement le prix des blés, qu'elles ont enlevé à la France la presque totalité de ses excédants des années fécondes. La période fructueuse de 1848 à 1852 a donné lieu à un mouvement d'exportation de 14,122,177 hectolitres, tandis que la période fructueuse précédente n'a fait sortir de France que 1,475,944 hectolitres, et la période antérieure, de 1822 à 1827, que 1,238,521 hectolitres, c'est-à-dire moins de un dixième du chiffre atteint de 1848 à 1852. Aussi, dès la première année médiocre qui survient en 1853, faut-il redemander à l'étranger nos blés exportés. Ce besoin d'exportation, ajoute Hausmann dans une note communiquée à Michel-Lévy, se continue depuis 1853 jusqu'à ce jour (12 août 1856), et en ce moment l'étranger nous a rendu la totalité de 1,475,944 qu'il nous avait enlevés à bas prix, et 2 millions d'hectolitres au-delà. Ces 1,475,944, qu'il avait achetés pour . .   212,930,000 fr.
Il nous les a revendus moyennant. . . .   371,130,000

La perte sur cette quantité est donc de.   158,200,000 fr.

L'insuffisance des récoltes ayant continué, il a fallu acheter encore en 1856, 2 millions d'hectolitres qui, à 34 francs en moyenne, ont coûté 68,000,000. Il a donc du sortir de France jusqu'au 12 août 1856 pour cet intérêt 226,200,000 francs. Que sera-ce s'il faut aller, en 1868, acheter à l'étranger les 10 millions d'hectolitres qui paraissent devoir nous manquer en 1867.

On le voit, les chiffres ont aussi leur éloquence ; si nous n'en sommes plus aux temps où on défendait comme à Athènes, l'exportation des céréales sous peine de mort, nous devrions du moins, par une sage économie et des réserves bien entendues, conserver pour les années mauvaises, l'excédant de nos récoltes. On atteindrait certainement une partie du résultat, en établissant pour les petits cultivateurs le nantissement des céréales à domicile, espèce de prêt sur gage qui favoriserait d'ailleurs singulièrement ce grand besoin de conservation dont l'exagération est parfois un des caractères de l'habitant des campagnes. Les moyens proposés par Hausmann consisteraient spécialement dans l'extension des achats de blés à l'étranger et des importations pour les grands approvisionnements publics, pour les subsistances de l'armée, des hôpitaux, dans la formation des réserves municipales obligatoires pour chaque ville, à laquelle la boulangerie serait appelée à concourir, enfin dans la culture plus répandue des substances alimentaires d'un produit abondant et facile les plus propres à la panification, comme le maïs par exemple. Quoi qu'il en soit, le problème se réduit ou à augmenter les procédés de culture et d'engrais de manière à produire du blé en assez grande quantité pour combler le déficit annuel de quatre jours et demi par habitant, ou à diminuer cette culture, pour donner une plus grande extension à l'élevage des bestiaux et à la production de la viande. Ce problème sur lequel s'appuient les meilleurs raisonnements et les expériences les mieux commencées, est d'une solution difficile, il divisera encore longtemps ceux qui s'occupent d'hygiène publique.

Villermé a démontré que les épidémies diminuent de fréquence et d'intensité dans tous les pays qui de la barbarie ou de l'ignorance, passent à l'état de civilisation, ou d'une civilisation imparfaite à une civilisation perfectionnée. Les classes misérables en sont beaucoup plus souvent atteintes et par conséquent beaucoup plus souvent victimes que les classes aisées. En faisant disparaître les épidémies, en diminuant leur fréquence et leur intensité, la civilisation a déplacé dans beaucoup d'endroits, les époques du maximum et du minimum de la mortalité.

Les années d'abondance influent d'une manière éclatante sur la santé universelle, aussi voit-on alors que la fertilité a augmenté la somme de bien-être général, diminuer la mortalité et le nombre des vols ou des crimes; tant il est vrai que le bien-être moral des nations est intimement lié à leur bien-être matériel.

Mais la disette n'est pas la seule cause qui favorise le developpement des épidémies; le grouppement ascensionnel des populations vers certains points favorisés, a amené une grande exubérance d'habitants vers des localités qui n'en comportaient que la moitié. Attirés, par la beauté du climat, l'amour du lucre, ou la création d'industries nouvelles, les nouveaux habitants, peu soucieux des conditions hygiéniques, se trouvaient souvent parqués dans des réduits trop étroits pour y pouvoir respirer à l'aise. Aussi, quand survenait une épidémie, la mort fauchait dans ces grandes agglomérations, qu'une sage hygiène n'avait pas empêchées. Qui ne se souvient encore du douloureux sentiment qu'éprouva la France entière quand on lui révéla le triste état des ouvriers Lillois obligés d'habiter pèle-mêle dans des caves et privés par conséquent d'air et de lumière?

Une portion considérable de la population manufacturière Lilloise habite en effet dans des caves situées à 2 ou 3 mètres au dessous du sol et sans communication avec les maisons dont elles font partie. C'est un spectacle vraiment effrayant que celui de ces ombres humaines dont la tête arrive à peine à la hauteur de nos pieds, quand le demi-jour qui les éclaire permet de les apercevoir du haut de la rue. J'ai, dit Blanqui, visité, presque toutes ces caves, à plusieurs reprises, tantôt accompagné d'un médecin qui en connaissait tous les habitants, tantôt avec les autorités de la ville épouvantées des découvertes déchirantes qu'elles faisaient en y entrant.

J'ai vu à Mulhouse, dit Villermé, j'ai vu à Dornach et dans des maisons voisines, de ces misérables logements où deux familles couchaient chacune dans un coin, sur de la paille jetée sur le carreau et retenue par deux planches. Ces logements sont loués fort cher; et il parait que le prix de location tente les spéculateurs qui font bâtir chaque année de nouvelles maisons, car ces maisons sont à peine bâties que la misère les remplit d'habitants.

Ces lugubres descriptions dont nous avons pu nous-même sur place vérifier l'exactitude, ne sont plus aussi vraies aujourd'hui qu'elles l'étaient alors. Rendons justice à notre temps; sous ce rapport, il comprend mieux qu'on ne le faisait autrefois l'importance d'une bonne installation, et de nombreuses cités ouvrières construites ou en voie de construction, viennent témoigner des efforts qui sont faits dans cette direction.

Assainir un quartier, n'est-ce pas en effet prolonger la moyenne de la vie de ses habitants. « Cette vérité doit sans cesse être pré-« sente à l'esprit de ceux qui ont la direction et la responsabilité « du municipe. On dresse des statues, on construit des Mairies « luxueuses, des salles de spectacle, on caresse les ruines his-« toriques ; améliorez la demeure du pauvre et de l'ouvrier, « versez l'air, le soleil et l'eau à vos administrés, assurez le « prompt et régulier enlèvement des boues et déjections, restrei-« gnez le méphitisme envahissant des accumulations humaines « et le mortel tribut que prélèvent annuellement les cachexies « populaires, filles de la misère et de l'insalubrité. »

La densité de la population est donc le point le plus important de l'hygiène des viiles. De Prony a calculé que cette densité en France est de 0, 6 par hectare et à Paris de 234,4 pour la même superficie, environ 372 fois plus, environ 43 *mètres* carrés par habitant. La commission du choléra en 1832 a constaté que dans certains quartiers la population s'accumule au point de présenter 1500 habitants par hectare. On oserait à peine ajoute-t-elle, confier mille arbres au même espace de terrain si l'on tenait à les avoir sains et vigoureux.

Un bon système de pavage et d'égouts étanches, pour faciliter l'écoulement des eaux, l'enlèvement des fumiers, la suppression des mares qui se trouvent souvent à la porte des habitations, telles sont avec des plantations d'arbres, un éclairage bien entendu, une surveillance sur les cimetières, les hôpitaux, les théâtres, les écoles, les voiries, les mesures qui devront concourir dans l'intérieur des villes et des villages à l'assainissement général.

On verra plus loin dans le tableau résumé, que le Génie épidémique a toujours fait bon ménage avec le Dieu de la guerre et qu'il est rare que les armées en campagne ne soient décimées autant par les maladies que par les projectiles ennemis et les engins de destruction. Il importe donc, tout en améliorant les conditions de bien-être du soldat, de ne pas mettre en ligne ceux qui n'auraient pas été préalablement acclimatés à la vie régimentaire pendant un temps suffisant. On diminuerait ainsi les chances de mortalité et les probabilités d'épidémies dans les armées que les nécessités de la guerre obligent souvent à composer d'éléments nouveaux et de soldats enlevés subitement aux habitudes calmes et paisibles des champs.

L'instruction, en élevant le niveau des intelligences humaines, a-t-elle une influence marquée sur l'amélioration physique et l'augmentation de la moyenne de la vie? La statistique se charge de répondre à cette question d'une façon victorieuse dans les tableaux suivants dressés par Bertillon.

Les dix départements les plus ignorants

NOMS	Sachant lire et écrire sur 100 habitants.	Vie moyenne	
Allier . . .	19	31	0
Haute-Vienne	22	28	8
Indre . . .	23	30	8
Corrèze . .	23	30	8
Cher . . .	26	27	8
Finistère . .	29	27	7
Nièvre. . .	29	30	0
Dordogne. .	29	34	5
Côtes-du-Nord	31	31	6
Morbihan. .	32	31	3
Moyenne .	26	30	3

Les dix départements les plus instruits

NOMS	Sachant lire et écrire sur 100 habitants	Vie moyenne	
Haute-Marne .	90	44	2
Doubs. . .	90	35	0
Meuse. . .	89	37	0
Jura . . .	88	36	0
Vosges . .	88	35	0
Haute-Saône .	84	34	7
Meurthe . .	83	34	3
Côte-d'Or. .	83	39	7
Ardennes. .	82	37	0
Moselle . .	82	33	0
Moyenne .	86	36	3

Les dix départements où la vie moyenne est la plus longue				Les dix départements où la vie moyenne est la plus courte			
NOMS	Vie moyenne		Sachant lire et écrire sur 100 habitants.	NOMS	Vie moyenne		Sachant lire et écrire sur 100 habitants.
Orne . . .	49	7	60 0	Pyrénées-Or.	27	5	42 0
Calvados . .	48	8	76 0	Finistère . .	27	7	29 0
Eure . . .	48	6	63 0	Cher . . .	27	8	26 0
Lot-et-Garonne	48	2	45 0	Haute-Vienne	27	8	22 0
Gers . . .	48	0	50 0	Gard . . .	29	2	64 0
Aube . . .	46	5	78 0	Vaucluse . .	29	5	53 0
Charente . .	43	3	46 0	Ardèche . .	29	7	44 0
Sarthe. . .	42	5	47 0	Nièvre. . .	30	0	29 0
Manche . .	42	0	75 0	Indre . . .	30	8	23 0
Indre-et-Loire	42	6	35 0	Corrèze . .	30	8	23 0
Moyenne .	46	0	57 5	Moyenne .	29	0	35 5

46 ans de vie moyenne : 57,5 sur 100 adultes savent lire et écrire,
29 ans de vie moyenne : 37,5 sur 100 adultes savent lire et écrire.

On voit donc d'après ces chiffres, que l'instruction a pour effet d'augmenter la durée de la vie humaine. Bien que les tableaux dressés par Bertillon aient déjà quelques années de date, l'ensemble du résultat qu'ils affirment est encore vrai aujourd'hui, quoi qu'ayant un peu varié pour certains départements qui ont marché en avant, par suite de l'immense impulsion donnée à l'enseignement par le Ministre de l'Instruction Publique *Duruy*, dont le nom est synonyme de progrès.

Cependant, trois cent mille enfants sont encore privés des bienfaits de l'Instruction populaire; il est donc urgent d'activer encore le mouvement, s'il faut que dans le pays du suffrage universel tout le monde sache lire et écrire; nous disons même plus, il faut changer radicalement de système.

Pour devenir générale, l'instruction doit être gratuite, mais la gratuité serait un leurre si on n'y joignait l'obligation.

Il est convenu qu'en France, la patrie des héros, tout le monde a plus ou moins peur de la conscription. Pour les gens aisés, l'impôt du sang se paie avec de l'argent, le pauvre lui, paie de sa personne. Il faut habiter les campagnes, pour savoir combien les pères de famille redoutent pour leurs enfants cette fatale échéance de la vingtième année, il faut être médecin pour devenir le témoin et parfois le confident involontaire des terreurs, des ruses, des infirmités qui se produisent alors. C'est que, jusqu'à la conscription, l'enfant de l'ouvrier appartient au père, il reste dans la famille et travaille pour la soutenir ou en augmenter le bien-être. Si le sort l'a fait soldat, il part sans trop de regrets et devient un excellent soldat, mais, s'il l'a fait libre, il quitte généralement le foyer domestique, il travaille pour son compte, ou il se marie; en tout cas, l'action du père ne s'exerce plus sur cet enfant qui est devenu un homme.

Eh bien? ne serait-il pas possible d'utiliser d'une manière salutaire pour la réalisation absolue de l'idée qui nous occupe, cette terreur dont nous constatons l'importance sans cependant l'exagérer ?

Supposez qu'un article ajouté à la loi sur le recrutement dise : *Dans un délai de ..... tout conscrit qui au moment du tirage au sort, n'aura pas justifié qu'il sait lire et écrire en français, sera envoyé au dépôt du chef-lieu départemental et y sera maintenu quand même son numéro l'exempterait, jusqu'à ce qu'il ait acquis ces connaissances*, ne voyez-vous pas cette épée de Damoclès suspendue sur la tête du futur conscrit, stimulant son zèle et son activité et mieux que l'amende et la prison contribuer finalement à la suppression de l'ignorance dans les campagnes?

Il répugne en effet d'imposer une amende à un chef de famille qui néglige ou qui refuse d'envoyer son enfant à l'école. Cette sanction d'ailleurs n'aboutirait pas. Les pauvres se trouvant surtout dans cette catégorie, on serait obligé de proportionner l'amende aux moyens des classes pauvres. Qu'arriverait-il? C'est que le père de famille qui peut faire *rapporter* à son enfant dès l'âge de 8 à 10 ans 80 ou 100 francs par chaque année, non compris la nourriture, n'hésiterait jamais entre l'amende et le produit du travail de son enfant. La loi frapperait donc à côté, l'obligation ne profiterait qu'au trésor et le but ne serait pas atteint.

Pour arriver insensiblement et sans secousse, à la réalisation de notre projet, nous trouvons dans la création des classes d'adultes, un auxiliaire puissamment organisé. L'école du soir est devenue aujourd'hui le complément presque obligé de la journée de l'instituteur. Or, il est facile d'admettre que le futur conscrit qui a été privé par la faute de ses parents, de l'instruction élémentaire, se trouverait par besoin et par amour-propre, fortement tenté de profiter des moments que son instituteur lui accorde, pour échapper ainsi à l'obligation un peu honteuse d'aller chercher au chef-lieu, l'instruction qui lui manque. Malgré leur utilité incontestable, les classes du soir ont trouvé de nombreux détracteurs; la mesure que nous proposons aurait en outre pour effet de leur donner une consistance nouvelle fondée sur l'intérêt général.

Parallèment et sans beaucoup de frais, on arriverait avec les écoles régimentaires qui sont toutes faites, au complément du grand résultat qu'on recherche. A part, quelques incapacités morales inévitables, personne en France ne serait donc désormais privé d'instruction; en effet, si la femme est encore aujourd'hui sous ce rapport, dans des conditions d'infériorité relatives, la faute en est à l'homme, au chef de la maison, qui n'a pas appris à lire et à écrire. Mais bientôt, on verrait tous les membres d'une même famille, animés du même zèle, marcher d'un pas assuré vers les lumières de l'enseignement, et la femme, dont l'intelligence est si vive et le sens si développé, ne resterait pas au dernier rang, car, rien n'est comparable dit l'Ecclésiaste, à une femme bien instruite, *non est immutatio eruditæ animæ.*

Enfin, l'expédient que nous proposons, aurait encore pour résultat, de réserver à la loi jusque dans un âge avancé, une action sur les deshérités de l'instruction, tandis qu'elle est absolument désarmée aujourd'hui. Les certificats d'études, les diplômes, les récompenses, ne prévaudront en effet jamais contre l'imprévoyance, la routine, la misère et le mauvais vouloir. A la résistance passive, mais persistante de l'ignorantisme, il faut opposer la sanction efficace de *l'obligation par la conscription.*

Mais dira-t-on peut-être, vous faites ici bon marché de la liberté individuelle? A cette objection la réponse est bien simple : quand on aura prouvé que l'homme a le droit de tuer impunément et de voler sans être inquiété, nous admettrons sans le contester et au même titre, le droit à l'ignorance.

Ainsi l'influence de la civilisation se fait sentir et devient pour ainsi dire palpable d'un bout à l'autre de l'univers. L'abaissement du chiffre proportionnel des décès et la prolongation de la vie moyenne démontrés par tous les statisticiens de l'Europe, mettent en évidence dit Lévy son efficacité : assainissement des habitations, privées et publiques, dessèchement des marais, extension et amélioration de l'agriculture, subsistances mieux assurées et plus variées, rareté des famines, développement de l'industrie, échange des produits qu'elle donne chez les différentes nations, progrès des connaissances physiques et médicales, tout cet immense labeur qui résume les influences morales et intellectuelles, accroit l'aisance publique et multiplie les moyens de conservation. Les gouvernements arrêtent ou favorisent ce mouvement ascensionnel de l'espèce humaine, suivant qu'ils tendent au despotisme ou à la liberté. C'est à eux d'ailleurs qu'appartiennent la surveillance sanitaire des peuples, la mission de propager les moyens de préservation et de conservation, tels que la vaccine, les secours publics, etc. c'est sous leurs mains que sont placés les hôpitaux, les prisons, les établissements industriels etc. et toutes les mesures qu'ils appliquent au détail comme à l'ensemble de ces institutions donnent lieu à des oscillations dans les chiffres moyens de la mortalité. La levée des milices et les guerres déciment la portion la plus saine et la plus précieuse de la population, celle qui parvenue au terme de son développement physique, s'apprête à solder la dette qu'elle a contractée envers la société, par les soins prodigués à son enfance. Enfin, la religion imprime aux esprits, suivant la nature de ses dogmes et le caractère de ses interprètes, un rythme paisible ou véhément, qui tempère ou précipite les mouvements de la vie.

CHAPITRE IV

PROPHYLAXIE

Jusqu'au jour où elles ont reconnu le besoin de s'appuyer les unes sur les autres, les nations menacées par les épidémies, s'enfermaient chez elles au moyen des cordons sanitaires et des lazarets qui devaient empêcher l'invisible ennemi de passer les frontières. Mais, depuis que, trompant les précautions les plus minutieuses et les combinaisons les mieux étagées, le génie épidémique a su déjouer les prévisions humaines en franchissant les obstacles qu'on lui opposait, les peuples se sont réunis par l'entremise de leurs délégués, pour aviser aux moyens de conjurer le danger commun.

Telle est l'origine des conférences sanitaires internationales, ces grandes assises hygiéniques où devaient se débattre avec le seul amour de la science et de l'humanité, les moyens de préservation contre l'invasion des épidémies.

Cependant, plus préoccupées au début, de détruire des théories et des lois pour les remplacer par des théories et des lois nouvelles, que d'aller à la recherche des véritables moyens préventifs, ces commissions, bornèrent leur action à un timide essai de généralisation et crurent avoir beaucoup obtenu en adoucissant les rigueurs des codes sanitaires. Disons cependant, que la conférence sanitaire qui s'est réunie à l'occasion du dernier choléra, et à laquelle le nom de Fauvel restera attaché, a fait un pas de plus; elle a indiqué une série de mesures, dont l'adoption serait un progrès immense et produirait un grand résultat. Mais, convoquée pour un but limité, elle a du se séparer, sans avoir pu présider elle-même à la réalisation des moyens qu'elle proposait. Néanmoins, l'utilité de ces commissions hygiéniques est si incontestable et leur permanence semble si naturellement résulter de l'importance des questions toujours pendantes qu'elles ont à traiter, qu'on est en droit de se demander, comment on ne les a pas fortifiées en les perpétuant, au lieu de les dissoudre.

Établie dans un endroit choisi d'un commun accord, en communication constante avec les médecins sanitaires des rivages Méditerranéens et Américains, avec ceux de l'Egypte, de l'Inde et des bords du Mississipi, la Commission sanitaire internationale *permanente,* centraliserait tous les rapports et tous les renseignements et donnerait aux mesures à prendre, une impulsion nouvelle fondée sur l'unité des vues et la concordance des principes. Composée de médecins, d'ingénieurs et d'hommes spéciaux de chaque nation, elle aurait la direction des grands travaux communs à tous les gouvernements, et sentinelle avancée, placée en vedette à la frontière des épidémies, c'est à elle qu'il appartiendrait de jeter le cri d'alarme et d'indiquer les moyens de prophylaxie générale.

Si nous avons bien établi que la Peste, le Choléra, la Fièvre Jaune existent réellement à l'état endémique dans les marais qui se trouvent en grand nombre dans les Delta du Nil, du Gange et du Mississipi, la première mesure internationale à prendre devra être la suppression de ces marais, dont l'existence est une source d'empoisonnement et de mortalité pour le genre humain.

Comment peut-on détruire un marais? D'abord en le desséchant au moyen de l'écoulement seul, au moyen de l'attérissement et de l'écoulement réunis, ou au moyen de l'épuisement.

Lorsque le niveau des marais est au-dessus du niveau des cours
d'eau et du sol, il est facile d'opérer le dessèchement, en pra-
tiquant dans un ou plusieurs endroits, des saignées qui établissent un écoulement rapide. Ce moyen, s'il pouvait être
généralisé, serait le plus simple, le moins dispendieux et celui
qui exposerait le moins les ouvriers préposés à une pareille
opération. Mais il n'en est pas toujours ainsi; il y a des marais
qu'il faut épuiser, et c'est la grande majorité qui se trouve dans
ce cas. Les Hollandais, surpris, il y a trois siècles, par une
inondation qui forma presque subitement la Mer de Harlem,
ont appliqué depuis 1830, à l'épuisement de ce réservoir, une
série de machines élévatoires d'une grande puissance. Ces
machines sont commandées par trois moteurs de la force de
400 chevaux; l'opération coûtera 21 millions. Le polder de
Cohorn est soumis à l'action de deux moulins à vent de 27
mètres d'envergure, faisant mouvoir deux vis d'Archimède de
deux mètres de diamètre.

On peut employer les roues de côté, à godets ou à palettes;
dans ce cas, au lieu de prendre des palettes dans des plans pas-
sant par l'axe de rotation, on les incline un peu sur ce plan, de
telle sorte que l'eau s'écoule plus facilement, puisque la palette
sur laquelle elle glisse est inclinée au lieu d'être horizontale.

Autrefois, on employait le siphon, la noria. La noria est une
machine articulée munie de godets. Elle passe sur deux roues,
l'une qui sert à la tendre, l'autre qui la fait mouvoir. Les godets,
en descendant, présentent leur ouverture en bas, puisent de
l'eau et remontent pleins, l'ouverture en haut. Ils versent cette
eau dans un entonnoir communiquant à un tuyeau placé au
milieu de la roue supérieure. Si l'ouverture est étroite, on doit
munir l'extrémité opposée d'une soupape qui est fermée quand
le vase est plein d'eau. Quand ils se renversent, l'eau s'écoule.
facilement, parceque la pression atmosphérique ouvre la soupape. Quand ils se remplissent la soupape ne ferme pas complétement l'ouverture, l'air s'écoule et l'eau entre facilement. La
noria est surtout appliquée de nos jours aux machines à draguer.

Les vis d'Archimède sont les expédients les plus utiles. Dans l'industrie, on fait la vis d'Archimède au moyen de lattes de bois implantées sur un noyau cylindrique, de manière à ce que l'ensemble forme une surface hélicoïdale gauche, dont les génératrices sont perpendiculaires à l'axe. Cette application est économique, si on peut, au moyen d'un moulin à vent, aller puiser la force motrice dans l'immense réservoir aérien, mais le système de la vis hollandaise est encore préférable ; concevons, en effet, qu'après avoir enlevé l'enveloppe extérieure de la vis d'Archimède, on la fasse mouvoir dans un coursier hémi-cylindrique fixe, emboîtant la vis aussi exactement que possible sans la toucher. En faisant abstraction des fuites, la vis hollandaise présente sur la vis d'Archimède l'avantage de n'avoir à supporter ni le poids de l'enveloppe, ni les composantes normales à cette enveloppe, des pressions exercées par les volumes d'eau soulevés.

Si nous avons appuyé sur la description de ces derniers appareils, dont la construction est très-facile et sera encore vulgarisée, c'est parce qu'on peut varier leur application et les faire servir aux grandes irrigations des prairies, à l'aide d'un manége ou des ailes d'un moulin, ce qui rendrait de grands services dans les années de sécheresse.

Le colmatage, attérrissement artificiel qu'on emploie déjà dans l'agriculture pour la fabrication des engrais, servira encore à combler les cavités occupées par les eaux croupissantes, mais il est nécessaire pour cela que l'on puisse dériver et y conduire des eaux courantes naturellement limoneuses, ou dans lesquelles on amène des alluvions, qui exhausseront le sol en faisant disparaître les marais. Appliqué en Toscane, ce procédé a réussi au-delà de toutes les espérances.

Le redressement des cours d'eau, le curage des rivières, la destruction des anses, les nivellements, les drainages bien faits, les rigoles empierrées et recouvertes de terre (sorte de drainage populaire), aboutissant à un canal plus large qui reçoit et conduit les eaux vers des pentes qui en facilitent l'écoulement, des puits creusés de loin en loin et pouvant servir de collecteurs aux eaux stagnantes, telles sont les mesures dont l'efficacité n'est plus contestée aujourd'hui dans l'assainissement des terrains marécageux.

Parfois aussi on pourra noyer les marais, pratiquer des curages, établir des berges et des systèmes d'empellement appropriés. Mais en même temps, on ne négligera pas de planter sur ces berges, sur les canaux et partout où on pourra le faire, des arbres dont les racines maintiennent le sol en vivant de son humidité, et dont le feuillage ralentit, empêche par l'ombre qu'il projette, le dégagement des effluves. Un ingénieur, de Bellegarde, a démontré que des habitations avaient été préservées mécaniquement des affections paludéennes, par des plantations qui interceptaient les vents venant des marais, et il n'est peut-être personne de nos jours, qui n'ait fait pareille observation. Le Pape Clément XI ne défendit-il pas avec raison l'exploitation des forêts situées aux environs de Cisterna et de Cerminata dans le but très-hygiénique de garantir ces localités du vent des marais Pontins ? Ce n'est donc pas comme purificateurs de l'air que les arbres sont recommandés, car Jeannel a calculé qu'il faudrait un hectare de forêt pour compenser à peu près la viciation atmosphérique résultant de l'existence de deux hommes et que la quantité d'acide carbonique versée dans l'atmosphère par la ville de Bordeaux, ne pourrait être journellement décomposée que par la végétation de 50,000 hectares de forêts. Chevreul a observé d'ailleurs, que lorsque l'oxygène se dégage des parties vertes sous l'influence de la lumière, il doit s'élever dans l'atmosphère et non en gagner la région inférieure.

S'ensuit-il néanmoins que la question du déboisement et du reboisement considérée d'une manière générale doive nous être indifférente ? Loin de là. Il est de notoriété que dans les premiers âges, alors que l'homme était obligé de disputer son asile aux bêtes fauves, les forêts occupaient une bien plus grande étendue qu'aujourd'hui, l'augmentation de la population, en forçant les habitants à faire produire à la terre tout ce qui leur devenait nécessaire , a naturellement provoqué de grands défrichements et des déboisements dont l'incendie faisait souvent tous les frais. Le résultat ne se fit pas attendre. Presque aussitôt les sources devinrent moins abondantes, quelques unes furent taries et les rivières en cessant d'être alimentées, ralentirent leur cours ou formèrent des marais.

Schow, en divisant l'Europe en quatre régions principales, qui seraient : 1º la région des arbres à feuillage toujours vert, 2º celle du châtaignier et du chêne , 3º celle du chêne et du hêtre , 4º celle du pin et du bouleau , a bien caractérisé ces régions qui semblent répondre exactement aux régions agricoles respectivement spécifiées par la culture de l'olivier, de la vigne, des céréales et l'absence de toute culture. Les défrichements et les déboisements ont-ils eu précisément, au point de vue qui nous occupe , pour effet de changer quelque chose à cette division ? Plusieurs observateurs pensent que la température s'est abaissée dans certains climats où le châtaignier, qui formait l'essence dominante , a disparu. Fuster a produit en faveur de l'opinion qui admet que le temps a apporté des modifications profondes dans la constitution de notre climat , des arguments qui ont été vivement attaqués , au point de vue historique , par Ludovic Lalanne, et au point de vue climatologique et agricole, par de Gasparin et Martins. Si l'on en croit de Gasparin, les climats ne se détériorent pas, ils ont un cours régulier, permanent, dépendant des lois générales de l'univers et par conséquent immuable comme elles; de Candolle ne croit pas davantage aux changements des climats, et il s'appuie, pour le prouver, sur la distribution naturelle des plantes. Pour la France notamment, ajoute Tardieu, Martins a parfaitement montré que les preuves tirées des modifications qui auraient pu survenir dans la culture, n'étaient que spécieuses, et qu'en réalité, rien n'établissait que le climat de notre pays eut varié. Ce que l'on peut dire seulement, c'est que des changements, peu étendus sans doute, dans la constitution physique du globe, et par suite dans les climats, peuvent être produits, soit par le progrès des sociétés humaines, soit par des causes géologiques presque inaperçues en raison de la lenteur de leurs effets.

Toutefois, il est permis d'espérer qu'en jetant au milieu des marais, à mesure qu'on les dessèche, une végétation nouvelle, on arriverait à une transformation notable dans les conditions de l'air, de l'eau et de la terre de ces localités. La question du déboisement et du reboisement a donc une importance considérable, que les inondations qui ont à diverses reprises dévasté la France ont permis d'apprécier. Les commissions sanitaires devront s'inspirer des études qui ont été faites à ce propos, et de la loi du mois d'avril 1860, qui a posé les règles du reboisement des montagnes en consacrant les grands principes d'hygiène publique et de prophylaxie générale sur lesquels elles reposent.

Mais malgré leur importance primordiale, qui se chargera d'entreprendre ces grands travaux de dessèchement ? Est-il au pouvoir d'un seul peuple de mener à bonne fin une pareille entreprise. Nous ne le pensons pas. Nous croyons fermement, au contraire, qu'en présence des menaces perpétuelles sous lesquelles le monde entier vit courbé, les nations doivent s'unir solidairement et former un budget commun pour arriver à la destruction de ces vastes foyers d'infection. La conservation des hommes, les intérêts de l'agriculture, exigent donc impérieusement qu'on se mette à l'œuvre, sans s'inquiéter des obstacles qu'y apporteront la routine, l'insouciance et l'intérêt mal compris des populations qui végètent au milieu de ces régions infectées.

Il paraît que les Hindous, qui ont à Surate deux hospices pour les animaux, négligent pour eux-mêmes, de recourir aux préceptes de l'hygiène la plus élémentaire. Les pèlerinages de Bénarès, ce territoire sacré de la religion de Brahma, l'état d'abjection dans lequel vit la classe des *parias*, agglomérée et misérable, favorisent singulièrement le développement du choléra qui, nous le répétons encore, est endémique dans l'Inde et le Delta du Gange. A cette disposition générale des lieux, s'ajoute aussi comme aggravation, l'habitude que conservent encore les fanatiques de ne pas enterrer leurs morts, mais de les jeter dans les eaux du Gange, ce fleuve régénérateur et trois fois saint. Cependant, la religion de Brahma et le Boudhisme ne sont pas les seules sectes de l'Inde ; les mahométans y sont nombreux et pleins de zèle. Pour eux comme pour tous les *vrais croyants*, le pèlerinage de la Mecque est une nécessité et donne d'immenses grâces d'état ; c'est enfin un grand bonheur dans la vie, que de pouvoir l'entreprendre. Aussi des navires chargés de pieux pèlerins et des caravanes nombreuses amènent-ils chaque année au tombeau du Prophète une grande affluence de fidèles. On conçoit sans peine, que dans ces agglomérations d'hommes, de femmes et d'enfants, qui vivent pêle-mêle, sans trop de souci des prescriptions de l'hygiène, si le choléra vient à se déclarer, il prenne rapidement une force d'expansion considérable. Joignons à cela, qu'il se développe nécessairement au milieu du va et vient des pèlerins une putréfaction manifeste, produite par les dépouilles et les restes des victimes ayant servi aux sacrifices et abandonnés à l'ardeur du soleil, et nous aurons un tableau à peu près exact de ce qui se passe chaque année dans les villes saintes de l'islamisme.

Quel remède apporter à un pareil mal ? En-dehors des travaux dont nous avons parlé plus haut, existe-t-il des possibilités de supprimer le choléra ou de le confiner dans d'extrêmes limites ? On a émis à cette occasion diverses théories. On s'est demandé s'il était juste de conserver dans un milieu semblable des populations ainsi exposées à devenir une source perpétuelle de diffusion épidémique. Ne vaudrait-il pas mieux sacrifier la partie au tout, et disperser, en les établissant ailleurs, les habitants des contrées qu'on n'aurait pu assainir et fertiliser ? On le voit, la mesure est radicale, et cependant nous ne serions pas éloigné de nous ranger du côté de ses adeptes, s'il était démontré que les autres expédients sont insuffisants. N'est-ce pas à un ensemble de mesures plus draconiennes encore, proposées par H. Bouley et acceptées par les pays voisins, l'abatage des animaux suspects de peste bovine, que nous devons l'immunité dont nous jouissons en France jusqu'alors?

Le rapport à l'Empereur du 23 août 1867, dit que la Commission internationale s'est trouvée en face de problèmes difficiles, mais qu'elle a du d'abord songer à empêcher l'invasion d'une nouvelle épidémie, au moyen de l'interruption des communications maritimes entre les ports arabiques et le littoral égyptien. Cette mesure aurait reçu un commencement d'exécution; la commission proposerait en outre l'institution à l'entrée de la Mer Rouge, *d'une forte administration sanitaire revêtue d'un caractère international*, le choix de lieux favorables à l'établissement de vastes lazarets, une police sévère dans les ports d'embarquement et de débarquement des pèlerins, enfin l'interruption éventuelle et momentanée des communications de l'Europe avec l'Egypte.

Il y a, comme on le voit, dans la demande d'établissement d'une administration sanitaire internationale à l'entrée de la Mer Rouge, le principe de cette grande commission sanitaire dont nous réclamons instamment la création et la permanence.

Et d'abord, les raisons qui ont motivé le choix de la commission sanitaire pour l'établissement d'une forte administration à l'entrée de la Mer Rouge sont de la plus grande valeur. Les provenances des ports arabiques et de la Mer des Indes vont en effet nécessiter, par la création du nouveau bosphore de Suez, une surveillance spéciale très-active, qui s'étendra sans doute à tous les navires à l'entrée et à la sortie du canal maritime. Le transit entre l'ancien et le nouveau monde, se fera forcément par cette nouvelle voie, qui présentera d'ailleurs, outre les assurances de sécurité que les navires ne trouvent pas aujourd'hui, une diminution considérable dans la durée du voyage. Au point de vue qui nous occupe, cette diminution pourrait créer de nouveaux dangers, si l'on ne s'attachait précisément à augmenter la surveillance administrative sur toutes les provenances et sur tous les départs; car, il faut bien le reconnaître, si nous pouvons recevoir le choléra et la fièvre jaune, par les arrivages des ports arabiques et américains, la peste peut également être portée des bords du Nil aux rivages désormais si voisins, du Nouveau Monde. La surveillance doit donc être réciproque, sans pour cela devenir excessive.

En parlant de la durée de l'incubation, nous avons à la vérité admis avec tous les observateurs consciencieux de ces derniers temps, qu'il faut laisser de côté les récits fabuleux qui ont été faits à ce sujet; nous n'avons néanmoins que des données empiriques pour nous diriger, car rien n'est absolu en pareille matière. Si, de son côté, Nepple prétend que les miasmes agissent tout de suite, en produisant des effets plus ou moins apparents, ou n'ont aucune prise sur l'économie animale, notre cher et vénéré maître, le savant professeur Maillot, qui le premier, a fixé la thérapeutique des fièvres d'Algérie, a connu des officiers qui, n'ayant, malgré un séjour de plusieurs années en Afrique, jamais été atteints de fièvre intermittente, éprouvèrent cependant, à leur retour en France, des fièvres d'accès que le sulfate de quinine était appelé à juger. En 1811, dit aussi Ferrus, ayant passé douze jours avec un détachement de trois cents chasseurs de la reine, en garde à Breskens (rive gauche), et me félicitant de n'avoir eu pendant ce temps qu'un seul malade, je fus péniblement surpris, lorsque dès la première journée de marche, dix chasseurs éprouvèrent une fièvre violente. Le lendemain, il y eut plus de vingt malades avant d'arriver à Anvers et pendant les deux jours que nous passâmes dans cette ville, leur nombre s'éleva à plus de quatre-vingts. Officiers et soldats, tous étaient pris de fièvres intermittentes fort intenses et rebelles au quinquina. Quelques-unes, prenant le caractère pernicieux des fièvres de Flessingue, furent promptement mortelles. La majeure partie resta, pour ainsi dire, stationnaire, et même après notre retour en France, ne disparut que lentement.

La durée de l'incubation des maladies infectieuses n'a donc rien de précis ni de limité. Loin de nous cependant la pensée d'arguer de ce qui précède en faveur du rétablissement des

anciennes quarantaines ou de leur suppression complète. Il
faut se contenter dans les sciences d'observation d'une exactitude relative ; si cette exactitude satisfait à la fois la raison et
l'humanité, cela suffit pour le moment. C'est ainsi que de l'ensemble des observations recueillies à propos de la durée éventuelle de l'incubation de la peste, de la fièvre jaune et du choléra, on a pu arriver rationnellement à une notable diminution
des quarantaines, ce qui est un véritable progrès. Quelques-uns
parmi les timides, pensent que l'imminence épidémique dispa-
raît lentement et qu'il n'y a pas lieu, en l'absence de certitude
absolue, de se départir des anciennes sévérités ; d'autres au
contraire, moins logiques en réalité, tout en affirmant l'inutilité
des quarantaines, les admettent pour rassurer les populations
éffrayées. La vérité n'est pas dans les extrêmes. Si les gouvernements comme les individus, ne doivent pas rester stationnaires
dans la voie du progrès, il incombe surtout à ceux qui dirigent
les peuples, l'obligation de protéger efficacement leurs nationaux,
aussi bien contre les ennemis invisibles, que contre les armées
envahissantes

L'Egypte serait, à notre avis, le point favorable à l'établissement de la grande commission internationale permanente que
nous réclamons. Sans négliger la surveillance des autres provenances et des autres ports de l'Océan et de la Méditerranée, il
y aurait utilité pour l'Europe et pour l'Amérique, à centraliser
là les hommes spéciaux, les moyens énergiques de préservation
et d'exécution rapide qu'il conviendrait d'employer. Pour arriver à ce beau résultat, il faudrait, répétons-le, non-seulement
neutraliser le canal maritime de Suez ; mais neutraliser aussi
l'Egypte toute entière. Ardemment convoité par plusieurs puissances maritimes, ce pays deviendra si l'on n'y prend garde, le
champ de bataille où se disputera prochainement l'empire des
mers. La France qui fait tant pour l'Egypte avec l'or et la sueur
de ses enfants, ne souffrira pas sans doute que ce petit état dis-
paraisse, car il a sa raison d'être dans l'histoire. C'est à-propos
de lui, qu'on peut répéter ces admirables paroles d'un orateur

chrétien : « Les petits États, c'est Dieu qui les a faits, et j'espère bien qu'il ne les laissera pas détruire. Car, sa Providence préside à l'histoire, et c'est elle qui les a placés entre les grands états comme la négation de l'Empire universel, comme l'obstacle pacifique aux chocs de leur puissance, aux projets de leur ambition. » L'Egypte doit donc être neutralisée (1).

La conférence n'a pas étudié avec un soin moins attentif, la question de l'importation de la maladie par la voie de terre et les obstacles qui pourraient lui être opposés dans toutes les contrées qu'elle peut parcourir depuis l'Inde et la Perse, dont le rôle dans la propagation du choléra, a particulièrement fixé son attention, jusqu'aux provinces de la Russie d'Europe d'une part, et au Sud et au Sud-Est dans les provinces de la Turquie, à partir de la frontière persane. Elle recommande en outre, de favoriser les pèlerinages des caravanes par la voie de terre, l'expérience ayant démontré que la propagation de l'épidémie est favorisée par les transports par les paquebots.

Le temps n'est plus, dit Mêlier, où les communications avec l'Amérique étaient si rares et si lentes. En même temps que le mouvement des affaires les a multipliées au-delà de tout ce qu'elles avaient jamais été, les progrès de la navigation ont pour

(1) Voici par exemple la série des positions prises par la prévoyante Angleterre dans ces régions orientales :

En 1839, enlevé au Sultan Lahej, à la pointe méridionale de l'Arabie, la forteresse imprenable aujourd'hui d'*Aden*.

En 1840, prise de possession des îles *Moussah*, dans la baie de Tadjoura.

En 1856, établissement en face d'Aden, d'une colonie anglaise dans l'archipel de *Kouria-Mouriah*, sur la côte d'Afrique et au débouché du détroit dans la Mer des Indes.

En 1857, occupation de *Périm*.

En 1859, installation définitive dans l'île *Camaran* dans la Mer Rouge, à l'entrée du port d'Hodeïda.

En 1861, occupation de l'archipel de *Dahlac*, qui commande le port d'*Arkiko*, sur la côte d'Abyssinie.

C'est ainsi que, par une succession d'établissements de premier ordre, l'Angleterre a préparé sa domination absolue et invincible sur la Mer Rouge, c'est-à-dire sur la route d'Asie et d'Amérique, de même qu'en 1868, par son expédition d'Abyssinie, elle prépare sa domination sur le *Haut-Nil*, qui est la route de l'Afrique centrale, ce pays si recherché par la variété de ses productions. De là à l'isolement ou à la possession de l'Egypte circonvenue, il n'y a qu'un pas à faire, et on le fera.

ainsi dire mis la fièvre jaune aux portes de l'Europe. Si l'on ajoute à la création des paquebots transatlantiques, la fréquence des voyages à Cayenne pour le transport des forçats, on comprend combien toutes ces communications d'un caractère particulier, jointes aux relations ordinaires et si actives du commerce, méritent d'attention, éveillent de sollicitude. Il est vrai de dire aussi que, par un arrêté du 10 juin 1862, le Ministre de l'Agriculture du Commerce et des Travaux Publics, assimilant, au point de vue des mesures sanitaires, les ports de l'Océan et de la Manche à ceux de la Méditerranée, a jusqu'à nouvel ordre, rendu tout commun entre eux. Ils sont aujourd'hui soumis au même régime.

Le principe est posé et l'application commencée, elle se complètera sans doute un jour par la nomination sur le littoral de tous les pays suspects, de médecins sanitaires ayant les mêmes attributions que ceux que nous avons établis sur les bords de la Méditerranée. Nous demandons que les médecins qui représenteront la France, et dont les services sont incalculables en temps d'épidémie, soient Français. Ils sont les rouages intelligents d'un système d'enquête permanente sur l'état hygiénique des bâtiments en partance, de leur cargaison, de la santé des équipages et des passagers, de la qualité des vivres etc., il est donc naturel que la mère patrie se repose en cette circonstance sur le dévouement de ses enfants.

Les cordons sanitaires, les lazarets, les quarantaines, devaient-ils être conservés dans leur intégrité, ou bien subir d'importantes modifications? Pour les non-contagionistes la question n'était pas douteuse. Voici comment conclut Marchal (de Calvi) dix ans avant le fait de Saint-Nazaire.

1º Contre l'infection atmosphérique, il n'y a pas de mesures possibles.

2º Contre les maladies épidémiques de nature limnémique, peste, fièvre jaune, choléra, il n'y a pas de mesures nécessaires.

Finalement et toute interprétation laissée à part, le fait de St.-Nazaire dit Mélier resterait celui-ci : Un malade atteint de fièvre jaune amené loin du foyer primitif, aurait par lui-même et en dehors de toute autre influence, engendré un autre malade. Il y aurait eu enfin bien réellement transmission de l'homme à l'homme. Je sais, ajoute-t-il, que cette conclusion qui vient en quelque sorte d'elle-même, risque de heurter vivement les opinions convaincues d'un grand nombre de médecins. Je puis ajouter qu'elle n'affligera personne plus que moi. Qui oserait soutenir après ce qui s'est passé, que les mesures sanitaires sont inutiles et conseiller à l'administration de s'en départir ?

N'est-il pas évident qu'à moins de vouloir renouveler les désastres que l'on a eu à déplorer en diverses circonstances, on ne saurait songer à admettre sans précautions, les arrivages entachés de fièvre jaune.

La grande croisade entreprise contre les quarantaines, par Chervin, Prus, Clot-Bey et tant d'autres, a eu du moins pour résultat de les transformer en les modifiant dans ce qu'elles avaient de trop rigoureux, ou de ridicule. Depuis 1825, les Anglais avaient changé leurs règlements et ils avaient été imités par l'Autriche. Le *Général board of health* ou conseil supérieur de santé Anglais, institué en 1848, s'est même à diverses reprises prononcé énergiquement contre le maintien du système plus doux établi dans le rayon Britannique. Suivant lui, soit que l'on considère la peste, la fièvre jaune et le choléra comme ayant essentiellement un même principe, modifié seulement dans son action par le climat ou d'autres circonstances mal connues, soit qu'on rapporte chacune d'elles à une cause spécifique, d'une nature particulière, on doit reconnaître, si elles ont des caractères communs, que leur diffusion obéit aux mêmes lois et que le degré de leur intensité dépend des mêmes conditions sociales ou sanitaires. De là cette conséquence, que la véritable sauvegarde contre les maladies pestilentielles, ne consiste pas dans les règlements quarantainaires, mais dans les mesures réellement sanitaires, l'abandon des localités malsaines et le campement des habitants dans des lieux élevés. Il y a cependant, malgré l'erreur capitale qui domine les conclusions de ce comité, une grande pensée qui se dégage de leur ensemble, c'est celle qui réclame l'assainissement des navires, des ports et des villes du littoral. Il est en effet digne de remarque, que certaines villes maritimes se présentent sous un aspect déplorable et que les rues et habitations qui avoisinent les lieux de débarquement, péchent généralement contre les règles les plus ordinaires de l'hygiène. Il n'est pas surprenant que les épidémies y trouvent toujours un si grand moyen d'alimentation, si l'on songe que la population de ces quartiers obscurs est constamment en rapport avec les nouveaux débarqués.

Les commissions sanitaires et les conseils de salubrité, ne devront donc pas cesser d'insister auprès des gouvernements ou des administrations urbaines, pour obtenir à cet égard les améliorations que réclame l'hygiène et dont l'urgence est commandée soit par la malpropreté de certains ports soit par l'affluence des passagers.

Quant à l'abandon des localités malsaines, nous l'approuvons sans réserve. La dispersion et la migration des habitants d'une ville atteinte d'épidémie, sont peut-être jusqu'à ce jour, les deux seuls moyens de prophylaxie qui se présentent avec un grand caractère de certitude et de fidélité.

Lorsqu'une endémie se déclare dans une localité, les conseils d'hygiène et les médecins s'empressent à l'envi de rechercher les causes qui provoquent ou entretiennent ces affections périodiques. Il est arrivé souvent que la seule application rigoureuse des préceptes généraux de l'hygiène a suffi pour les faire disparaître. La malheureuse Irlande presque annuellement décimée par le typhus, meurt de faim au milieu de terres plus fécondes que celles de l'Angleterre, comme pour justifier cette pensée de Montesquieu, que les pays ne sont pas cultivés en raison de leur fertilité, mais en raison de leur liberté. Qu'on lui rende avec son autonomie, la possession de ses vertes campagnes, et bientôt la hideuse et proverbiale misère de l'île-sœur disparaîtra, en même temps que l'endémie annuelle.

La ville d'Agrigente était désolée par une endémo-épidémie

meurtrière qu'Empédocle fit cesser en fermant la gorge qui séparait deux montagnes, et par laquelle arrivait l'air pestilentiel. Ce véritable trait de génie fut imité depuis par Varron avec autant de succès. Une épidémie ravageait la flotte romaine, Varron l'éteignit en bouchant certaines ouvertures des navires et en ouvrant d'autres passages à l'air confiné. Avec mille fois plus de raison devrait-on de nos jours étudier sur place les causes des endémies de choléra, de fièvre jaune et de peste, et s'ingénier à les supprimer radicalement. Le maintien des quarantaines, quand même elles ne partiraient que de l'arrivée des bâtiments et seraient élevées de cinq à sept jours, comme le prescrit le décret du 23 juin 1866, qui a rendu obligatoires des mesures qui n'étaient que facultatives; l'emploi des moyens de rigueur, à l'exception de la surveillance sur les navires ou de l'interruption des communications avec les pays contaminés, n'aboutiront jamais à un résultat sérieux et définitif. Il n'en faut pas moins regretter que des différences d'appréciation dans l'exécution de la convention passée entre la France et l'Italie, aient amené ces deux puissances à se rendre mutuellement leur liberté d'action. Il était permis d'espérer, au contraire, que les puissances maritimes viendraient se grouper autour des signataires de la convention libérale de 1853, qui avait fait faire à la question un pas immense dans la voie du progrès. Puissent-elles y arriver bientôt et ne pas laisser dans l'oubli les améliorations qu'elle consacrait !

Nous le répétons, les mesures que l'on emploie pour rassurer les populations quand apparaît une épidémie, ne sont que des expédients qui ne remédient à rien. On déplace la question sans la traiter sérieusement; le danger une fois passé, on laisse même un peu dormir l'idée. A vrai dire, le problème est plein d'inconnues, mais la solution peut en être essayée, et bien qu'il soit possible qu'on n'arrive pas de prime-saut à un ensemble de résultats tout-à-fait satisfaisants, il n'en serait pas moins glorieux à notre époque, d'avoir tenté l'entreprise. Les précédents existent; et si les petites endémies ont pu disparaître

de certaines localités, grâce aux effets de l'hygiène et de la
civilisation, pourquoi les nations ne mettraient elles pas en
commun leurs efforts pour éteindre dans leurs sources principales, les endémies, dont la diffusion sur tous les points du
globe devient si meurtrière?

On a déjà pu diminuer la fréquence d'apparition de la peste
en Orient. Il ne serait pas impossible à la libre et puissante
Amérique, de seconder l'Europe dans ses tentatives et de laisser
ou faire opérer sur les rives du Mississipi et partout où naît
l'endémo-épidémie de fièvre jaune, les travaux qui doivent en
prévenir le retour.

« Aujourd'hui, dit en parlant du Gange, le docteur Maurin,
le marécage infect occupe une immense superficie couverte de
substances organiques en voie de décomposition; même des
corps étrangers d'une nocivité reconnue qui s'en échappent
entraînés par les eaux, pénètrent en certaine quantité dans
l'Hoogly, qui les transporte jusqu'à Calcutta. Là, tous les voyageurs s'accordent à dire que l'Hoogly offre l'aspect le plus
repoussant. Ses bords vaseux à marée basse, sont couverts de
corbeaux, de vautours, qui recherchent dans la fange les débris
des cadavres. »

Il y a certainement là aussi, beaucoup à faire. Le Gange a été
paraît-il, autrefois endigué, il peut donc l'être encore. Ses débordements, au lieu de devenir une cause d'émanations marem-
matiques, peuvent servir, si les Anglais savent creuser à propos
des canaux de dérivation, à fertiliser le riche pays de Bengale.
Mais pour arriver à ce triple résultat, l'accord doit être unanime,
l'entente complète et les moyens de réalisation acceptés généralement. Dans cette guerre à l'insalubrité, que faut-il en réalité?
Une direction unique et des capitaux. Quand il s'agit d'une
guerre entre deux nations, le patriotisme suscite aisément les
hommes et les millions, et pour empêcher des millions
d'hommes d'être décimés périodiquement par les trois grands
fléaux d'origine paludéenne dont nous venons d'esquisser l'histoire, on ne pourrait obtenir ni un décret, ni un schelling?

Espérons mieux de notre siècle. Malgré le positivisme qui en est le caractère dominant, le vent tourne aussi à l'entente cordiale des nationalités entre elles ; il faut que de ce rapprochement surgisse un immense résultat. Si nous ne nous trompons, il n'en serait pas de plus fécond ni de plus désirable, que celui que nous réclamons. C'est en vain, que pour ôter aux gouvernements toute pensée d'initiative, des esprits égarés diront qu'il n'y a rien à opposer à la puissance épidémique dont les manifestations nous arrivent sur l'aile des vents, comme si, bien souvent, on ne lui avait vu précisément suivre des directions opposées aux courants atmosphériques ; comme si, enfin, on n'était pas en droit de se demander pourquoi ces courants n'amènent pas chaque année sur l'Europe, des rives où naît et persiste l'endémie, les mêmes effets et les mêmes désastres ?

Il nous paraît également facile d'établir que si l'épidémie nous arrive quelquefois par la voie des courants atmosphériques, elle peut nous être apportée aussi par les hommes. Cette théorie est tout simplement la résultante d'observations nombreuses qui n'ont pas encore été victorieusement combattues. Le docteur Seux, de Marseille, à l'occasion du choléra qui a éclaté dans cette ville, en 1866, établit sa croyance en la contagion, sur la succession des faits dont voici l'énumération succinte :

1° Epidémie du choléra dans le Bengale, au mois d'avril 1865;

2° Coïncidence du choléra de la Mecque avec celui des *hadjis*, venant de l'Inde ;

3° Coïncidence du choléra d'Alexandrie avec celui des *hadjis*, venant de la Mecque ;

4° Coïncidence du choléra à Marseille avec l'arrivée des bateaux jetant dans cette ville des flots d'émigrants qui fuyaient le choléra d'Alexandrie ;

5° Choix spécial du choléra ; ce dernier débute en France tout juste sur le point qui a des communications directes avec l'Egypte ;

6° Choix spécial des victimes ; les premiers malades traités à l'Hôtel-Dieu, appartiennent à la classe qui vit dans les ports au milieu des navires venus d'Alexandrie ;

7° Coïncidence de l'absence du choléra en Sicile avec la sévérité des quarantaines faites dans ce pays ;

8° Coïncidence du développement du choléra à la Guadeloupe, avec l'arrivée d'un navire venant de Marseille, infectée de choléra ; les premières victimes sont prises à la Guadeloupe, dans le voisinage du navire.

Les Lazarets dont la création remonte au temps des croisades, furent institués d'abord pour recevoir les lépreux ; ils servirent plus tard à renfermer les individus, les vêtements et les marchandises arrivant de pays suspects. La durée de cet isolement se nomme *quarantaine*, parceque dans le principe, elle était invariablement fixée à 40 jours. Les provenances, qui comprennent les hommes, les animaux, les effets et les marchandises, sont partagées en diverses catégories, suivant le certificat qui leur a été délivré au point de départ, par les agents consulaires ou les administrations sanitaires ; ce certificat qui a reçu le nom de *Patente* indique en quelques mots l'état sanitaire du pays où a lieu l'embarquement et celui de l'équipage et des passagers. L'ordonnance du 9 août 1822 mettait sous le régime de la patente *brute* les provenances qui avaient été depuis leur départ infectées d'une maladie pestilentielle, qui venaient de pays infectés, ou qui avaient communiqué avec des lieux, des personnes, ou des choses susceptibles de transmettre la contagion. Elle appliquait la patente *suspecte* aux provenances des pays où régnait une maladie réputée pestilentielle, ou de pays qui, quoique exempts de soupçons, étaient, ou venaient d'être en libre relation avec des pays qui s'en trouvaient entachés. La patente était *nette*, si aucune des applications ci-dessus ne pouvait atteindre les pays ou les provenances. Toutefois, il y avait, même avec la patente nette, une quarantaine d'observation de 10 à 15 jours qui entraînait la mise à l'évent des hardes et des hommes. Dans la quarantaine de rigueur, les effets, les marchandises susceptibles, étaient soumis à toutes sortes de purifications dont le détail puéril parait emprunté aux pratiques de l'Alchimie et de la Sorcellerie, plutôt qu'aux saines déductions de la raison.

A Marseille, les marchandises susceptibles étaient transportées au lazaret pour y être purifiées dans tous les cas où la quarantaine était de rigueur. Dans les ports placés au Nord-Ouest de la France, on remplaçait le transport au lazaret et les purifications qui suivaient, par le débarquement des marchandises sur des alléges, ou leur exposition à l'air sur le pont du bâtiment, ce que l'on appelait la sereine sur fer. La sereine sur fer précédait aussi le débarquement des marchandises au lazaret, dans les quarantaines de rigueur ; la petite sereine durait 3, 2 et 1 jour, la grande, 6, 4 et 2 jours, la très-grande, 4, 6 et 8.

La purification des monnaies consistait à les passer au vinaigre, celle des grains, à les passer par la grille, celle des barriques d'huile, à les plonger dans la mer, les bondes préalablement couvertes avec du goudron fondu, ensuite, à frotter les barriques extérieurement avec une brosse.

Les individus bien portants ou malades, transférés au lazaret, ceux qui arrivaient en patente brute, recevaient trois parfums ; en patente suspecte, deux parfums ; en patente nette un seul parfum. On allumait du feu au milieu du plancher d'une chambre, on jetait le parfum sur ce feu, et quand la fumée était devenue bien épaisse, on y faisait entrer les passagers qu'on enfermait, et on ne les envoyait dans leurs chambres respectives, qu'après cette opération, qui durait de cinq à six minutes.

Le parfum était une macédoine polypharmaque des plus burlesques ; ainsi, on y trouvait : le soufre, la poudre à canon, la poix résine, le grabeau de myrrhe, d'encens, de storax, de laudanum, le poivre noir, le gingembre, le cumin, le curcuma, le cardamomum, l'aristoloche, l'euphorbe, le cubèbe, les grains de genièvre, le son.

Quand le capitaine de vaisseau arrivait, il se présentait devant la grille du bureau de santé, grille qui le tenait éloigné de ceux qui l'interrogeaient. Il jetait sa patente dans un bassin rempli de vinaigre ; le préposé à la *purge* plongeait le papier dans le liquide avec des pinces de fer de près de huit pieds de longueur, puis l'étendait sur une planche que l'on présentait au conservateur de la santé, lequel lisait sans toucher. Les lettres étaient également jetées dans un bassin ; on faisait aux enveloppes, des ouvertures par côtés, pour bien laisser passer le vinaigre. Si plusieurs lettres étaient réunies par un fil, on brûlait le fil ; si elles renfermaient quelque échantillon de drap, on portait les lettres au lazaret, où elles étaient ouvertes pour être purgées pendant la quarantaine

Depuis plus d'un siècle, dit Fodéré, on n'avait pas vu violer cette loi sanitaire protectrice des nations, lorsqu'en l'an VII, un vaisseau qui portait Bonaparte et autres déserteurs de l'armée d'Orient, et qui venait du berceau même de la peste, la viola à Fréjus ; tous les bons esprits frémirent de cette transgression, qui pouvait couvrir la France et l'Europe de deuil, par les ravages de la peste ! Puisse-t-il être le dernier exemple semblable pour l'Europe civilisée ! On voit, par ces exagérations de langage, quelle terreur inspiraient alors les provenances des pays suspects. Nous avons tenu d'ailleurs à entrer, sur la manière dout les mesures sanitaires étaient appliquées, dans quelques détails circonstanciés, qui laisseront mieux voir le pas immense qu'a fait faire à la question la convention du 23 mai 1853, rédigée sous l'inspiration de la commission sanitaire internationale.

Cependant, cette convention n'a pas fait table rase ; parmi les pénalités que la loi du 9 mars 1822, appliquait aux violations des lois et règlements sanitaires, il en est plusieurs qu'il faut abroger. L'article 7 de cette loi est ainsi conçu :

Toute violation des lois et règlements sanitaires sera punie :

De la *peine de mort*, si elle a opéré communication avec des pays, dont les provenances sont soumises au régime de la patente brute, avec ces provenances ou avec des lieux, des personnes ou des choses placées sous ce régime.

De la peine de réclusion et d'une amende de 200 francs à 20,000 francs, si elle a opéré communication avec des pays dont les provenances sont soumises au régime de la patente suspecte, avec ces provenances ou avec des lieux, des personnes ou des choses placées sous ce régime.

ART. 9 — La *peine de mort* sera prononcée en cas de violation du régime de la patente brute.

ART. 11 — Sera *puni de mort*, tout individu faisant partie d'un cordon sanitaire, ou en faction pour surveiller une quarantaine, ou pour empêcher une communication interdite, qui aurait abandonné son poste ou violé sa consigne.

Il n'entrait pas, sans doute, dans les attributions de la commission sanitaire internationale, malgré son grand désir, de faire disparaître ces mesures draconiennes, puisqu'elles pèsent encore aujourd'hui sur notre législation sanitaire. Nos mœurs actuelles, cependant, en ont rendu l'application illusoire; mais le respect même de la loi commande impérieusement l'abrogation des dispositions qui la rendent impossible. Et si malgré l'atténuation qui en a été tacitement consentie jusqu'alors, le maintien de pareilles sévérités blesse encore aujourd'hui le sentiment national, il faut espérer que bientôt une loi réparatrice viendra compléter la convention libérale du 27 mai 1853, et supprimer cette peine de mort qui n'a plus de raison d'être actuellement.

La peine de mort est prononcée par la loi de 1822, dit Laferrière, pour communication avec les pays soumis à la patente brute. La peine de mort peut s'appliquer ainsi à un fait de simple imprudence; mais ce n'est pas alors la moralité du fait, c'est le dommage social qui est la base de la pénalité, par exception aux règles ordinaires du droit pénal, qui ne sépare point le fait de la volonté. Cette singulière explication ne prouve qu'une chose, c'est que sous tous les régimes, il s'est trouvé des thuriféraires convaincus, pour exalter toutes les mesures d'exception prises par la peur, ou provoquées par l'aveuglement des partis.

« De la fin du XVe siècle, dit Aubert-Roche, datent les lazarets, du milieu du XVIIe date le développement de la civilisation; du commencement du XVIIIe date l'anéantissement de la peste en Europe, deux cents ans après la création des lazarets ; dans les trois siècles qui précèdent les lazarets , on compte 105 épidémies ; dans les trois siècles qui suivent leur installation , on en compte 143. » Malgré la grande autorité de ces chiffres , la commission sanitaire n'a supprimé ni les quarantaines ni la patente ; mais elle supprime la patente suspecte, pour ne conserver que la patente brute et la patente nette. Il y aura deux quarantaines, celle d'observation et celle de rigueur ; la première n'entraine ni le débarquement des hommes ni le déchargement des marchandises, ni l'emploi d'autres moyens hygiéniques que l'aération , le lavage et les soins de propreté à bord des bâtiments. La quarantaine peut être purgée dans un port intermédiaire entre le point de départ et d'arrivée. Tout bâtiment qui n'aura pas eu de cas de maladie transmissible , ou de décès, depuis son départ du port infecté , comptera la durée de sa traversée pour la quarantaine.

Quels que soient le nombre des malades qui se trouveront à bord et la nature de la maladie, un navire ne pourra jamais être repoussé. Autrefois il n'en était pas ainsi , et les annales nous ont conservé des exemples de la barbarie des anciennes prescriptions réglementaires : Peu de temps après l'épidémie du premier choléra, un capitaine dont le bâtiment fait eau, se présente à l'entrée du port du Hâvre , on lui envoie des boulets et on le force par un gros temps à reprendre la mer au risque de sombrer. Un autre, dont le bâtiment, après maintes avaries, entre dans le port, est remorqué par un bateau à vapeur et reconduit en mer. Le 5 octobre 1821 , un bâtiment danois venant de Malaga, où régnait la fièvre jaune, se présente devant Marseille ; l'entrée du port lui est refusée, il est forcé de reprendre la mer, n'ayant à bord que deux hommes valides. Un mauvais temps survient, et à onze heures du soir il est jeté à la côte, où il est brûlé le lendemain par ordre de l'intendance sanitaire. En novembre 1831 , une voie d'eau s'étant déclarée à bord du dogue français le *Dauphin*, venant de Sunderland , ce bâtiment se présente devant le port de Dieppe où l'on hisse le

pavillon rouge et où on le reçoit à coups de canon. Le danger
met le capitaine dans la nécessité de braver les mesures sanitaires, et son infraction n'échappe à la peine de mort que grâce
à la tiédeur des juges. Un autre bâtiment, venant aussi de
Sunderland, se présente devant le port du Hâvre, il en est
repoussé pendant la nuit. Le temps devient affreux, le lendemain matin, le bâtiment fait naufrage. Des secours prompts,
portés au milieu des plus grands dangers, parviennent à sauver
l'équipage, qui eut péri si cet accident fût arrivé pendant la
nuit.

Autre temps, autres mœurs ; aujourd'hui les malades ne sont
plus des ennemis que l'on reçoit à coups de canon ; la fréquence
des relations internationales a développé chez les peuples, le
sentiment généreux de la solidarité dans la détresse. C'est ce
sentiment qui a fait surgir le comité international de secours aux
blessés sur les champs de bataille, cette création admirable en
théorie, mais qui trouvera peut-être dans l'application, la pierre
d'achoppement de la routine, des rivalités jalouses et de l'anti-
pathie indestructibles des races.

Les causes de propagation et d'importation épidémiques,
suivant Mêlier, se trouvant surtout dans la cale des vaisseaux,
ce n'est pas par une quarantaine plus ou moins longue que l'on
serait sûrement préservé. Le véritable moyen de salut est dans
l'isolement d'une part, dans un déchargement bien entendu,
c'est-à-dire le *déchargement sanitaire*, avec tout ce qui le
constitue d'autre part, et en troisième lieu, dans l'assainissement des navires. A quoi il faut ajouter pour les hommes des
mesures de propreté, bains, changement de linge (spoglio), etc.,
et un certain temps d'observation en lieu salubre et isolé, temps
que la brièveté reconnue de l'incubation permet le plus ordinairement de réduire à un petit nombre de jours. Il résulterait
donc des faits observés, qu'outre une sécurité aussi grande que
possible, il y a dans l'application soigneusement faite de ces
trois ordres de moyens, *isolement*, *déchargement*, *assainissement*, une sorte de transformation des quarantaines et un pro-

grès tendant à économiser le temps, sans ajouter sensiblement aux dépenses.

Au lieu de brûler les vaisseaux ou de les couler en mer au risque de ne pouvoir les relever, Mêlier fait pratiquer ce qu'on appelle le *sabordement*, pour les assainir.

Dans l'acception que je lui donne ici, dit-il, c'est l'opération par laquelle un navire étant donné, on l'amène et on le maintient sur un point choisi et d'un fond bien connu, et aux flancs duquel, toutes précautions étant bien prises, on pratique au-dessous de sa ligne de flottaison, des ouvertures plus ou moins larges, des espèces de sabords, par où l'eau entre dans l'intérieur de ce navire et le lave. L'opération qui serait plus ou moins difficile dans la Méditerranée, à cause de l'absence de marée, n'offre pas de difficultés sérieuses dans l'Océan. On y procède à marée basse, le navire étant échoué. Le flux l'emplit. le reflux le vide, et il se trouve ainsi, deux fois par jour, soumis au va-et-vient de la mer. Après l'avoir remis à flot, il s'agit de le nettoyer, de l'assainir et de l'assécher, et cette triple opération elle-même est extrêmement laborieuse.

Tel est l'ensemble des mesures générales dont la commission sanitaire internationale aurait à surveiller l'application. Mais elle devrait en outre, après s'être attachée à l'étude et à l'amélioration des localités, s'occuper des individus; nous avons déjà indiqué en première ligne la propreté et l'aération des habitations et des édifices publics, l'examen des denrées et liquides livrés à la consommation, l'organisation de secours hygiéniques et médicaux, les visites domiciliaires et préventives; nous y ajouterons la distribution généreuse des eaux potables et clarifiées, en nous inspirant du savant rapport de Boutron et F. Boudet :

Le procédé de clarification le plus répandu est le filtrage, qui s'opère à l'aide d'appareils plus ou moins compliqués et de substances diverses. La conservation de l'eau n'a pas moins d'importance, les réservoirs et citernes doivent être construits de façon que leurs parois ne cèdent au liquide aucun principe nuisible, et maintenus dans un grand état de propreté. Ce n'est pas tout, ils doivent empêcher l'eau de perdre sa fraîcheur, qualité essentielle sur laquelle a justement insisté Coste, dans une intéressante communication à l'Académie des sciences. Bouchut s'est livré à des recherches qui montrent l'importance que l'on doit attacher à l'emmagasinement de l'eau des grandes villes. La chaleur et la stagnation y développent avec une extrême facilité des productions organiques qui rendent les eaux repoussantes et insalubres. Il en est de même des tuyaux de conduite. On doit préférer au bois, au plomb, au zinc et même au fer, la fonte et les poteries de terre. Boutigny a montré que l'eau pluviale que l'on recueille après qu'elle a coulé sur des toitures de zinc, ne pourrait être employée sans de graves inconvénients; car, au contact de l'air, l'eau favorise l'oxydation du zinc, et se charge de sulfate ou de carbonate de cet oxyde. À bord des navires, l'eau est généralement conservée dans des caisses de fer dont l'oxydation n'offre aucun inconvénient sérieux.

La disette d'eau potable est un des plus cruels fléaux qui soient à redouter; elle se fait sentir surtout dans les voyages maritimes de long cours. L'eau de mer a pu être rendue propre à servir de boisson au moyen de la distillation, et c'est un grand service rendu à la navigation. Dès le milieu du XVIIe siècle, et surtout dans le XVIIIe, un grand nombre de machines avaient été inventées pour dessaler l'eau de mer, parmi lesquelles on peut citer la machine de Bouïbe, celles de Lind, de Smith, de Poissonnier, de Rouchon. En 1817, Clément Désormes imagina un appareil destiné à rendre économiquement l'eau de mer potable et applicable aux usages culinaires. Cette méthode a été très-perfectionnée dans ces dix dernières années, notamment par Rocher, et ses applications se sont étendues à la fois dans la marine marchande et sur les bâtiments de l'Etat. Cardan a récemment fait connaître un nouveau système de filtres destinés à rendre potable l'eau de mer. Son appareil consiste en un siphon dont le long tube est rempli de charbon pulvérisé. L'eau de mer, après avoir traversé ce siphon que l'on amorce avec de

l'eau douce, a perdu sa saveur et peut être bue mélangée avec
du vin. Du reste, il est bon de rappeler que, par un procédé
naturel qu'il n'est pas très-facile d'expliquer, l'eau de mer se
dessale au contact du sable. Barry attribue ce fait, constaté par
un grand nombre de marins, à l'action des coquillages et des
carbonates calcaires qui sont mélangés au sable.

La quantité d'eau proportionnelle dont peut disposer chaque
habitant d'une cité est en réalité l'indice le plus sûr du degré
de salubrité qu'elle présente, et la première condition hygiénique que doivent rechercher ceux qui sont préposés à la garde
de la santé publique, c'est d'assurer à la fois un approvisionne-
ment abondant et un écoulement facile des eaux destinées à
l'entretien de la propreté comme aux usages alimentaires domestiques et industriels. Malheureusement, on peut le dire, il
en est encore un bien petit nombre, même parmi les plus grandes
villes, non-seulement en France, mais dans toute l'Europe, qui
ne laissent à cet égard beaucoup à désirer, si l'on se base sur
ce principe, qu'il faut 100 litres d'eau par habitant et par jour,
pour qu'une ville soit bien approvisionnée. C'est ce que démon-
trera le tableau suivant :

NOMS DES VILLES	ORIGINE DES EAUX	QUANTITÉ de litres par jour & par habitant
Angoulême [Charente].........	Rivière.........	35 à 40
Béziers [Hérault].............	Rivière.........	12 à 14
Carcassonne [Aude]...........	Rivière.........	300 à 400
Chaumont [Haute-Marne]......	Rivière.........	30 à 35
Clermont [Puy-de-Dôme].....	Source.........	50 à 55
Dijon [Côte-d'Or].............	Source.........	198
Dôle [Jura]...................	Rivière.........	15 à 20
Edimbourg [Ecosse]..........	Source.........	50
Gênes [Italie].................	Source.........	100 à 120
Genève [Suisse]..............	Rivière.........	74
Glascow [Ecosse].............	Rivière.........	100
Gray [Haute-Saône]...........	Rivière.........	40 à 45
Greenock [Ecosse]............	Rivière.......	57
Grenoble [Isère]..............	Source.........	60 à 65
Le Havre [Seine-Inférieure]....	Source.........	40 à 45
Liverpool [Angleterre]........	Source.........	28
Londres [Angleterre]..........	Rivière.........	95
Lons-le-Saulnier [Jura].......	Source.........	40 à 45
Manchester [Angleterre].......	Rivière.........	44
Metz [Moselle]...............	Source.........	20 à 25
Montpellier [Hérault].........	Source.........	50 à 60
Narbonne [Aude].............	Rivière.........	80 à 85
Paris [Seine]	Rivière et source	67
Philadelphie [Etats-Unis].....	Rivière.........	60 à 70
Rome [Italie].................	Source.........	944
Saint-Chomond [Loire]........	Rivière.........	50 à 55
Saint-Etienne [Loire]	Rivière.........	20 à 25
Toulouse [Haute-Garonne].....	Rivière.........	62 à 78
Vienne [Isère]...............	Source.........	60 à 65
Voiron [Isère]	Source.........	50 à 60

C'est à améliorer la situation des habitants de Paris sous ce rapport, que la municipalité s'est étudiée dans des discussions mémorables dont les bases ont été si bien établies dans l'exposé suivant :

« Il faut constituer sur un plan sérieux et définitif ce qu'on peut appeler le système veineux et le système artériel de Paris.

« On veut que les vidanges de chaque habitation, reçues par un tube spécial, circulent sous Paris et soient portées au loin pour être mises à la disposition de l'industrie ou de l'agriculture. On veut aussi que les eaux ménagères et les eaux pluviales de chaque habitation, réunies aux eaux de la voie publique, soient récoltées par de puissants égouts et dirigés dans la Seine loin de Paris.

« La ville, débarrassée, par le système veineux des égouts, des liquides impurs qui se produisent sans cesse dans son étendue, a besoin de recevoir en échange des eaux destinées à désaltérer ses habitants, à nettoyer ses rues et à alimenter ses fontaines publiques. Il faut que ces eaux puissent parvenir aux étages supérieurs des maisons les plus hautes, aux bornes-fontaines des quartiers les plus élevés. »

Pour atteindre ce but, fallait-il faire appel à de nouvelles ressources ? Pour les besoins de la cité, au point de vue l'hygiène publique, il suffit, suivant Dumas, de l'eau plus ou moins limpide de la Seine, de l'eau du canal de l'Ourcq. Mais s'agit-il de celle qui est réservée aux usages domestiques et qui doit paraître sur les tables, qui ne souhaiterait d'avoir à sa disposition de l'eau d'une pureté à l'abri du moindre soupçon, toujours limpide et toujours fraîche ? Or, on n'a jamais prétendu que l'eau du canal de l'Ourcq et celle de la Seine fussent vraiment dignes par leur pureté d'être affectées aux usages domestiques. Il fallait donc amener à Paris des eaux qui par leur abondance, par leurs qualités, ainsi que par le niveau des sources, pussent satisfaire à toutes les conditions du programme. Les eaux de la Champagne qui entrent dans le système de dérivation adopté, celles de la Dhuys en particulier, dont la dérivation a été décrétée, paraissent réunir toutes les qualités requises pour constituer de bonnes eaux potables. C'est à leur abondante et universelle distribution que s'appliquent les travaux gigantesques qui ont été entrepris depuis quelques années par l'édilité Parisienne.

L'examen des denrées et liquides livrés à la consommation, constitue la police bromatologique qui s'occupe des altérations spontanées et des sophistications. Les farines, suivant Tardieu, sont au nombre des substances qui, par l'universalité de leur emploi, sont le plus exposées à devenir l'objet d'altérations frauduleuses. En effet, il n'est que trop fréquent de rencontrer des farines de blé mélangées de différentes matières, et particulièrement de farines d'autres céréales, ou de graines d'autres légumineuses. Ces substances n'ont par elles-mêmes, il faut le reconnaître, aucune propriété nuisible. Mais, si l'on songe au rôle important, capital, que la farine de froment, et notamment certains de ses éléments, tels que le gluten, jouent dans l'alimentation des peuples civilisés, on comprendra que le mélange de certaines substances qui ne contiennent pas ces éléments, en diminuant les propriétés nutritives de la farine, intéresse au plus haut point la santé publique.

Les farines de froment, d'après Chevallier, peuvent être falsifiées avec la fécule de pommes de terre, les farines de riz, de maïs, d'orge, d'avoine, de seigle, de féverolles, de vesces, de pois, de haricots, de lentilles, avec des os moulus, des cailloux, du sable, du plâtre, de l'albâtre, de la craie, de la chaux, de l'alun, des carbonates de soude et de magnésie, du sulfate de baryte, de la porcelaine, peut-être même de la céruse.

Dizé a fait connaître que la pâte formée avec la farine suspecte et l'acide acétique étendu, chauffé dans une cuiller jusqu'à dessication, présentait à la coupe une couleur rouge violacée, d'autant plus foncée que la matière étrangère est en proportion plus considérable. Mais l'emploi combiné du microscope et des réactifs a permis à Donny d'instituer une véritable méthode d'essai des farines. Les résultats en sont aussi exacts

que faciles à saisir. S'il s'agit de déceler la présence de la fécule,
la farine suspecte est étendue sur le porte-objet et délayée dans
une solution au 100ᵉ ou 200ᵉ de potasse caustique. Les grains
de farine de blé n'éprouvent que peu ou point de changement,
tandis que les globules de fécule s'étendent en grandes plaques
minces et transparentes, que l'on rend plus sensibles par l'addition préalable de quelques gouttes d'eau iodée. La farine de riz
et de maïs se reconnait de même à ses fragments anguleux
mélangés dans la farine. Pour découvrir les farines de féverolles
et de vesces, on peut, outre l'emploi des moyens ci-dessus,
exposer successivement la farine suspecte à l'action des vapeurs
de l'acide nitrique puis à celles de l'ammoniaque ; la farine de
ces légumineuses prend alors une couleur pourpre, tandis que
les autres prennent une teinte jaunâtre ; et cette différence de
nuance est très-apparente sous le microscope. Lassaigne a
ajouté un autre caractère dû à la présence dans les grains de
légumineuses du tannin qu'accuse une solution de protosulfate
de fer, qui donne à la farine de haricots une couleur jaune
orange pâle et à la farine de féverolles une teinte vert bouteille.

Cependant, malgré la vigilance la plus active, la fraude continue. Démasquée sur un point, dit Lévy, l'industrie des corrup-
teurs de la nourriture publique se porte sur un autre objet :
elle tire parti des progrès de la science, non pour le bien des
masses, mais pour en perfectionner l'exploitation. Le problème
odieux dont elle semble poursuivre la solution, c'est de vendre
au prix le plus élevé, le moins de matière nutritive possible. Se
borne-t-elle à voler sur la quantité ? Non, elle dénature la
composition des aliments et des boissons, elle y introduit des
principes délétères ; elle tripote des mélanges dangereux, et
personne ne peut dire jusqu'où va le dommage irréparable qui
en résulte pour la santé des classes les moins aisées, et quelle
part revient à la sophistication alimentaire dans la détérioration
progressive de leur constitution, dans le nombre et la gravité
de leurs maladies, dans leur mortalité si disproportionnée avec
celle des classes supérieures par leur aisance, c'est-à-dire prin-

cipalement par le prix qu'elles peuvent mettre au choix de leurs aliments. Nous signalons ici une des causes générales et permanentes qui agissent tous les jours et plus ou moins sourdement sur l'état sanitaire des populations. Quel sujet plus digne d'éveiller la sollicitude du législateur ? Une falsification de la valeur de 5 centimes par jour dans la vente du pain , multipliée par le chiffre de 500,000 qui représente les consommateurs peu aisés de Paris, donne par an une somme de 9,125,000 f. (Chabrol) De simples peines de police sont infligées aux auteurs d'une si énorme déprédation , des peines si légères, qu'elles ne diminuent pas d'une unité la somme annuelle de ces délits. Frustrer le pauvre d'une portion de l'aliment qu'il achète et dont il attend la réparation de ses forces épuisées par le dur labeur de chaque jour ; lui verser sous l'étiquette d'une boisson naturelle et stimulante , un liquide qui brûle sa muqueuse gastrique, altère son sang, stupéfie son système nerveux ; mélanger d'une matière inerte ou nuisible, le sel, cet unique condiment de l'indigence , n'est-ce donc pas là un de ces crimes qui appellent la vindicte et le mépris de la Société ? La prophylaxie ne peut venir ici que des lois : à quoi servent l'habileté des analyses et le catalogue des sophistications ? Une plus grande sévérité dans la répression , une vigilance infatigable dans la constatation des fraudes , sont le seul remède à cet état de choses. Dans une loi semblable , dit A. Chevalier , la seule adultération d'une substance par un produit de moindre valeur, devrait être considérée comme un vol de confiance, dont on ne se méfie pas et qui se renouvelle chaque jour. »

La commission aurait donc à faire surveiller aussi ces grands arrivages de blés et de farines qui , dans les années de disette, donnent lieu à un trafic si scandaleux , à une réexportation si singulière et à des mélanges si divers.

En demandant l'intervention de la commission sanitaire, dans la surveillance de l'exécution des préceptes de l'hygiène publique à propos de la distribution des eaux , de la police bromatologique, etc., il semblera peut-être à quelques-uns , que nous

exagérons à plaisir, le cercle de ses attributions. Les Académies
n'ont-elles pas, en effet, pour mission de s'occuper activement
de la solution de ces grands problèmes, et les conseils d'hygiène
ne sont-ils pas aussi, et plus spécialement encore, appelés à
donner leur avis sur tout ce qui intéresse la santé publique ?
Loin de nous la pensée de nier l'importance et l'activité de ces
corps savants ! En terminant notre étude par une citation empruntée aux deux éminents hygiénistes qui furent nos maîtres,
et dont les travaux donnent tant d'éclat à l'Académie et au
Conseil d'hygiène, nous rendons aussi justice au mérite et à la
vitalité de ces institutions. Cependant, il n'en est pas moins
vrai que rien ne relie entre eux les corps scientifiques des
diverses nations ; que les décisions et les formules générales
qui naissent de leurs discussions solennelles, acceptées dans les
pays d'où elles émanent, ont généralement de la peine à passer la frontière. Serait-il donc impossible, surtout en ce qui
concerne l'hygiène publique, de rattacher, dans un but d'intérêt
général, ces savantes Compagnies à la commission permanente
que nous réclamons ?

Ainsi, la prophylaxie internationale ou hygiène préventive des
nations entre elles, dans le vaste champ des applications, s'éten-
drait à tout et à tous. L'homme, en effet, les animaux, la terre,
l'eau, la lumière, la chaleur, l'électricité, les lois, les mœurs,
les usages, les aliments, etc., font partie de son domaine. D'une
main hardie, elle inscrit sur le livre du Progrès, le résultat des
luttes de la civilisation contre la barbarie. Appuyée sur la statistique médicale et sur l'économie politique et sociale, elle dirige
vers l'amélioration et le bien-être, les races, les familles, les
individus.

CONCLUSIONS

1° La Peste, le Choléra, la Fièvre Jaune existent à l'état endémique dans les trois Delta du Nil, du Gange et du Mississipi ;

2° Elles reconnaissent pour cause de production commune et
primordiale les émanations paludéennes, c'est-à-dire l'infection ;

3° Elles peuvent devenir épidémiques et contagieuses.

4° Les quarantaines et autres moyens de préservation, qui ont
été opposés jusqu'à ce jour à l'invasion des grandes épidémies,
ne sont que des expédients ;

5° La peine de mort appliquée par la loi du 9 mars 1822,
pour le simple fait de communication avec les pays soumis à la
patente brute, n'est plus dans nos mœurs, et doit disparaître des
lois sur le régime sanitaire ;

6° Les gouvernements doivent s'unir pour éteindre sur place
et dans leurs sources principales, la peste, le choléra et la fièvre
jaune ;

7° Une commission permanente, composée d'hommes spéciaux de toutes les nations, et munie d'un budget suffisant, serait chargée de la surveillance et de l'exécution des travaux à entreprendre à cet effet.

8° Etablie sur les rives du canal maritime de Suez, neutralisé comme l'Egypte, sous la garantie commune et réciproque de toutes les puissances, la commission internationale permanente surveillerait en outre, les provenances et les départs, signalerait aux gouvernements les imminences d'épidémie et les moyens de prophylaxie qu'il serait indispensable d'employer.

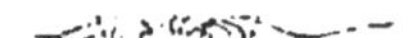

ÉNUMÉRATION HISTORIQUE ET SYNOPTIQUE

Des épidémies stationnaires, depuis l'an 1491 avant Jésus-Christ, jusqu'en 1820

D'après Marchal (de Calvi)

DATES	LIEUX	NATURE de l'Épid.	CIRCONSTANCES Étiologiques
a J-C			
1491	Egypte		Guerres de Sésostris
1460	Désert (Hébreux).		Famine
1308	Péloponèse.		Invasion des Héraclides
1285	Armée des Grecs dev.		Guerre, disette
1281	Ile de Crète Troie		Guerres d'Idoménée
1064	Pays des Philistins.		Guerre avec les Hébreux
1060	Grèce, Asie-Mineure.		Fondation des colonies [grecques de l'Asie-Mineure]
1040	Judée		
517	Rome		Guerres de Romulus, encombrement défrichement
707	id.		Défrichem^{ts} sous Numa Pompilius
755	id.		Guerres de Tullus Hostilius
591	Grèce		Guerre, armée dev. Cirra, dans la 1re guerre sacrée
587	Jérusalem		Assiégée par Nabuchodonosor
641	Delphes		Famine
545	Rome		Guerres, sécheresse sous Tarquin-le-Superbe
503	id.		Guerres contre Porsenna chaleurs excessives
490	Rome et le Latium		Guerre
480	Armée de Xerxès		Guerre, Famine
470	Rome		Guerres, troubles civils,
462	id.		Guerres [chaleurs]
459	id.		Guerres, dévastations

DATES	LIEUX	NATURE de l'Épid.	CIRCONSTANCES étiologiques
451	Rome		Troubles civils
434	id.		
428	Italie		Guerre, famine
412	Rome, Italie		Guerre
404	Armée carthaginoise en Sicile, Carthage		Guerre
401	Rome		
396	id.		Guerre de Veies
392	id.		Guerre
387	id.		Bataille d'Allia, prise de Rome, siége du Capitole
384	id.		Guerres
362	id.		Guerres
349	id.		Guerres, dévastation de la campagne romaine
335	id.		Guerres
293	id.		Guerres
262	id.		Guerres
213	Armées romaine et carthaginoise en Sicile		Guerres
206	Italie, armées de Rome et de Carthage		Guerres
182	Italie, Rome		
175	Rome		
168	Illyrie		Guerres
151	Numidie et Carthage		Guerres
74	Armée de Mithridate devant Cyzique		Guerres, famine
49	Marseille		Siége par J. César, famine
48	Thessalie		orge gâtée, guerres de
23	Rome		César et de Pompée
ap. J-C			
65	Rome et l'Italie		Tempêtes furieuses (Néron)
69	Jérusalem		Siége par Vespasien
80	Rome et l'Italie		Eruption du Vésuve
118	Cyrénaïque (Afrique)		Guerre, cruauté des Juifs dans la Cyrénaïque
138	Arabie		Guerres d'Adrien
139	Rome		
621	Rome et l'Italie		
263	Alexandrie		Révolte de cette ville

DATES	LIEUX	NATURE de l'Épid.	CIRCONSTANCES étiologiques
308	Mésopotamie		
408	Rome		Famine, guerres
426	Thrace		Armée des Huns en Thrace
465	Italie		Invasion des barbares
434	Gaule		
503	Marseille		
538	Rome		Guerre, famine, inondations
540	France (Provence, Languedoc, Auvergne)		
546	Allemagne		
549	Midi de la France		
571	Auvergne		Guerre
580	France		
582	id.		
599	Marseille, Provence		
608	Rome		
615	id.		Tremblements de terre, stérilité, famine
618	Allemagne		
634	Syrie		Guerres des Musulmans
680	Italie, Rome		Pluies, orages, vents impétueux
686	Angleterre		Famine, guerres
709	Brescia (Italie)		
720	France		Invasion des Sarrasins
770	France		
812	Constantinople		Guerre des Bulgares
820	France		
889	Italie		Famine
954	Milan		
945	Paris, Ile-de-France		
994	Périgord, Limousin		
1000	France		
1100	id.		
1103	Angleterre		
1109	Dauphiné		
1119	Italie		Froids et chaleurs excessifs, tremblemts de terre
1125	Allemagne		Froid excessif, mort des poissons dans les eaux stagnantes, émanations en été
1128	Ile-de-France		
1135	Milanais		Chaleurs, guerre, sécheresse

DATES	LIEUX	NATURE de l'Épid.	CIRCONSTANCES étiologiques
1140	Ile-de-France		
1167	1223 Italie		
1227	Bologne, Rome		Guerres
1225	Provence		
1231	Rome		Inondations du Tibre.
1243	Guyenne		Guerre
1247	France		
1254	Milanais		Intempéries
1270	Armée de St Louis devant Tunis		
1268	Italie		
1301	id.		
1310	Plaisance (Italie)		Guerres
1335	Italie		Nuées de sauterelles, émanations, famine
1340	Toscane		Guerres
1359	Venise		Guerres
1360	Angleterre, Allemagne		Guerres
1361	Lombardie, France		Guerres
1373	Armée vénitienne		Campée sur un sol maré-
1374	Toscane, Provence, Languedoc		Guerres [cageux]
1377	Venise, Gênes		Guerres
1380	Allemagne, Venise, Gênes		
1381	1383 Bologne, Florence		
1386	Languedoc, France		Guerres
1390	Gênes, Provence		Guerres
1391	Allemagne		Inondations, Famine
1399	Lombardie		Guerres
1410	Florence		
1403	France		
1407	Angleterre		Guerres
1411	France		
1414	id.		Froid, brouillards
1415	Espagne		
1416	Paris		Guerres
1428	France		
1426	Rome		Chaleurs excessives
1437	Portugal		
1437	France, Angleterre,		Guerres, famine
1439	Italie, Bâle		

DATES	LIEUX	NATURE de l'Épid.	CIRCONSTANCES étiologiques
1456	Italie		Pluies, ouragans
1460	Allemagne		Guerre, tremblement de
1466	Paris		Guerre |terre|
1473	Italie		Famine
1476	id.		Guerre
1476	Marseille		
1478	Italie		Guerre, chaleurs excess.
1480	Rhodes		Assiégée par les Turcs
1481	Allemagne	Scorbut	
1482	France	E. Catarr.	Famine
1485	Italie		
1485	Angleterre		
1486	Misnie	Scorbut	
1493	Espagne		Sauterelles
1495	Naples		Guerre, Famine
1497	Florence	Typhus	Guerre
1500	Italie		Guerres, inondations
1504	1502 Provence		
1506	Angleterre		
1509	La Carniole (Italie)		Guerres
1515	Allemagne		Guerres
1517	Angleterre		
1520	Italie	Typhus	Guerres
1525	Milanais, Gênes		Guerres
1528	Angleterre		
1529	Hollande. Allemagne		
1531	Portugal		Guerres
1539	Bâle		
1540	Pologne		Guerres
1546	Provence, Harlem		
1550	Milan, Padoue	id.	
1551	Bâle	Peste	
1551	Angleterre		
1553	Bâle	id.	
1563	Hàvre-de-Grâce		Siége
1564	Lyon	Id.	
1565	Bâle	Id.	
1568	Paris	Id.	
1572	Allemagne		
1573	La Rochelle		Siége
1574	Belgique	Typhus	Intempéries

DATES	LIEUX	NATURE de l'Épid.	CIRCONSTANCES étiologiques
1575	Sicile	Peste	Sirocco pendant plus de
1576	Venise	Id.	six mois, inondations
1577	Milan, Brescia	Id.	Vents du midi continuels
1579	Paris		Chaleurs extrèmes
1578	Gênes		Hiver humide, été froid,
1581	1587 Lyon	Id.	automne chaud
1588	Allemagne		
1588	Silésie	Ergotisme	Grains altérés
1591	id.		Laitages altérés
1591	Trente	Typhus	Famine, hiver très-rig.
1592	Florence	Id.	Eté chaud et humide
1593	Silésie	Ergotisme	Grains altérés
1572	1593 Poitou	Colique	
1597	Allemagne		
1598	Marseille, Provence		
1599	Bordeaux		
1601	Duché d'Urbino	Péripneum.	Froid, chaleurs humides
1604	Espagne, Portugal	Angine	
1609	Bâle	Peste	
1623	Montpellier	Typhus	Siége
1624	1625 Lyon	Dyssenterie	
1626	Francfort-sur-le-Mein	Typhus	
1628	Provence, Lyon	Peste	
1629	Milan	Id.	Sécheresse, famine, en-
1638	Sologne	Ergotisme	combrement.
1631	Lyon	Peste	
1635	Nimègue	Id.	
1635	Louvain	Typhus	Siége, famine
1638	Londres	E.Catarr.	
1643	Oxford	Typhus	Guerre
1647	1648 Italie	Id.	
1649	Languedoc, Saintonge	Id.	
1650	Provence, Sardaigne		Froid humide après un
1654	Copenhague	Peste	été très-chaud
1658	Londres	Typhus	
1660	Allemagne		Brouillard froid
1663	Venise		
1664	1665 Provence		
1669	Hollande	Id.	
1670	Laponie	Peste	
1680	France		

DATES	LIEUX	NATURE de l'Épid.	CIRCONSTANCES étiologiques
1683	Angleterre	Id.	Hiver très-froid
1684	Westphalie	Dyssenterie	
1684	Elsingor (Dannemark)	Angine	
1688	Philisbourg	Pneumonie	Printemps froid et humide
1692	Modène	Typhus	
1695	Hesse	Ophthalmie	
1696	Berlin	Id.	
1696	Bâle	Coliques	Mauvais vins
1699	Hall	Typhus	
1700	Prusse, Italie		Froid, inondations
1700	Naples, Breslau	Erysipèle	Froid
1707	Pologne	Peste	Chaleur excessive
1708	1719 Rome	Pneumonie	Elle paraissait avec les froids, les inondations, et cessait pendant les chaleurs
1709	Provence, Languedoc	Id.	Froid extrême
1716	Saxe	Gale	Eté froid et humide
1718	Berlin	Dyssenterie	
1720	Turin	Typhus	
1724	Angleterre	Coliques	
1720	Marseille, Provence	Peste	
1727	Magdebourg	Dyssenterie	
1728	Prusse	Typhus	Guerre
1733	France	Grippe	
1734	Autriche	Typhus	Guerre
1735	Crémone	Id.	Sécheresse
1735	Saint-Pétersbourg	Id.	
1737	Silésie	Id.	
1736	Nimègue	Dyssenterie	
1738	Ukraine	Peste	
1743	Messine	Id.	
1742	France	E. Catarr.	
1744	Feltre	Typhus	
1748	Ecosse	Dyssenterie	
1750	Champagne, Normandie, Picardie	Id.	
1754	Castille	Coliques	
1755	1756 Provence	Typhus	Eté très-chaud
1758	France	Pneumonie	
1757	Transylvanie	Peste	
1757	Mayence	Dyssenterie	

DATES	LIEUX	NATURE de l'Épid	CIRCONSTANCES étiolgiques
1760	Hoddingue	Id.	
1761	France	E.Catarr·	
1764	Naples	Typhus	
1769	Normandie. Champagne	E.Catarr.	Froid humide
1771	Moscou, Podolie	Peste	
1771	Vienne	Typhus	
1772	France	Ophthalmie	
1779	France	Dyssenterie	
1780	Wincester (Angleterre)	Typhus	Prisonniers espagnols
1780	France	Pneumonie	
1728	Dalmatie	Peste	
1790	Lille, Douai	Typhus	
1792	Champagne	Dyssenterie	Armée prussienne
1792	id.	Typhus	
1794	Vendée	Id.	Armée française
1799	Provence, Dauphiné	Id.	Armée française
1800	Cadix, Séville	F. jaune	Hiver humide, été tr.-sec
1801	Toscane	Typhus	
1802	Paris	E.Catarr	Froid humide
1804	Livourne , Gibraltar, Malaga	F. jaune Angine	
1805	Padouan		Froid
1808	Armée de Dalmatie	Scorbut	Chaleurs excessives, aliments altérés
1807			
1808	Aube, Yonne	Typhus	
1809	Gascogne	Id.	Prisonniers espagnols
1800	Portsmouth	Id.	Armée anglaise
1811	Carthagène, Séville	F. jaune	
1813	Ancône	Dyssenterie	
1812	Yonne, Côte-d'Or	Ophthalmie	Humidité
1812	Murcie (Espagne)	Typhus	Prisonniers Espagnols
1813	Bautzen, Dresde, Mayence	F. jaune	
1814	Strasbourg, Paris	Typhus	Armées, encombrement
1814	Gibraltar	F. jaune	
1819	Cadix	Id.	
1820	Barcelone, Malaga	Id.	

ÉNUMÉRATION HISTORIQUE ET SYNOPTIQUE

Des épidémies progressives depuis Jésus-Christ jusqu'en 1867

DATES	LIEUX	NATURE de l'Épid.	CIRCONSTANCES étiologiques
421 428	Lybie, Egypte, Perse, Grèce (Athènes)		Guerre du Péloponèse dans l'Attique
141	Plusieurs parties de l'Empire		Famine, inondations, intempéries
166	Ethiopie, Egypte, Asie, Italie, Gaules	Peste	Elle semblait suivre l'armée qui revenait de la guerre contre les Parthes
250	Presque tous les pays connus	Id.	
260	Tout l'Orient	Id.	
269	Orient	Dyssenterie	
295	id.	Id.	
350	Plusieurs parties de l'Empire	Id.	Famine
542	Ethiopie, Egypte, Syrie, Constantinople	Peste	Guerres, chaleurs excess.
543	Lombardie, Gênes, France	Id.	
564	Italie, France	Id.	
580 à 591	Gaule Narbonnaise, Lyon, Vivarais Bretagne, Aragonais, Italie	Id. (Lues inguinaria)	
717	Constantinople et l'Empire d'Orient		Froid, famine, guerres
740 771	Constantinople, Calabre Sicile		Famine, tremblements de terre

DATES	LIEUX	NATURE de l'Épid.	CIRCONSTANCES étiologiques
801	Italie, France, Allemagne		Tremblements de terre, pluies, guerres
927	France, Allemagne		
985	Italie, Allemagne	Peste	Froid excessif, Famine
1006	1007 Italie, France		Famine, hiver excessif
1010	1013 France, Italie	Dyssenterie	
1016	Allemagne Italie France		
1031	Europe		
1065	Plus{s} contr. de l'Europe		Famine
1089	France, Allemagne	feu s{t}Antoine	
1098	France, Allemagne		
1126	Europe		Guerre et famine
1239	Anglet{erre} France, Italie	E. Catarr.	Hiver rigoureux, guerre
1311	France, Italie	Id.	
1316	Allemagne , Flandre , Bourgogne France, Italie		Famine
1335	Toute l'Europe	Peste	Sauterelles, famine
1347 1349	Asie, Europe, Afrique (de l'E. à l'O.)	P. Noire	Stérilité, pluies, famine, tremblements de terre
1448 à 1450	Asie Mineure, Dalmatie Hongrie, Allemagne France, Espagne	Peste	.
1510	Hongrie , Allemagne , France	E. Catarr.	
1528 à 1531	Pologne, Hongrie, Allemagne, France		Guerres, chaleurs excess.
1545	Allemagne , Flandre , France, Angleterre		
1554 à 1558	Transylvanie Allemagne France, Italie	Id.	
1566 à 1568	Hongrie , Allemagne , France, Italie	Peste	Guerre en Hongrie
1580 à 1581	Asie, Anglete{rre} Hongrie Allemagne , Hollande , Italie, France, Espagne Afrique	E. Catarr.	Froid, humidité
1590 à 1593	Allemagne France Italie	Id.	Inondation
1627 à 1631	Tout le Midi de la France Lorraine, Savoie, Italie	Peste	

DATES.	LIEUX	NATURE de l'Épid.	CIRCONSTANCES étiologiques
1654 à 1656	Venise, Naples, Italie	Peste	Sécheresse, disette
1669	Allemagne France Italie	E. Catarr.	
1675 à 1679	Allemagne, France, An- gleterre, Italie	Id.	Froid, humidité, Brouil- lards
1729 à 1739	Russie, Hongrie, Alle- magne Angleterre, France Italie	Id. Id.	Froid excessif
1732 à 1733	Russie Allemagne France Angleterre, Espagne, Italie, Amérique	Id.	Froid humide
1742 à 1743	Allemagne, Hollande, Angleterre France Italie	Id.	Froid, Brouillards
1779	France, Angleterre	Id.	Brouillard glacial
1782	Asie, Europe, Afrique, Amérique (de l'E. à l'O.)	Id.	
1803	Asie, Europe, Amérique		
1830	Asie, Europe, Afrique Amérique (de l'E. à l'O.)	Id.	Froid excessif, humidité
1817 1835	Asie, Europe, Afrique Amérique	Choléra	
1849	Asie, Europe, Afrique	Id.	
1854	Asie, Europe, Afrique	Id.	
1865 à 1867	Asie, Europe, Afrique	Id.	

APPENDICE

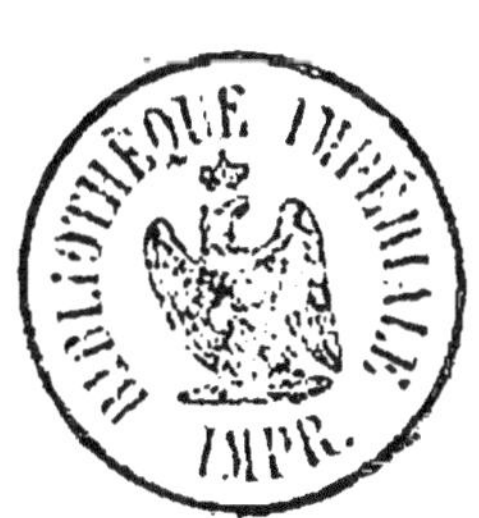

APPENDICE

1683. — *Réglement sur les précautions à prendre pour empêcher l'introduction de la peste.*

ARTICLE PREMIER — Sa Majesté ordonne aux capitaines et autres officiers de ses vaisseaux, galères et autres bâtiments, d'éviter, autant qu'il sera possible, toute sorte de commerce dans les lieux suspects de mal contagieux, et en cas que par une absolue nécessité d'y faire du bois et de l'eau, et d'avoir des rafraîchissements et autres besoins indispensables, ils fussent obligés d'y envoyer des chaloupes ou caïques à terre, Sa Majesté veut qu'ils y fassent embarquer un officier, pour empêcher que les mariniers desdites chaloupes ou caïques n'y achètent aucunes marchandises ni autres hardes que celles qui leur seront indispensablement nécessaires pour être en état de faire le service.

ART. 2 — Les vaisseaux, galères et autres bâtiments qui reviendront à Toulon ou à Marseille, mouilleront, savoir : Les vaisseaux et autres bâtiments à Saint-Georges, ou devant le Lazaret, et les galères aux îles de Marseille; et aussitôt qu'ils y seront arrivés, et que le temps le permettra, le commandant de l'escadre ou le capitaine particulier de vaisseau ou de la galère, en fera avertir l'intendant de la marine ou des galères, par une chaloupe ou caïque, qu'il enverra avec un officier, au bureau de la santé, et ne permettra à aucun officier, matelot, marinier de rame ou soldat, d'aller à terre, qu'auparavant un commissaire de marine ou des galères, assisté des médecin et chirurgien du port et d'un officier de la santé, n'ait été auprès des bâtiments s'informer du lieu d'où ils viennent, s'ils ont eu quelques pratiques en des pays infectés dudit mal, et s'il n'y a personne qui en soit attaqué, s'ils y ont embarqué quelques marchandises, moutons, volailles et autres rafraîchissements ou passagers, et le temps qu'il y a qu'ils en sont partis.

ART. 3 — Ledit commissaire de marine ou des galères et officiers de santé, étant assurés par le rapport du commandant et par le rapport du maître-chirurgien, qu'il n'y en a aucun attaqué de ce mal, et que l'on n'a pratiqué aucune ville infectée de peste, ni en commerce avec aucun bâtiment venant du Levant ou autres lieux suspects de ce mal, ni embarqué de marchandises ou rafraîchissements susceptibles de peste, ou passagers venant desdits lieux; lesdits commissaires, médecin, chirurgien du port, et l'officier de la santé entreront dans lesdits bâtiments, et iront recevoir la déclaration signée des capitaines, de l'exposition qu'ils auront faite, qu'ils seront obligés de donner fidèle, sous peine de cassation; pour être lesdites déclarations enregistrées au bureau de la santé, en suite de quoi les sus-dits officiers feront leur visite, et l'entrée du port leur sera donnée sans retardement.

ART. 4 — Les bâtiments qui auront été obligés de mouiller en des lieux attaqués de peste, sans y avoir eu commerce, et qui auront ensuite demeuré douze ou quinze jours en mer, seront pareillement reçus dans les ports de Toulon ou de Marseille, après avoir été visités en la manière ci-dessus prescrite.

ART. 5 — S'il avait été embarqué sur lesdits bâtiments quelques marchandises ou rafraîchissements susceptibles de peste, Sa Majesté veut qu'à leur arrivée toutes les marchandises et hardes des officiers et des équipages et chiourmes soient débarquées au Lazaret, pour y faire la quarantaine ordinaire; que les vaisseaux, galères et autres bâtiments et les hommes soient parfumés avec un très-grand soin, les voiles, pavillons et autres choses susceptibles de peste soient éventés, et ne paraissant aucune marque de peste, huit jours après le commencement de la quarantaine, l'entrée du port soit donnée auxdits bâtiments, officiers, hommes de l'équipage et chiourmes.

ART. 6 — S'il arrivait qu'il se trouvât quelqu'un attaqué de ce mal, Sa Majesté veut que les officiers, les équipages, chiourmes, leurs hardes et toutes les choses susceptibles de contagion, soient mises au Lazaret, et que les vaisseaux, galères et autres bâtiments, après avoir été parfumés, fassent quarantaine entière, savoir : les vaisseaux et autres bâtiments au Morillon, en observant de s'éloigner le plus qu'il se pourra de la ville de Toulon, et les galères aux îles de Marseille ; lesquels vaisseaux, galères et autres bâtiments soient gardés par les gardes de la santé.

ART. 7 — À l'égard des officiers, équipages et chiourmes, ils seront parfumés quatre fois, à trois jours d'intervalle ; en suite de quoi, après avoir changé de tout habillement, ils seront visités de nouveau, et en cas qu'il ne s'en trouve aucun attaqué dudit mal, l'entrée leur sera donnée.

ART. 8 — Les vaisseaux, galères et autres bâtiments qui reviendront à Toulon ou à Marseille pour caréner, espalmer, se remâter ou prendre des vivres, mouilleront, savoir : les vaisseaux et autres bâtiments, au Cros Saint-Georges, et les galères aux îles de Marseille, et y recevront tous leurs besoins avec les précautions dont il sera convenu avec les intendants de marine et galères et les officiers de santé.

ART. 9 — Sa Majesté veut que, dans les cas inopinés qui pourraient arriver à l'avenir, il y soit pourvu par les intendants de marine et des galères, et par les officiers de la santé de Toulon et de Marseille, et qu'ils en donnent avis aussitôt au commandant de la province et à l'intendant de justice, police et finances qui y est établi.

ART. 10 — Sa Majesté défend, sous peine de cassation à l'égard des officiers, et de punition corporelle à l'égard des matelots, mariniers de rame et autres gens de l'équipage, de descendre à terre aux environs de la rade de Toulon et de Marseille, qu'après que l'entrée aura été donnée auxdits vaisseaux ou galères.

ART. 11 — Défend pareillement Sa Majesté auxdits capitaines de vaisseaux, galères et autres bâtiments venant du Levant et autres lieux soupçonnés de peste, d'envoyer à terre aucun homme de leur équipage, ni de laisser débarquer aucune chose en quelque endroit de la côte de Provence, où ils se pourront trouver, si la nécessité du service n'y oblige, et sans la permission des officiers de santé qui se trouveront sur les lieux.

1729. — *Déclaration concernant le commerce dans les Echelles du Levant*

Louis, etc... ; notre attention à faciliter par toutes sortes de moyens le commerce que font nos sujets dans les Echelles du Levant et de Barbarie, et à pourvoir en même temps à la conservation de la santé dans notre royaume, nous a porté à examiner ce qui pourrait être ajouté aux ordonnances et règlements rendus sur ce sujet, afin d'augmenter ledit commerce et d'empêcher que les bâtiments qui y sont employés ne puissent introduire le mal contagieux qui se fait ressentir souvent dans lesdites Echelles. Nous sommes informé que l'on observe avec exactitude les précautions établies pour s'en garantir dans les lazarets de Marseille et de Toulon, où il est ordonné aux capitaines et patrons desdits bâtiments de se rendre, venant du Levant et de Barbarie, pour faire quarantaine, sans pouvoir aborder dans les autres ports de Provence et de Languedoc, ni communiquer à la côte, et qu'il n'est pas permis à ceux qui y sont en quarantaine, d'en partir avant que de l'avoir finie pour faire un second voyage en Levant, comme ils avaient la liberté de le faire par le passé. Nous avons cependant estimé que cette liberté pouvait être rendue sans inconvénient aux bâtiments destinés à la traite des blés qui seraient venus dans lesdits ports avec patentes nettes, et nous avons cru qu'il était du bien du commerce et de l'avantage des provinces de notre royaume, qui sont quelquefois exposées à la disette, d'accorder cette facilité auxdits bâtiments employés à leur procurer l'abondance. Mais nous avons en même temps jugé nécessaire d'établir des peines sévères, non-seulement contre ceux qui, au mépris des défenses de communiquer aux côtes de notre royaume et de débarquer des marchandises ou denrées en d'autres endroits que les lazarets de Marseille ou de Toulon, pourraient y contrevenir soit en venant des Echelles du Levant et de Barbarie, soit en partant de nosdits ports avant la fin de leur quarantaine, mais encore contre ceux qui pourraient aider et favoriser l'entrée et le développement desdites marchandises ou denrées;

A ces causes, etc...; voulons et nous plaît, que les bâtiments venant des Echelles du Levant et de Barbarie, chargés de blé soulement et avec patente nette, puissent être expédiés et y faire un second voyage après avoir débarqué leurs cargaisons sans être obligés d'achever leur quarantaine;

Ordonnons aux capitaines et patrons desdits bâtiments de faire route en partant pour se rendre en droiture à leur destination, sans aborder ni communiquer aux côtes de notre royaume, sous peine de la vie.

Voulons que les capitaines et patrons des bâtiments venant desdites Echelles, qui, au lieu de se rendre d'abord à Marseille ou à Toulon pour y faire quarantaine, iront communiquer auxdites côtes et y débarqueront des marchandises ou denrées, soient pareillement punis de mort, ensemble ceux qui auront aidé ou favorisé l'entrée et le débarquement desdites marchandises ou denrées.

1748. — *Ordonnance portant règlement au sujet des patentes de santé que les capitaines, patrons et autres mariniers, qui naviguent d'un port à l'autre de Provence, Languedoc et Roussillon doivent prendre, tant pour eux que pour les personnes qu'ils embarquent.*

Sa Majesté étant informée que, nonobstant les précautions portées dans les différents règlements rendus sur le fait de la santé, les capitaines, patrons et autres mariniers qui naviguent d'un port à l'autre, de Provence, Languedoc et Roussillon, négligent de prendre des patentes de santé, tant pour eux que pour les passagers qu'ils embarquent, ce qui favorise le débarquement clandestin de ces passagers et le versement des marchandises qu'ils ont embarquées, et estimant nécessaire de remédier à un pareil abus, qui pourrait avoir des suites dangereuses pour la santé publique, Sa Majesté ordonne et a ordonné ce qui suit:

ARTICLE PREMIER — Tout capitaine, patron ou marinier, naviguant d'un port à un autre des provinces de Provence, Languedoc et Roussillon, sera obligé, avant son départ, de prendre une patente de santé, contenant le nombre d'hommes qui composeront son équipage, conformément au rôle arrêté au bureau des classes, qu'il sera tenu de représenter aux officiers de santé, et ne pourra embarquer aucuns passagers, s'ils ne sont pourvus d'une patente de santé, laquelle ne pourra être expédiée qu'en vertu d'un billet que lesdits passagers auront pris préalablement au bureau des classes, pour justifier qu'ils se sont présentés audit bureau, et qu'ils y ont été inscrits sur le rôle d'équipage, conformément à ce qui est porté par le règlement du 2 mars 1737, à peine par les contrevenants, de six mois de prison et de trois cents livres d'amende applicables à l'hôpital le plus prochain du lieu où le cas arrivera.

ART. 2 — Lesdits capitaines, patrons ou mariniers, feront viser leurs patentes par les officiers de santé, dans tous les ports où ils relâcheront, et feront leur déclaration, non-seulement du lieu de leur départ, des relâches qu'ils auront faites pendant leur route, mais encore des bâtiments qu'ils auront rencontrés, soit qu'ils aient communiqué avec eux ou non, sous les peines portées par le précédent article.

Art. 3 — Les passagers qui se débarqueront à l'insu du maître du bâtiment, et avant qu'il ait rempli les formalités ci-dessus établies, seront condamnés à trois mois de prison, et à payer cinq cent dix livres d'amende ; les capitaines ou patrons seront tenus d'en avertir les officiers de santé dès qu'ils auront reçu l'entrée, et, au cas qu'ils se cachent, les capitaines ou patrons seront condamnés à la peine portée dans l'article premier.

Art. 4 — Les passagers qui se débarqueront de force, et après avoir été avertis par le maître du bâtiment des peines portées par le présent règlement, subiront la peine portée dans l'article premier, dans le cas où il ne s'agira que du simple débarquement de leur personne.

Si les capitaines, patrons, mariniers ou passagers débarquent furtivement des marchandises ou pacotilles, qui doivent toujours être regardées comme suspectes, tant pour les intérêts de l'Etat que pour la conservation de la santé publique, lesdites marchandises et pacotilles, seront confisquées, savoir : un tiers au profit du dénonciateur, et les deux autres au profit de Sa Majesté ; et les contrevenants seront condamnés aux galères pour le terme de trois années.

Entend néanmoins Sa Majesté que le présent règlement ne dérogera en rien aux peines établies par celui du 25 août 1683, au sujet des bâtiments venant du Levant et de Barbarie, ou de tout autre pays suspect ou condamné. Enjoint Sa Majesté à tous les intendants et officiers des bureaux de santé établis dans les ports de Provence, Languedoc et Roussillon, de faire transcrire ledit règlement sur les registres des délibérations de leurs bureaux, pour y avoir recours en cas de besoin. Mande et ordonne Sa Majesté.

1786. — *Ordonnance qui interdit l'approche des lieux destinés à la quarantaine à Marseille, à tous ceux qui ne seront pas dans le cas de le faire, ou qui ne sont pas commis par le bureau de santé.*

Sa Majesté étant informée que des personnes autres que celles qui sont employées au service de la santé, parcourent librement l'île de Pomègue, où est le port de la quarantaine, et s'approchent du rivage sur lequel est situé le lazaret de Marseille ; et étant convaincu que cette fréquentation peut compromettre la santé publique par la facilité qu'elle donne de communiquer avec les objets qui sont soumis à la quarantaine, et qu'il est instant de pourvoir à de pareils abus, qui pourraient avoir les suites les plus dangereuses ; elle a fait et fait de très-expresses inhibitions et défenses à tous les maîtres, patrons et mariniers de bâtiments, bateaux, chaloupes, de quelque espèce que ce soit, des côtes de Provence, Languedoc, Roussillon, d'Espagne, de Gênes, des Deux-Siciles, et à toutes personnes de quelque état et de quelque condition qu'elles soient, qui ne sont pas en purge ou commises pour le service du bureau de la santé de Marseille, d'aborder l'île de Pomègue et son port ni les environs des infirmeries du lazaret de Marseille, depuis la pointe de Porte-Galle jusqu'à celle de Saint-Martin-d'Arène, et notamment de descendre sur le rocher dit *l'Emeraude*, sous quelque prétexte que ce puisse être, même ceux de pêche ou de bain, à peine d'une année de prison, de 300 livres d'amende, de confiscation, tant des bâtiments que des filets, marchandises et autres effets qui y seront trouvés, et de plus grande s'il y échoit, suivant les circonstances des cas ; voulant Sa Majesté que tant lesdites amendes que le produit des confiscations soient appliqués, savoir : un tiers aux dénonciateurs ou à ceux qui feront la capture des contrevenants, un autre tiers aux hôpitaux de la ville de Marseille, et le dernier tiers aux réparations et augmentations des bâtiments des infirmeries ; fait aussi défense aux maîtres et patrons des vaisseaux, barques et autres bâtiments étant en purge, et mouillés audit port de Pomègue, de souffrir l'approche d'autres bâtiments non sujets à quarantaine, sous les peines ci-dessus prononcées.

Enjoint Sa Majesté aux employés des fermes de Marseille, et à ceux répandus sur la côte, qui auraient fait des saisies ou des visites à la mer, de n'aborder à terre qu'après avoir fait leur déclaration aux officiers de santé, et de ne se rendre sur l'île de Pomègue, dans les cas qui l'exigeront, qu'après s'être munis de la permission desdits officiers, qui leur donneront un garde s'il y a lieu. Enjoint aussi Sa Majesté au commandant du château d'If, de prescrire au corps de garde d'invalides qui servent la batterie de Pomègue, d'empêcher l'abord sur l'île des personnes qui ne seront pas munies d'un ordre dudit commandant pour le service du roi, ou d'une mission du bureau de la santé pour le service de la quarantaine.

Veut Sa Majesté que les intendants de la santé de Marseille tiennent la main à l'exécution de la présente ordonnance, qu'ils la fassent signifier, lire, publier, afficher à qui et dans tous les lieux où besoin sera, à ce que personne n'en prétende cause d'ignorance.

9 Mars 1822. — *Loi relative à la police sanitaire*

TITRE 1er. — ARTICLE PREMIER — Le Roi détermine par des ordonnances : 1º les pays dont les provenances doivent être habituellement ou temporairement soumises au régime sanitaire; 2º les mesures à observer sur les côtes, dans les ports et rades, dans les lazarets et autres lieux réservés ; 3º les mesures extraordinaires que l'invasion ou la crainte d'une maladie pestilentielle rendrait nécessaires sur les frontières de terre ou dans l'intérieur.

Il règle les attributions, la composition et le ressort des autorités et administrations chargées de l'exécution de ces mesures, et leur délègue le pouvoir d'appliquer provisoirement, dans le cas d'urgence, le régime sanitaire aux portions du territoire qui seraient inopinément menacées.

Les ordonnances du Roi ou les actes administratifs qui prescriront l'application des dispositions de la présente loi à une portion du territoire français, seront, ainsi que la loi elle-même, publiés et affichés dans chaque commune qui devra être soumise à ce régime; les dispositions pénales de la loi ne seront applicables qu'après cette publication.

ART. 2 — Les provenances, par mer, de pays habituellement *sains*, continueront d'être admises à la libre pratique, immédiatement après les visites et les interrogatoires d'usage, à moins d'accidents ou de communications de nature suspecte survenus depuis leur départ.

ART. 3 — Les provenances, par la même voie, de pays qui ne sont pas habituellement *sains*, ou qui se trouvent accidentellement infectés, sont, relativement à leur état sanitaire, rangées sous l'un des trois régimes ci-après déterminés :

Sous le régime de la *patente brute*, si elles sont ou ont été, depuis leur départ, infectées d'une maladie réputée pestilentielle, si elles viennent de pays qui en soient infectés, ou si elles ont communiqué avec des lieux, des personnes ou des choses qui auraient pu leur transmettre la contagion;

Sous le régime de la *patente suspecte*, si elles viennent de pays où règne une maladie soupçonnée d'être pestilentielle, ou de pays qui, quoique exempts de soupçon, sont ou viennent d'être en libre relation avec des pays qui s'en trouvent entachés, ou enfin si des communications avec des provenances de ces derniers pays, ou des circonstances quelconques, font suspecter leur état sanitaire;

Sous le régime de la *patente nette*, si aucun soupçon de maladie pestilentielle n'existait dans le pays d'où elles viennent, si ce pays n'était point ou ne venait point d'être en libre relation avec des lieux entachés de ce soupçon, et enfin si aucune communication, aucune circonstance quelconque, ne fait suspecter leur état sanitaire.

ART. 4 — Les provenances spécifiées en l'art. 3 ci-dessus, pourront être soumises à des quarantaines plus ou moins longues, selon chaque régime, la durée du voyage et la gravité du péril. Elles pourront même être repoussées du territoire, si la quarantaine ne peut avoir lieu sans exposer la santé publique.

Les dispositions du présent article et de l'article 3 s'appliqueront aux communications par terre, toutes les fois qu'il aura été jugé nécessaire de les y soumettre.

ART. 5 — En cas d'impossibilité de purifier, de conserver ou de transporter sans danger des animaux ou des objets matériels susceptibles de transmettre la contagion, ils pourront être, sans obligation d'en rembourser la valeur, les animaux tués et enfouis, les objets matériels détruits et brûlés.

La nécessité de ces mesures sera constatée par des procès-verbaux, lesquels feront foi jusqu'à inscription de faux.

ART. 6 — Tout navire, tout individu, qui tenterait, en infraction aux règlements, de pénétrer en libre pratique, de franchir un cordon sanitaire, ou de passer d'un lieu *infecté* ou *interdit*, dans un lieu qui ne le serait point, sera, après due sommation de se retirer, repoussé de vive force, et ce sans préjudice des peines encourues.

TITRE II. — *Des peines, délits et contraventions en matière sanitaire*

ART. 7 — Toute violation des lois et règlements sanitaires sera punie :
De la peine de mort, si elle a opéré communication avec des pays dont les provenances sont soumises au *régime de la patente brute*, avec ces provenances, ou avec des lieux, des personnes ou des choses placées sous ce régime ;
De la peine de réclusion et d'une amende de deux cents francs à vingt mille francs, si elle a opéré communication avec des pays dont les provenances sont soumises au régime de la *patente suspecte*, avec ces provenances, ou avec des lieux, des personnes ou des choses placées sous ce régime ;
De la peine d'un an à dix ans d'emprisonnement et d'une amende de cent francs à dix mille francs, si elle a opéré communication prohibée avec des lieux, des personnes ou des choses qui, sans être dans l'un des cas ci-dessus spécifiés, ne seraient point en libre pratique.

Seront punis de la même peine ceux qui se rendraient coupables de communications interdites entre des personnes ou des choses soumises à des quarantaines de différents termes.

Tout individu qui recevra sciemment des matières ou des personnes en contravention aux règlements sanitaires, sera puni des mêmes peines que celles encourues par le porteur ou le délinquant pris en flagrant délit.

ART. 8 — Dans le cas où la violation du régime de la *patente brute*, mentionnée à l'article précédent, n'aurait point occasionné d'invasion pestilentielle, les tribunaux pourront ne prononcer que la réclusion et l'amende portées au second paragraphe dudit article.

ART. 9 — Lors même que ces crimes ou délits n'auraient point occasionné d'invasion pestilentielle, s'ils ont été accompagnés de rebellion, ou commis avec des armes apparentes ou cachées, ou avec effraction ou avec escalade.

La peine de mort sera prononcée en cas de violation du régime de la patente brute. La peine des travaux forcés à temps sera substituée à la peine de réclusion, pour la violation du régime de la patente suspecte ; et la peine de la réclusion à l'emprisonnement, pour les cas déterminés dans les deux avant-derniers paragraphes de l'art. 7.

Le tout indépendamment des amendes portées audit article, et sans préjudice des peines plus fortes qui seraient prononcées par le Code pénal.

ART. 10 — Tout agent du gouvernement du dehors, tout fonctionnaire, tout capitaine, officier ou chef quelconque d'un bâtiment de l'Etat ou tout autre navire ou embarcation, tout médecin, chirurgien, officier de santé attaché soit au service sanitaire, soit à un bâtiment de l'Etat ou du commerce, qui, officiellement, dans une dépêche, un certificat, un rapport, une déclaration ou une déposition, aurait sciemment altéré ou dissimulé les faits, de manière à exposer la santé publique, sera puni de mort, s'il s'en est suivi une invasion pestilentielle.

Il sera puni des travaux forcés à temps, et d'une amende de mille francs à vingt mille francs, lors même que son faux exposé n'aurait point occasionné d'invasion pestilentielle, s'il était de nature à pouvoir y donner lieu en empêchant les précautions nécessaires.

Les mêmes individus seront punis de la dégradation civique et d'une amende de cinq cents francs à dix mille francs, s'ils ont exposé la santé publique en négligeant, sans excuse légitime, d'informer qui de droit de faits à leur connaissance de nature à produire ce danger, ou si, sans s'être rendus complices de l'un des crimes prévus par les articles 7, 8 et 9, ils ont sciemment et par leur faute, laissé enfreindre ou enfreint eux-mêmes les dispositions réglementaires qui eussent pu le prévenir.

ART. 11 — Sera puni de mort tout individu faisant partie d'un cordon sanitaire, ou en faction pour surveiller une quarantaine ou pour empêcher une communication interdite, qui aurait abandonné son poste ou violé sa consigne.

ART. 12 — Sera puni d'un emprisonnement d'un à cinq ans, tout commandant de la force publique qui, après avoir été requis par l'autorité compétente, aurait refusé de faire agir pour un service sanitaire, la force sous ses ordres.

Seront punis de la même peine et d'une amende de cinquante francs à cinq cents francs, tout individu attaché à un service sanitaire, ou chargé par état de concourir à l'exécution des dispositions prescrites par ce service, qui aurait, sans excuse légitime, refusé ou négligé de remplir ses fonctions.

Tout citoyen faisant partie de la garde nationale qui se refuserait à un service de police sanitaire pour lequel il aurait été légalement requis en cette qualité ;

Toute personne qui, officiellement chargée de lettres ou paquets pour une autorité ou une agence sanitaire, ne les aurait point remis, ou aurait exposé la santé publique en tardant à les remettre, sans préjudice des réparations civiles qui pourraient être dues aux termes de l'art. 9 du Code pénal.

ART. 13 — Sera puni d'un emprisonnement de quinze jours à trois mois, et d'une amende de cinquante francs à cinq cents francs, tout individu qui, n'étant pas dans aucun des cas prévus par les articles précédents, aurait refusé d'obéir à des réquisitions d'urgence pour un service sanitaire, ou qui, ayant connaissance d'un symptôme de maladie pestilentielle, aurait négligé d'en informer qui de droit.

Si le prévenu de l'un ou de l'autre de ces délits est médecin, il sera, en outre puni d'une interdiction d'un à cinq ans.

ART. 14 — Sera puni d'un emprisonnement de trois à quinze jours, et d'une amende de cinq à cinquante francs, quiconque, sans avoir commis aucun des délits qui viennent d'être spécifiés, aurait contrevenu, en matière sanitaire, aux règlements généraux ou locaux, aux ordres des autorités compétentes.

ART. 15 — Les infractions en matière sanitaire pourront n'être passibles d'aucune peine, lorsqu'elles n'auront été commises que par force majeure, ou pour porter secours en cas de danger, si la déclaration en a été immédiatement faite à qui de droit.

ART. 16 — Pourra être exempté de toute poursuite et de toute peine, celui qui, ayant d'abord altéré la vérité ou négligé de la dire dans le cas prévu par l'art. 10, réparerait l'omission ou rétracterait son faux exposé avant qu'il eût pu en résulter aucun danger pour la santé publique, et avant que les faits eussent été connus par toute autre voie.

TITRE III. — *Des attributions des autorités sanitaires en matière de police judiciaire et de l'état civil*

ART. 17 — Les membres des autorités sanitaires exerceront les fonctions d'officiers de police judiciaire exclusivement, et pour tous crimes, délits et contraventions, dans l'enceinte et les parloirs des lazarets et autres lieux réservés. Dans les autres parties du ressort de ces autorités, ils les exerceront concurremment avec les officiers ordinaires, pour les crimes, délits et contraventions en matière sanitaire.

ART. 18 — Les autorités sanitaires connaîtront exclusivement, dans l'enceinte et les parloirs des lazarets et autres lieux réservés, sans appel ni recours en cassation, des contraventions de simple police. Des ordonnances royales règleront la forme de procéder; les expéditions des jugements et autres actes de la procédure seront délivrés sur papier libre et sans frais.

ART. 19 — Les membres desdites autorités exerceront les fonctions d'officiers de l'état civil dans les mêmes lieux réservés. Les actes de naissance et de décès seront dressés en présence de deux témoins, et les testaments conformément aux art. 985, 986 et 987 du Code civil.

Expédition des actes de naissance et de décès sera adressée, dans les vingt-quatre heures, à l'officier ordinaire de l'état civil de la commune où sera situé l'établissement, lequel en fera la transcription.

TITRE IV. — *Disposition générale*

ART. 20 — Les marchandises et autres objets déposés dans les lazarets et autres lieux réservés qui n'auront pas été réclamés dans le délai de deux ans, seront vendus aux enchères publiques.

Ils pourront, s'ils sont périssables, être vendus avant ce délai en vertu d'une ordonnance du président du tribunal de commerce, ou, à défaut, du juge de paix.

Le prix en provenant, déduction faite des frais, sera acquis à l'Etat, s'il n'a pas été réclamé dans les cinq années qui suivront la vente.

1831, 25 Août. — *Ordonnance du roi portant formation d'intendances et commissions sanitaires contre l'invasion du choléra-morbus*

Louis-Philippe, etc..., vu l'article premier de la loi du 3 mars 1822, portant: *Le roi détermine par des ordonnances : 1° les pays dont les provenances doivent habituellement ou temporairement être soumises au régime sanitaire; 2° les mesures à observer sur les côtes, dans les ports et rades, dans les lazarets et autres lieux réservés; les mesures extraordinaires que l'invasion ou la crainte d'une maladie pestilentielle rendrait nécessaires sur les frontières de terre ou dans l'intérieur. Il règle les attributions, la composition et le ressort des autorités et administrations chargées de l'exécution de ces mesures, et leur délègue le pouvoir d'appliquer provisoirement, dans des cas d'urgence, le régime sanitaire aux portions de territoire inopinément menacées;* vu l'ordonnance royale du 7 août 1822, concernant l'exécution de ladite loi; vu l'avis du Conseil supérieur de santé en date du 20 juillet 1831, et l'avis de la Commission permanente de ce même Conseil, en date du 12 août; considérant que des mesures sanitaires ont été prises sur toute l'étendue des côtes du royaume, en exécution de l'ordonnance du 7 août 1822, pour prévenir l'invasion du choléra-morbus par la voie des communications maritimes; mais il importe également de prévoir le cas où ce fléau, franchissant les barrières qui l'éloignent encore du territoire de la France, parviendrait jusqu'aux frontières du pays; sur le rapport de notre ministre de l'agriculture et des travaux publics, etc.

ARTICLE PREMIER — Des intendances sanitaires seront formées dans les chefs-lieux des vingt départements ci-après désignés : Pas-de-Calais, Somme,

Nord, Aisne, Ardennes, Marne, Meuse, Moselle, Meurthe, Vosges, Bas-Rhin, Haut-Rhin, Doubs, Jura, Ain, Rhône, Isère, Hautes-Alpes, Basses-Alpes, Var.

ART. 2 — Des commissions sanitaires, agissant sous la direction des intendances, seront créées dans les chefs-lieux de sous-préfecture desdits départements, sauf l'exception qui sera ci-après établie.

ART. 3 — Les intendances et commissions seront formées et composées comme il est dit au titre IV de l'ordonnance du 7 août 1822 ; néanmoins notre ministre secrétaire d'État du commerce et des travaux publics, pourra déléguer aux préfets des départements ci-dessus désignés le droit de nomination qui lui est attribué par l'art. 56 de ladite ordonnance.

ART. 4 — Dans les départements du Pas-de-Calais, du Nord et du Var, où il existe des intendances et des commissions déjà établies pour le littoral, ces intendances et commissions conserveront leur ressort et leurs attributions, et ne seront pas soumises à l'autorité de l'intendance à créer au chef-lieu du département.

Si lesdites intendances et commissions se trouvent établies dans des ports de mer qui sont en même temps chefs-lieux de sous-préfecture, leur autorité s'étendra à tout le territoire de l'arrondissement.

ART. 5 — Indépendamment des commissions sanitaires qui seront établies dans le chef-lieu de chaque arrondissement de sous-préfecture, les préfets pourront former d'autres commissions également placées sous l'autorité des intendances, dans les lieux où cette mesure pourrait être jugée utile. Le ressort de ces commissions sera déterminé par les préfets, sauf l'approbation de notre ministre du commerce et des travaux publics.

ART. 6 — Notre ministre du commerce et des travaux publics (comte d'Argout) est chargé, etc...

1831, 15 SEPTEMBRE. — *Ordonnance du roi qui prescrit des mesures sanitaires pour les provenances des ports de l'Espagne.*

Louis-Philippe, etc..., vu l'article premier de la loi du 3 mars 1822, vu le titre II de l'ordonnance royale du 7 août suivant, etc.

ARTICLE PREMIER — A l'avenir, et jusqu'à nouvel ordre, les capitaines de navires espagnols partant d'un port de l'Espagne, à destination de France, seront tenus de faire viser par le consul français en résidence dans le port de départ, la patente de santé qui leur sera délivrée par les autorités locales.

ART. 2 — A défaut de ce visa, les navires espagnols seront indépendamment des mesures que nécessitera leur état sanitaire, soumis dans les ports de France à un surcroît de quarantaine, réglé selon les circonstances, et qui ne pourra être moindre de cinq jours.

ART. 3 — Nos ministres du commerce, des travaux publics et des affaires étrangères (MM. d'Argout et Sébastiani), etc.

1831, 15 SEPTEMBRE. — *Ordonnance du roi qui prescrit des mesures sanitaires pour les provenances de Francfort et des pays adjacents d'outre-Rhin.*

Louis-Philippe, etc..., vu l'article premier de la loi du 3 mars 1822, portant : *Le roi détermine par des ordonnances : 1° Les pays dont les provenances doivent habituellement ou temporairement être soumises au régime sanitaire ; 2° les mesures à observer sur les côtes, dans les ports et rades, dans les lazarets et autres lieux réservés ; 3° les mesures extraordinaires que l'invasion ou la crainte d'une maladie pestilentielle rendrait nécessaires sur les frontières de terre ou dans l'intérieur.*

Il règle les attributions, la composition et le ressort des autorités et administrations chargées de l'exécution de ces mesures, et leur délègue le pouvoir d'appliquer provisoirement, dans les cas d'urgence, le régime sanitaire aux portions du territoire qui seraient inopinément menacées. Vu l'ordonnance du 7 août 1822, portant règlement pour l'exécution de cette loi; vu notre ordonnance du 16 de ce mois, qui prescrit la formation d'intendances et de commissions sanitaires dans tous les départements qui bordent les frontières au nord et à l'est du royaume; considérant que la foire de Francfort-sur-le-Mein, qui doit ouvrir le 8 du mois prochain, attire un grand concours de voyageurs, et que le commerce y fait arriver ordinairement beaucoup de marchandises provenant des contrées où règne le choléra-morbus, telles que la Russie, la Pologne, la Gallicie, la Hongrie, et les provinces d'Autriche et de Prusse qui bordent les pays infectés; que si les mesures prises dans ces dernières contrées, pour préserver leur territoire de l'invasion du choléra se trouvaient insuffisantes ou venaient à être éludées, la ville de Francfort pourrait recevoir des personnes ou des marchandises venant de pays suspects ou même infectés, sans avoir subi les purifications requises dans l'intérêt de la santé publique; que la ville de Francfort serait exposée, dans ce cas, à devenir elle-même un foyer d'infection, d'autant plus dangereux, qu'elle n'est séparée des frontières du royaume que par une faible distance; et que des voyageurs ou des transports de marchandises, partis de cette ville par terre ou par eau, pourraient arriver en peu de temps à la limite des départements du nord et de l'est du royaume;

Qu'en conséquence, il est urgent de prendre, dans l'intérêt de la conservation de la santé publique, des mesures temporaires, jusqu'à ce que l'on ait acquis la certitude que la tenue de la foire de Francfort ne donnera lieu à aucun inconvénient; de l'avis du conseil supérieur de santé, sur le rapport de notre ministre secrétaire d'Etat au département du commerce et des travaux publics, etc.

ARTICLE PREMIER — Les provenances de la ville libre de Francfort et de son territoire, de la principauté de Nassau, du grand-duché de Hesse-Darmstadt, du grand-duché de Bade et des provinces rhénanes de la Prusse et de Bavière, situés entre Francfort et les frontières de France, sont temporairement soumises au régime sanitaire.

Ce régime sera appliqué pendant toute la durée de la foire d'automne de Francfort, commençant le 8 septembre prochain, et continuera pendant un mois après la clôture de ladite foire.

ART. 2 — Les transports de marchandises composés en tout ou en partie d'objets de genre susceptible, désignés aux pages 78 et 79 de l'instruction générale sur la police sanitaire, arrivant des pays qui viennent d'être indiqués, ne pourront être introduits en France que par les bureaux de douane de Strasbourg, Lauterbourg, Wissembourg, département du Bas-Rhin; de Forbach, Stierck, département de la Moselle; et Sedan, département des Ardennes.

Il sera établi, en avant de ces divers points, des lazarets provisoires, où lesdites marchandises seront soumises aux purifications indiquées pages 87 et 92 de l'instruction générale ci-dessus citée; elles seront néanmoins admises à libre pratique, s'il est justifié par les conducteurs, et de la manière la plus positive, qu'elles ont été purifiées avant leur entrée dans les pays d'Allemagne réputés sains.

Les marchandises de genre non-susceptible, continueront d'être admises aux autres bureaux de douane situés sur la frontière des départements des Ardennes, de la Meuse, de la Moselle, de la Meurthe et du Bas-Rhin.

Continuera d'être interdite l'entrée en France des marchandises prohibées par notre ordonnance du 16 de ce mois.

ART. 5 — Les provenances de Francfort et de son territoire seront, si elles sont de genre susceptible, soumises au régime de la patente brute, et à une quarantaine de vingt à trente jours avec purification.

ART. 6 — Les provenances des autres pays désignés en l'article premier ci-dessus, seront, si elles sont de genre susceptible, soumises au régime de la patente suspecte, et à une quarantaine de dix à vingt jours avec purification.

Néanmoins, les intendances et commissions sanitaires pourront réduire la quarantaine à une simple observation de cinq à dix jours, si elles reconnaissent, par l'exhibition de certificats d'origine régulière, que lesdites provenances n'ont pas touché le territoire de Francfort.

Elles pourront même les admettre à libre pratique, s'il est reconnu que les autorités des pays désignés en l'article premier prennent des précautions suffisantes à l'entrée des provenances de Francfort sur leur territoire.

ART. 7 — Les conducteurs des bateaux, des voitures et des bêtes de somme employés au transport, suivront le port des marchandises confiées à leurs soins, et subiront les mêmes quarantaines.

ART. 8 — Les personnes venant des pays qui bordent la frontière des départements des Ardennes, de la Meuse, de la Moselle, de la Meurthe et du Bas-Rhin, pourront se présenter à tous les bureaux de douanes, et seront admises à libre pratique, si elles justifient de leur point de départ, par des passeports, livrets ou certificats jugés satisfaisants par des autorités sanitaires, *et tant que les pays d'où elles viendront seront réputés sains.*

ART. 9 — Les voyageurs venant de pays actuellement infectés par le *choléra-morbus*, ou de Francfort ou de ses environs, ne pourront entrer en France que par les bureaux de douane indiqués en l'art. 2 de la présente ordonnance. Il en sera de même des voyageurs qui ne pourront justifier d'une manière satisfaisante de leur point de départ.

Les uns et les autres seront soumis à une quarantaine d'observation de cinq à dix jours, pendant laquelle les hardes et effets à leur usage personnel seront purifiés et ventilés.

ART. 10 — Les intendances et commissions sanitaires conservent la faculté, conformément aux lois, ordonnances et instructions sur la police sanitaire, de prolonger les quarantaines indiquées ci-dessus, toutes les fois que les circonstances du voyage connues par les interrogatoires, les accidents survenus pendant les quarantaines, et les notions obtenues sur l'état sanitaire des pays de provenance leur paraîtront l'exiger.

AT. 11 — Nos ministres (MM. Casimir Périer, comte d'Argout, duc de Dalmatie et baron Louis), etc...

1832, 10 AVRIL, 1er MAI. — *Ordonnance du roi qui supprime les intendances et les commissions sanitaires créées dans plusieurs départements, et porte qu'elles pourront être transformées en conseils ou commissions sanitaires.*

Louis-Philippe, etc..., vu l'article premier de la loi du 3 mars 1822, vu nos ordonnances des 16 août 1831 et 20 septembre de la même année, qui ont institué des intendances et des commissions sanitaires dans les départements du littoral et de la frontière de l'est, pour préserver la France de l'invasion du choléra-morbus; considérant que, le choléra s'étant manifesté dans l'intérieur du royaume, les mesures que ces autorités sanitaires étaient chargées de faire exécuter sont maintenant sans objet.

ARTICLE PREMIER — Les intendances et les commissions sanitaires, créées en vertu de nos ordonnances du 16 août et 20 septembre 1831, sont supprimées, elles pourront toutefois être transformées en conseils ou commissions de salubrité.

ART. 2 — Notre ministre du commerce et des travaux publics (comte d'Argout), est chargé, etc...

*Décret impérial portant promulgation de la convention sanitaire internatio-
nale conclue entre la France, la Sardaigne et diverses autres puissances
maritimes* (LE 27 MAI 1853).

NAPOLÉON,

Par la grâce de Dieu et la volonté nationale, Empereur des Français,

À tous présents et à venir, salut :

Sur le rapport de notre ministre secrétaire d'État au département des affaires
étrangères,

Avons décrété et décrétons ce qui suit :

ARTICLE PREMIER — La convention sanitaire internationale conclue entre
la France et diverses autres puissances maritimes ayant été ratifiée par nous
et par S. M. le roi de Sardaigne, et les actes de ratification ayant été échangés,
le 18 du présent mois de mai, entre les deux gouvernements contractants,
ladite convention, suivie d'un règlement sanitaire, desquels la teneur suit,
recevra, par rapport à la Sardaigne, sa pleine et entière exécution à dater du
15 juin prochain.

CONVENTION

ARTICLE PREMIER — Les hautes parties contractantes se réservent le droit
de se prémunir, sur les frontières de terre, contre un pays malade ou compromis, et de mettre ce pays en quarantaine.

Quant aux arrivages par mer, elles conviennent en principe :

1° D'appliquer à la peste, à la fièvre jaune et au choléra, les mesures
sanitaires qui seront spécifiées dans les articles ci-après ;

2° De considérer comme obligatoire pour tous les bâtiments la production
d'une patente, sauf les exceptions mentionnées dans le règlement sanitaire
international annexé à la présente convention.

Tout port sain aura le droit de se prémunir contre un bâtiment ayant à
bord une maladie réputée importable, telle que le typhus et la petite vérole
maligne.

Les administrations sanitaires respectives pourront, sous leur responsabilité devant qui de droit, adopter des précautions contre d'autres maladies
encore.

Il est bien entendu toutefois :

1° Que les mesures exceptionnelles mentionnées dans les deux paragraphes
précédents, ne peuvent être appliquées qu'aux navires infectés, et ne compromettront, dans aucun cas, le pays de provenance ;

2° Que jamais aucune mesure sanitaire n'ira jusqu'à repousser un bâtiment,
quel qu'il soit.

ART. 2 — L'application des mesures de quarantaine sera réglé, à l'avenir,
d'après la déclaration officiellement faite par l'autorité sanitaire instituée au
port de départ, que la maladie existe réellement.

La cessation de ces mesures se déterminera sur une déclaration semblable
que la maladie est éteinte, après toutefois l'expiration d'un délai fixé à trente
jours pour la peste, à vingt jours pour la fièvre jaune, et à dix jours pour
le choléra.

ART. 3 — À partir de la mise à exécution de la présente convention, il
n'y aura plus que deux patentes : la patente brute et la patente nette ; la
première, pour la présence constatée de maladie, la seconde, pour l'absence
attestée de maladie. La patente constatera l'état hygiénique du bâtiment.

Un bâtiment en patente nette, dont les conditions seraient évidemment
mauvaises et compromettantes, pourra être assimilé, par mesure d'hygiène,
à un bâtiment en patente brute, et sera soumis au même régime.

ART. 4 — Pour la plus facile application des mesures quarantainaires, les hautes parties contractantes conviennent d'adopter le principe d'un minimum et d'un maximum.

En ce qui concerne la peste, le minimum est fixé à dix jours pleins, et le maximum à quinze.

Dès que le gouvernement ottoman aura complété, dans les termes prévus par le règlement annexé à la présente convention, l'organisation de son service sanitaire, et que des médecins européens auront été établis, à la diligence des gouvernements respectifs, sur tous les points où leur présence a été jugée nécessaire, les provenances de l'Orient en patente nette seront admises en libre pratique, dans tous les ports des hautes parties contractantes. En attendant, il est convenu que ces mêmes provenances arrivant en patente nette seront reçues en libre pratique, après huit jours de traversée, lorsque les navires auront à bord un médecin sanitaire, et après dix jours quand ils n'en auront pas.

Le droit est réservé aux pays les plus voisins de l'empire ottoman, tout en continuant leur régime quarantainaire actuel, de prendre dans certains cas, telles mesures qu'ils croiront indispensables pour le maintien de la santé publique.

En ce qui concerne la fièvre jaune, et lorsqu'il n'y aura pas eu d'accident pendant la traversée, le minimum sera de cinq jours, et le maximum de sept jours.

Ce minimum pourra être abaissé à trois jours, lorsque la traversée aura duré plus de trente jours, et si le bâtiment est dans de bonnes conditions d'hygiène.

Quand des accidents se seront produits pendant la traversée, le minimum de la quarantaine à imposer aux bâtiments sera de sept jours et le maximum de quinze.

Enfin, pour le choléra, les provenances des lieux où règnera cette maladie pourront être soumises à une quarantaine d'observation de cinq jours pleins, y compris le temps de la traversée. Quant aux provenances des lieux voisins ou intermédiaires notoirement compromis, elles pourront être aussi soumises à une quarantaine d'observation de trois jours, y compris la durée de la traversée.

Les mesures d'hygiène seront obligatoires dans tous les cas et contre toutes les maladies.

ART. 5 — Pour l'application des mesures sanitaires, les marchandises seront rangées en trois classes : la première, pour les marchandises soumises à une quarantaine et aux purifications; la seconde pour celles assujetties à une quarantaine facultative; la troisième enfin, pour les marchandises exemptes de toute quarantaine.

Le règlement sanitaire international spécifiera les objets et marchandises composant chaque classe, et le régime qui leur sera applicable en ce qui concerne la peste, la fièvre jaune et le choléra.

ART. 6 — Chacune des hautes parties contractantes s'engage à maintenir ou à créer pour la réception des bâtiments, des passagers, des marchandises et autres objets soumis à quarantaine, le nombre de lazarets réclamé par les exigences de la santé publique, par le bien-être des voyageurs et par les besoins du Commerce ; le tout dans les termes énoncés par le règlement sanitaire international.

ART. 7 — Pour arriver, autant que possible, à l'uniformité dans les droits sanitaires, et pour n'imposer à la navigation de leurs États respectifs que les charges nécessaires pour couvrir simplement leurs frais, les hautes parties contractantes, sous la réserve des exceptions prévues dans le règlement sanitaire international, arrêtent en principe :

1° Que tous les navires arrivant dans un port paieront, en outre, un droit journalier de station.

2° Que tous les navires soumis à une quarantaine paieront, sans distinction de pavillon, un droit sanitaire proportionnel sur leur tonnage.

3° Que les personnes qui séjourneront dans les lazarets paieront un droit fixe pour chaque journée de résidence dans ces établissements ;

4° Que les marchandises déposées et désinfectées dans les lazarets seront assujetties à une taxe au poids ou à la valeur.

Les droits et taxes mentionnés dans le présent article seront fixés par chaque gouvernement, et signifiés aux parties contractantes.

ART. 8 — Afin d'amener également la plus grande uniformité possible dans l'organisation des administrations sanitaires, les hautes parties contractantes conviennent de placer le service de la santé publique dans les ports de leurs États qu'elles se réservent de désigner, sous la direction d'un agent responsable, nommé et rétribué par le gouvernement, et assisté d'un Conseil représentant les intérêts locaux. Il y aura, en outre, dans chaque pays, un service d'inspection sanitaire qui sera réglé par les gouvernements respectifs.

Dans tous les ports où les puissances contractantes entretiennent des consuls, un ou plusieurs de ces consuls pourront être admis aux délibérations des conseils sanitaires, pour y faire leurs observations, fournir des renseignements et donner leur avis sur les questions sanitaires.

Toutes les fois qu'il s'agira de prendre une résolution spéciale à l'égard d'un pays, et de le déclarer en quarantaine, l'agent consulaire de ce pays sera invité à se rendre au conseil, et entendu dans ses observations.

ART. 9 — L'application des principes généraux consacrés par les articles qui précèdent, et l'ensemble des mesures administratives qui en découlent, seront déterminés par le règlement sanitaire international annexé à la présente convention.

ART. 10 — La faculté d'accéder à la présente convention et à son annexe est expressément réservée à toutes les puissances qui consentiront à accepter les obligations qu'elles consacrent.

ART. 11. — La présente convention et le règlement sanitaire international y annexé auront force et vigueur pendant cinq années.

Dans le cas où, six mois avant l'expiration de ce terme, aucune des hautes parties contractantes n'aurait, par une déclaration officielle, annoncé son intention d'en faire cesser les effets en ce qui la concerne, ils resteront en vigueur pendant une année encore, et ainsi de suite, d'année en année, jusqu'à due dénonciation.

ART. 12 — Il est bien entendu que les hautes puissances contractantes s'engagent réciproquement, les unes envers les autres, pour tout ce qui concerne l'ensemble comme les détails de la présente convention, dont le protocole demeurera ouvert à la signature des plénipotentiaires respectifs.

ART. 13 — La présente convention et son annexe seront notifiées suivant les lois et usages de chacune des hautes parties contractantes, et les ratifications en seront échangées à Paris, dans le plus bref délai possible.

En foi de quoi, les plénipotentiaires respectifs ont signé la présente convention ainsi que son annexe, et y ont apposé le cachet de leurs armes.

Fait et conclu à Paris, le 3 février 1853.

RÈGLEMENT SANITAIRE INTERNATIONAL.

Conformément aux principes posés dans la convention sanitaire qui précède, les hautes parties contractantes ont adopté le règlement général suivant, pour être observé dans tous les ports de la Méditerranée et de la Mer-Noire, et servir de base aux règlements particuliers de chaque pays ; ces règlements, dont les gouvernements respectifs se communiqueront le texte, seront formulés de manière à établir dans le service sanitaire des différents pays la plus grande uniformité possible.

TITRE Ier — *Dispositions générales*

ARTICLE PREMIER — Conformément à l'article premier de la convention, les mesures de précaution qui pourront être prises sur les frontières de terre seront :

L'isolement ;

La formation des cordons sanitaires ;

L'établissement de lazarets permanents ou temporaires pour l'accomplissement des quarantaines.

ART. 2 — Le droit accordé à tout port sain de se prémunir contre un bâtiment suspect ou malade pourra aller jusqu'à l'isolement du navire et l'adoption des mesures hygiéniques que les circonstances rendraient nécessaires.

ART. 3 — Quels que soient le nombre des malades qui se trouveront à bord et la nature de la maladie, un navire ne pourra jamais être repoussé, mais il sera assujetti aux précautions que commande la prudence, tout en conciliant les droits de l'humanité avec les intérêts de la santé publique.

Dans les ports qui n'auront pas de lazaret, l'administration sanitaire locale déterminera si le bâtiment suspect ou malade doit être dirigé sur un lazaret voisin, ou peut rester au mouillage dans un lieu réservé et isolé, sous la garde de l'autorité sanitaire.

Il ne pourra être dirigé sur un autre lazaret qu'après avoir reçu les secours et soins que réclamerait son état ou celui de ses malades, et avoir obtenu les moyens de continuer sa route.

ART. 4 — La peste, la fièvre jaune et le choléra étant, d'après la convention, les seules maladies qui entraînent des mesures générales et la mise en quarantaine des lieux de provenance, les précautions prises contre les autres maladies, quelles qu'elles soient, ne s'appliqueront jamais qu'aux seuls bâtiments suspects ou malades.

TITRE II. — *Mesures relatives au départ*

ART. 5 — Les mesures relatives au départ comprendront : l'observation, la surveillance et la constatation de l'état sanitaire du pays ; la vérification et la constatation de l'état hygiénique des bâtiments qui en partent, de leurs cargaison et vivres, de la santé des équipages, des renseignements, quand il y a lieu, sur la santé des passagers, et enfin les patentes de santé et tout ce qui s'y rapporte.

ART. 6 — Ces observations, surveillance, constatation et vérification seront confiées aux autorités ci-après désignées (Titre VIII).

ART. 7 — Tout bâtiment doit être, avant le chargement, visité par un délégué de l'autorité sanitaire, et soumis, s'il y a lieu, aux mesures hygiéniques jugées nécessaires.

ART. 8 — Le bâtiment sera visité dans toutes ses parties et son état hygiénique constaté.

ART. 9 — Le chargement ne pourra avoir lieu qu'après cette visite et l'accomplissement des mesures préalables de propreté et de salubrité que l'autorité sanitaire jugera indispensables.

ART. 10 — L'autorité s'enquerra de l'état des vivres et boissons, et en particulier de l'eau potable et des moyens de la conserver. Elle pourra s'enquérir aussi des vêtements de l'équipage, et, en général, de toutes les mesures relatives au maintien de la santé à bord.

ART. 11 — Les capitaines et patrons seront tenus de fournir à cet égard à l'autorité sanitaire tous les renseignements et toutes les justifications qui leur seront demandés.

Art. 12 — Si l'autorité sanitaire le juge nécessaire et ne se croit pas suffisamment éclairée par le capitaine, il pourra être procédé à une nouvelle visite après le chargement du navire, afin de s'assurer si toutes les précautions sanitaires et hygiéniques prescrites ont été observées.

Art. 13 — Les hommes de l'équipage seront visités par un médecin. L'embarquement de ceux qui seraient atteints d'une affection transmissible, pourra être refusé par l'autorité sanitaire.

Art. 14 — Ces diverses visites devront être faites sans délai et de manière à éviter tout retard aux bâtiments.

Art. 15 — A l'égard des navires portant un pavillon autre que celui des pays dans lesquels ils sont mouillés, la visite et les constatations prescrites par les art. 9 à 14 inclusivement, seront faites par l'autorité sanitaire, de concert avec le consul ou l'agent consulaire de la nation à laquelle appartient le navire.

Art. 16 — Le nombre de passagers à embarquer sur les navires à voiles ou à vapeur, l'étendue de leurs logements et la quantité des approvisionnements de bord, suivant la durée probable du voyage, seront déterminés par des règlements particuliers dans les divers pays signataires de la convention du 19 décembre.

Art. 17 — Les bâtiments de la marine militaire ne seront pas assujettis aux dispositions des articles précédents.

Art. 18 — Les bâtiments affectés au transport des personnes, quel que soit leur tonnage, et tous les bâtiments d'un certaine capacité ou dont l'équipage se compose d'un certain nombre d'hommes, seront tenus de se munir d'un coffre avec les médicaments les plus indispensables et les appareils les plus ordinaires pour le traitement des maladies et pour les accidents qui arrivent le plus fréquemment à bord des navires

L'administration sanitaire supérieure de chaque pays fera rédiger le catalogue de ces médicaments et appareils, ainsi qu'une instruction détaillée sur la manière de les employer.

Art. 19 — Les patentes de santé ne seront délivrées, à l'avenir, qu'après l'accomplissement des formalités spécifiées dans le présent règlement.

Art. 20 — Seront, en temps ordinaire, dispensés de se munir d'une patente de santé : 1° les bâteaux pêcheurs; 2° les bateaux-pilotes; 3° les chaloupes du service des douanes et les bâtiments gardes-côtes ; 4° les navires faisant le cabotage entre différents ports du même pays, et qui seront déterminés par les règlements locaux.

Art. 21 — Chaque bâtiment ne pourra avoir qu'une seule patente.

Art. 22 — Les patentes de santé seront délivrées au nom du gouvernement territorial par l'autorité sanitaire, pourront être visitées par les consuls, et feront foi dans tous les ports des hautes parties contractantes.

Art. 23 — Outre le nom du navire et celui du capitaine ou patron, et les renseignements relatifs au tonnage, aux marchandises, aux hommes d'équipage, aux passagers, etc., la patente mentionnera exactement l'état sanitaire du lieu, tel qu'il résulte des renseignements recueillis par l'autorité sanitaire, et l'état hygiénique du bâtiment.

S'il y a des malades à bord, il en sera fait mention.

La patente devra contenir enfin tous les renseignements qui peuvent éclairer l'autorité sanitaire du port de destination, et la mettre à même de se faire une idée aussi exacte que possible de la santé publique au point de départ et ses environs, de l'état du navire et de sa cargaison, de la santé des équipages et de celle des passagers.

Sont considérés comme environs les lieux en rapport habituel avec le port de départ, et faisant partie de la même circonscription sanitaire.

Art. 24 — La patente sera, pour toutes les nations contractantes, conforme au modèle annexé au présent règlement.

Art. 25 — Lorsqu'il régnera, au point de départ ou aux environs, une des trois maladies réputées importables et transmissibles, et que l'autorité sanitaire en aura déclaré l'existence, la patente donnera la date de cette déclaration.

Elle donnera de même la date de la cessation quand cette cessation aura été constatée.

Art. 26 — Conformément aux dispositions de l'art, 3 de la convention, la patente ne pouvant être que nette ou brute, l'autorité sanitaire devra toujours se prononcer sur l'existence ou la non existence de la maladie au point de départ. Le doute sera interprété dans le sens de la plus grande prudence, et la patente sera brute.

Art. 27 — Sauf le système des teskérés, tant qu'il sera jugé nécessaire dans l'empire ottoman, il ne sera pas exigé de bulletins de santé individuels pour les passagers et les hommes d'équipage.

Toutefois, l'autorité sanitaire pourra exiger, pour ceux des passagers dont la santé serait suspecte et pourrait devenir compromettante, le certificat d'un médecin connu, à ce autorisé, et il en sera fait mention sur la patente.

L'autorité sanitaire pourra même s'opposer à l'embarquement d'un passager dont la santé serait compromettante pour les autres.

Art. 28 — La patente de santé ne sera considérée comme valable que si elle a été délivrée dans les quarante-huit heures qui ont précédé le départ.

Si le départ est retardé, la patente devra être visitée par l'autorité qui l'a délivrée, laquelle mentionnera si l'état sanitaire est resté le même ou s'il a éprouvé quelque changement.

Art. 29 — Elle ne cesserait pas d'être considérée comme nette, lors même que dans le lazaret du pays existerait un ou plusieurs cas d'une maladie réputée transmissible et importable.

TITRE III. — *Mesures sanitaires pendant la traversée.*

Art. 30 — Tout bâtiment en mer devra être entretenu en bon état d'aération et de propreté.

A cet effet, chacune des nations contractantes fera rédiger, dans le plus bref délai, une instruction pratique et suffisamment détaillée, prescrivant les mesures de propreté et d'aération à observer en mer.

Art. 31 — Les capitaines et patrons seront tous munis de cette instruction et devront s'y conformer, autrement ils pourraient être considérés, à l'arrivée, comme étant en patente brute et traités en conséquence.

Art. 32 — Les bâtiments à vapeur assujettis à la patente, qui se livrent au transport des voyageurs, seront tenus d'avoir un médecin sanitaire à bord. Ce médecin aura pour mission spéciale de veiller à la santé des équipages et voyageurs, de faire prévaloir les règles de l'hygiène et de rendre compte à l'arrivée des circonstances du voyage.

Il sera tenu, en outre, de consigner avec exactitude, et, autant que possible, jour par jour, sur un registre ad hoc, toutes les circonstances qui peuvent être de nature à intéresser la santé publique, en notant, avec un soin tout particulier, les maladies observées, les simples accidents même, ainsi que le traitement appliqué et ses suites.

Le mode de nomination des médecins de bord sera déterminé par les gouvernements respectifs.

Art. 33 — A défaut de médecins, les renseignements relatifs à la santé seront recueillis par le capitaine du bâtiment, et inscrits par lui sur son livre de bord.

Il sera tenu note exacte de toutes les communications arrivées en mer, pour en être rendu compte à l'arrivée.

ART. 34 — Tout capitaine ou patron qui relâchera dans un port et y entrera en communication, sera tenu de faire viser sa patente par l'autorité sanitaire, et, à défaut de celle-ci, par l'administration chargée de la police locale.

ART. 35 — Il est interdit aux autorités sanitaires de retenir dans les ports de relâche la patente délivrée au point de départ.

ART. 36 — En cas de décès arrivé en mer après une maladie de caractère suspect, les effets d'habillement et de literie qui auraient servi au malade dans le cours de cette maladie seront brûlés si le navire est au mouillage, et, s'il est en route, jetés à la mer, avec les précautions nécessaires pour qu'ils ne puissent surnager.

Les autres effets du même genre dont l'individu n'aurait point fait usage, mais qui se seraient trouvés à sa disposition, seront immédiatement soumis à l'évent ou à toute autre purification.

TITRE IV. — *Mesures sanitaires à l'arrivée*

ART. 37 — Tout bâtiment sera, à l'arrivée, soumis aux formalités de la reconnaissance et de l'arraisonnement.

ART. 38 — Toutefois, lorsque l'état sanitaire sera positivement sain, les navires venant d'un port à un autre port du même pays, pourront, en vertu des règlements sanitaires particuliers à chaque pays, être affranchis de l'arraisonnement sanitaire.

ART. 39 — Pourront également, en temps ordinaire, être affranchies de l'arraisonnement par voie de déclaration échangée entre les nations contractantes, toutes les provenances ou des provenances déterminées allant de l'un des deux pays dans les ports de l'autre.

ART. 40 — La reconnaissance et l'arraisonnement seront faits par l'agent que l'autorité sanitaire déléguera à cet effet.

Les résultats en seront consignés sur un registre spécial.

ART. 41 — Ainsi qu'au départ, les cas douteux, les renseignements contradictoires, seront toujours interprétés dans le sens de la plus grande prudence. Le bâtiment devra être provisoirement tenu en réserve.

ART. 42 — L'admission à la libre pratique sera précédée de la visite du bâtiment toutes les fois que l'autorité sanitaire le jugera nécessaire.

ART. 43 — Lorsqu'il existera des malades à bord, ils seront, à leur demande, débarqués le plus promptement possible, et recevront les soins qu'exigera leur état.

ART. 44 — Si le navire, quoique muni d'une patente nette, et n'ayant eu pendant la traversée aucun cas de maladie, se trouvait, par la nature de sa cargaison, par son état d'encombrement ou d'infection, dans des conditions que l'agent de santé jugerait susceptibles de compromettre la santé publique, le navire pourra être tenu en réserve jusqu'à ce qu'il ait été statué par l'autorité sanitaire.

La décision devra être rendue dans les vingt-quatre heures.

ART. 45 — Selon les conditions de salubrité du navire, l'autorité sanitaire pourra, si elle le juge convenable, ordonner comme mesures d'hygiène :

Le bain et autres soins corporels pour les hommes de l'équipage ;

Le déplacement des marchandises à bord ;

L'incinération ou la submersion à distance dans la mer des substances alimentaires et des boissons gâtées ou avariées, ainsi que des marchandises de nature organique fermentées ou corrompues ;

Le lavage du linge et des vêtements de l'équipage ;

Le nettoyage de la cale, l'évacuation complète des eaux et la désinfection de la sentine ;

L'aération de tout le bâtiment et la ventilation de ses parties profondes au moyen de la pompe à air ou de tout autre moyen ;

Les fumigations chloriques, le grattage, le frottage et le lavage des bâtiments.

Le renvoi au lazaret ;

Quand ces opérations diverses seront jugées nécessaires, elles seront exécutées dans l'isolement plus ou moins complet du navire, selon la disposition des plages et des localités, mais toujours avant l'admission à la libre pratique.

A part les formalités de reconnaissance et d'arraisonnement, les bâtiments en transit appartenant aux hautes parties contractantes seront dispensés, dans les ports intermédiaires, des formalités prescrites pour le départ et l'arrivée.

ART. 46 — Sauf les dispositions transitoires énoncées aux paragraphes 4 et 5 de l'art. 4 de la convention concernant la Turquie d'Europe et d'Asie, ainsi que l'Egypte, tout bâtiment muni d'une patente nette, qui n'aura eu en mer ni accident ni communications de nature suspecte, et qui se présentera dans des conditions hygiéniques satisfaisantes, sera immédiatement admis en libre pratique.

TITRE V. — *Des Quarantaines*

ART. 47 — Tout bâtiment arrivant en patente brute, sera déclaré en quarantaine.

Pourra être mis en quarantaine tout bâtiment arrivant dans les conditions prévues par l'art. 3 de la convention, qui l'assimilent à la patente brute.

ART. 48 — Nulle provenance ne pourra être mise en quarantaine sans une décision motivée. Cette décision sera notifiée immédiatement au capitaine ou patron du bâtiment.

ART. 49 — Sauf la présence à bord de la peste, de la fièvre jaune ou du choléra, un bâtiment aura toujours le droit de reprendre la mer, soit avant d'être mis en quarantaine, soit en cours de quarantaine.

La patente de santé lui sera rendue, s'il n'est pas arrivé au port de destination, et l'autorité sanitaire mentionnera, sur cette patente, la durée et les circonstances de son séjour, ainsi que les conditions dans lesquelles il repart.

Un bâtiment pourra reprendre la mer nonobstant la présence à bord de maladies ordinaires. Toutefois l'autorité sanitaire devra s'assurer préalablement si les malades pourront être convenablement soignés pendant le reste de la navigation; ceux qui voudraient rester au lazaret, en auront toujours le droit.

ART. 50 — La durée de la quarantaine sera la même pour le bâtiment, les personnes et les marchandises qui y sont assujetties.

Elle se distingue en quarantaine d'observation et en quarantaine de rigueur.

ART. 51 — La quarantaine d'observation datera, pour les navires et tout ce qui se trouve à bord, de l'instant où un garde de santé aura été mis à bord et où les mesures d'aération et de purification auront commencé.

La quarantaine de rigueur datera, pour le bâtiment, les personnes et les choses à bord, du moment où les marchandises assujetties au débarquement auront été enlevées : pour les marchandises débarquées au lazaret ou dans un lieu réservé, du commencement des purifications; pour les personnes débarquées, du moment de leur entrée au lazaret.

Une quarantaine commencée à bord pourra toujours être continuée au lazaret.

Art. 52 — La quarantaine d'observation se bornera à tenir en observation pendant un temps déterminé, le bâtiment, l'équipage et les passagers, et elle n'entraînera pas le déchargement des marchandises au lazaret.

Elle aura lieu, pour les hommes, à bord du navire ou au lazaret, à la volonté des quarantainaires.

Pendant sa durée, le bâtiment, tenu à l'écart et surveillé par des gardes de santé en nombre suffisant, sera simplement soumis, par mesure d'hygiène, à une aération convenable, aux lavages et aux soins de propreté générale.

Art. 53 — La quarantaine de rigueur ajoutera à la quarantaine d'observation les mesures de purification et de désinfection spéciales qui seront jugées nécessaires par l'autorité sanitaire.

Elle entraînera en outre, dans les cas spécifiés par le présent règlement, le débarquement au lazaret des marchandises de la première classe, et, selon les circonstances et les règlements locaux, celui des marchandises de la deuxième classe (Art. 63 et 64).

Art. 54 — La quarantaine de rigueur ne pourra être purgée, pour la peste, que dans un port à lazaret. Celle qui est imposée à un navire pour cause de malpropreté, en vertu de l'art. 3 de la convention sanitaire, pourra être purgée dans une partie isolée d'un port quelconque.

Art. 55 — La quarantaine pourra être purgée dans un port intermédiaire entre le point de départ et le point de destination, et, en apportant la preuve de cette quarantaine, le bâtiment sera admis à la libre pratique.

Art. 56 — Le temps de la traversée se comptera, pour tous les bâtiments, du moment du départ, constaté par le livre de bord et attesté par la déclaration du capitaine ou patron du navire.

Art. 57 — Tout bâtiment à bord duquel il y aura eu, pendant la traversée, un cas de l'une des trois maladies réputées importables et transmissibles, sera, de droit, et quelle que soit sa patente, considéré comme ayant patente brute.

Art. 58 — S'il y a eu un ou plusieurs cas de choléra pendant la traversée ou pendant la quarantaine, cette quarantaine comptera du moment de l'arrivée et de l'exécution des mesures sanitaires ; il ne sera pas tenu compte de la traversée.

Art. 59 — Sauf les exceptions temporaires rappelées ci-dessus (Art. 49), les marchandises et objets matériels de toute sorte, arrivant en patente nette par un bâtiment en bon état et bien tenu, qui n'a eu ni morts ni malades suspects, seront dispensés de tout traitement sanitaire et admis immédiatement à la libre pratique, comme le bâtiment lui-même, les équipages et les passagers.

Art. 60 — Sont exceptés : les cuirs, les crins, les chiffons et les drilles. Ces marchandises pourront, même en patente nette, devenir l'objet de mesures sanitaires. L'autorité sera juge de ces mesures, et en déterminera la nature et la durée.

Conformément au paragraphe 4 de l'art. 45, l'autorité aura le droit de les faire jeter à la mer ou d'en ordonner la destruction par le feu.

Les formalités à remplir dans ce cas seront déterminées par les règlements locaux.

Art. 62 — Conformément à l'art. 5 de la convention, et pour l'application des mesures sanitaires, les marchandises seront rangées, à l'avenir, en trois classes.

Composeront la première et seront soumis, à ce titre, à une quarantaine obligatoire et aux purifications, savoir : les hardes et effets à usage, les drilles et chiffons, les cuirs et peaux, les plumes, crins et débris d'animaux en général, enfin la laine et les matières de soie ;

Seront compris dans la deuxième et assujettis à une quarantaine facultative, savoir : le coton, le lin et le chanvre;

Composeront la troisième et seront, à ce titre, exempts des mesures quarantainaires, savoir : toutes les marchandises et objets quelconques qui ne rentrent pas dans les deux premières classes.

Art. 63 — En patente brute de peste, les marchandises de la première classe seront toujours débarquées au lazaret et soumises aux purifications.

Les marchandises de la deuxième classe pourront être livrées immédiatement à la libre pratique, ou débarquées au lazaret pour être purifiées, suivant les circonstances et les règlements sanitaires particuliers de chacun des pays contractants.

Les marchandises de la troisième classe, étant déclarées libres, pourront toujours être livrées immédiatement au commerce, sous la surveillance de l'autorité sanitaire.

Art. 64 — En patente brute de fièvre jaune, sans accident pendant la traversée, si cette traversée a été de plus de dix jours, les marchandises seront soumises, par mesure d'hygiène, à une simple aération sans débarquement.

S'il y a eu des accidents, ou si la traversée a été de moins de dix jours, les marchandises pourront être l'objet des mêmes mesures qu'en patente brute de peste, c'est-à-dire débarquées au lazaret et purifiées, mais cette mesure sera facultative et laissée à l'appréciation de l'autorité sanitaire.

Art. 65 — En patente brute de choléra, les marchandises ne seront assujetties à aucune mesure particulière, le bâtiment sera seulement aéré, et les mesures d'hygiène, toujours obligatoires, seront observées.

Art. 66 — Dans tous les cas de patente brute, les lettres et papiers seront soumis aux purifications d'usage.

Art. 67 — Toute marchandise ou objet quelconque provenant d'un lieu sain, qui sera contenu dans une enveloppe scellée officiellement et d'une manière non assujettie aux mesures de purifications, sera immédiatement admis en libre pratique, quelle que soit la patente du bâtiment.

Si l'enveloppe est d'une substance à l'égard de laquelle les mesures sanitaires soient facultatives, l'admission sera également facultative.

Art. 68 — Les animaux vivants resteront soumis aux quarantaines et aux purifications en usage dans les différents pays.

Art 69 — Tout bâtiment qui n'aura pas de patente, lorsque, à raison du lieu de provenance, il devrait en être muni, pourra, selon les circonstances, être soumis à une quarantaine d'observation ou de rigueur.

La durée de cette quarantaine sera fixée par l'autorité sanitaire. Elle ne pourra excéder trois jours, si le bâtiment vient d'un lieu notoirement sain et s'il est dans de bonnes conditions hygiéniques.

Les cas de *force majeure* ainsi que la perte fortuite de la patente, seront appréciés par l'autorité sanitaire.

Art. 70 — Toute patente raturée ou surchargée sera considérée comme nulle, et placera le navire dans les conditions prévues par l'article précédent, sans préjudice des poursuites qui pourraient être exercées contre les auteurs des altérations.

Art. 71 — Si, pendant la durée d'une quarantaine, et quel que soit le point auquel elle soit parvenue, il se manifeste un cas de peste, de fièvre jaune ou de choléra, la quarantaine recommencera.

Art. 72 — Outre les quarantaines prévues et les mesures spécifiées, tant par la convention du 19 décembre que par le présent règlement, les autorités sanitaires de chaque pays auront le droit, en présence d'un danger imminent et en-dehors de toute prévision, de prescrire, sous leur responsabilité devant qui de droit, telles mesures qu'elles jugeront indispensables pour le maintien de la santé publique.

A défaut de bâtiments spéciaux à terre, elles pourront disposer en lazaret des bâtiments isolés et gardés de manière à empêcher toute communication avec l'extérieur.

TITRE VI. — *Des Lazarets*

ART. 73 — La distribution intérieure des lazarets sera telle, que les personnes et les choses appartenant à des quarantaines de dates différentes puissent être facilement séparées.

ART. 74 — Des parloirs vastes et commodes permettront d'y recevoir les personnes du dehors qui voudront visiter les quarantainaires, sans préjudice des précautions nécessaires pour sauvegarder la santé publique.

Les grillages seront supprimés, ainsi que tout ce qui pourrait influer d'une manière fâcheuse sur le moral des quarantainaires.

ART. 75 — Des bâtiments ou corps de bâtiments seront affectés dans les lazarets au service des malades. Ils seront disposés de manière à permettre la séparation des malades et à assurer en même temps les meilleures conditions d'hygiène, notamment l'aération.

ART. 76 — Il est interdit de se mettre en communication directe et immédiate avec les personnes et les choses suspectes ou réputées telles, qui sont en quarantaine.

Outre les peines portées par les lois et règlements, quiconque aura été en contact avec ces personnes ou ces choses, sera déclaré en quarantaine et considéré comme faisant partie de la même provenance, sauf les exceptions que l'autorité sanitaire croirait pouvoir admettre, et dont elle sera juge.

ART. 77 — Tout lazaret doit être pourvu d'eau saine en quantité suffisante pour tous les besoins du service.

ART. 78 — Il y aura dans chaque lazaret, ou dans ses dépendances, un endroit convenable destiné aux inhumations.

IIe SECTION. Du personnel, de la surveillance et du service intérieur des lazarets

ART. 79 — Les ports et les endroits réservés affectés à la quarantaine des navires, les lazarets destinés à celle des passagers et des marchandises, et les établissements quarantainaires en général, seront placés sous l'autorité immédiate des administrations sanitaires.

ART. 80 — Il y aura dans chaque lazaret, un directeur ou agent responsable, des employés en nombre suffisant pour assurer la discipline sanitaire, et des gardes de santé chargés d'exécuter ou faire exécuter les mesures prescrites.

ART. 81 — Un médecin sera attaché au lazaret pour visiter et soigner les quarantainaires, et pour concourir par ses conseils à l'exacte exécution des mesures sanitaires.

ART. 82 — Les malades recevront dans les lazarets, sous le rapport religieux et médical, tous les secours et tous les soins que l'on donnerait à des malades ordinaires dans les établissements hospitaliers les mieux organisés, sauf à constituer en quarantaine les médecins et les personnes compromises.

ART. 83 — La faculté est laissée à chaque malade de se faire traiter par un médecin de son choix, autre que celui du lazaret; mais, dans ce cas, la visite du médecin étranger aura lieu en présence et sous la surveillance du directeur du lazaret.

Le médecin devra faire chaque fois, par écrit, à l'office de santé, son rapport sur l'état de la maladie. L'administration enverra néanmoins de temps en temps, son propre médecin pour visiter le malade, afin de connaître la nature de la maladie.

ART. 84 — Les personnes dont l'état de pauvreté sera constaté par l'autorité sanitaire seront non-seulement admises, mais encore nourries et traitées gratuitement dans les lazarets.

ART. 85 — Chaque lazaret aura un tarif établi par l'autorité et révisé trimestriellement, dans lequel le prix des vivres sera réglé au taux le plus modéré.

ART. 86 — Les meubles et effets de première nécessité à l'usage des quarantainaires leur seront fournis gratis par l'administration, immédiatement après leur entrée au lazaret.

ART. 87 — Les visites sanitaires du médecin seront gratuites. Les quarantainaires ne paieront que les soins étrangers au service sanitaire.

ART. 88 — Outre ces règles générales, l'autorité sanitaire, tout en veillant à la préservation de la santé publique, sera tenue de prendre, par des réglements spéciaux, et selon les différentes localités, toutes les mesures convenables pour assurer, autant que possible, le bien-être des quarantainaires.

IIIᵉ SECTION. *Du traitement des marchandises, effets à usage et des dépêches, dans les lazarets*

ART. 89 — Les marchandises seront déposées dans des magasins spacieux et parfaitement secs; elles y seront soumises à la libre circulation de l'air et remuées de temps en temps.

Les balles et les colis seront ouverts, afin que l'air y puisse pénétrer.

Cette aération sera continuée durant toute la quarantaine.

ART. 90 — Les marchandises appartenant à des quarantaines différentes seront séparées les unes des autres et placées, autant que possible, dans des magasins différents.

ART 91 — Les peaux, les cuirs, les crins, les drilles et chiffons, les débris d'animaux, les laines et matières de soie seront placés dans des endroits éloignés des chambres occupées par les quarantainaires, ainsi que des logements des employés,

En cas d'infection notoire, de malpropreté ou d'altération, ces matières et les marchandises en général, pourront être soumises à tel moyen de purification que l'autorité sanitaire jugera nécessaire.

ART. 92 — Les substances animales et végétales en putréfaction ne pourront jamais être reçues dans les lazarets; elles seront brûlées ou jetées à la mer, conformément aux dispositions de l'article 61 du présent règlement.

ART. 93 — Il y aura dans chaque lazaret des magasins destinés au dépôt des marchandises purifiées.

ART. 94 — Les effets des passagers devront être, pendant la durée de la quarantaine, exposés à la ventilation dans des pièces séparées et appropriées à cet effet, sous la surveillance des gardiens.

L'autorité sanitaire veillera à ce que cette opération ne soit négligée dans aucune circonstance.

ART. 95 — Les effets à usage, le linge et tout ce qui aura servi aux personnes mortes ou atteintes de peste devront être soumis à des purifications plus sévères : aux fumigations de chlore, à l'immersion dans l'eau de mer, à l'action de la chaleur, selon les circonstances et la nature des objets. Il en serait de même dans le cas de toute autre maladie contagieuse.

Art. 96 — Les lettres et les dépêches seront purifiées de manière que l'écriture ne soit pas altérée.

Art. 97 — Cette opération aura lieu en présence du directeur du lazaret.

Art. 98 — Le droit est réservé aux consuls ou représentants des puissances étrangères d'assister à l'ouverture et à la purification des lettres et dépêches qui leur seront adressées, ou qui seront destinées à leurs nationaux.

Le même droit est réservé à l'administration des postes.

TITRE VII. — *Des droits sanitaires*

Art. 99 — Seront exemptés du paiement des droits sanitaires déterminés par l'art. 7 de la convention : 1° les bâtiments de guerre ; 2° les navires en relâche forcée, même lorsqu'ils sont admis en pratique, pourvu qu'ils ne se livrent à aucune opération de commerce dans le port où ils abordent ; 3° les bateaux pêcheurs ; 4° les navires dispensés de l'obligation de se munir d'une patente ; 5° les enfants au-dessous de sept ans et les indigents embarqués aux frais du gouvernement de leur pays ou d'office par les consuls.

Art. 100 — Tout droit sanitaire quelconque, non mentionné dans la convention, est formellement aboli.

TITRE VIII. — *Des autorités sanitaires*

Art. 101 — Sauf les dispositions particulières relatives à l'organisation sanitaire de l'Orient (Titre IX), et conformément à l'art. 8 de la convention, qui place les autorités sanitaires sous la direction immédiate du gouvernement, ces autorités seront établies partout sur des bases uniformes, et se composeront : 1° d'un agent responsable du gouvernement ; 2° d'un conseil local.

Art. 102 — L'agent représentera essentiellement le pouvoir central. Il sera pris, autant que possible, dans le corps médical, et il aura le titre de directeur de la santé.

Art. 103 — Le directeur ou agent sera le chef du service actif ; il en aura la responsabilité. Tous les employés seront sous ses ordres. Il veillera à l'exécution des lois et règlements sanitaires ; il reconnaîtra ou fera reconnaître l'état sanitaire des bâtiments qui arriveront ; il délivrera les patentes de santé à ceux qui partiront ; il aura la direction et la surveillance des lazarets et ports de quarantaine.

Art. 104 — Le conseil représentera plus particulièrement les intérêts locaux, et se composera des divers éléments administratifs et scientifiques qui peuvent, dans chaque pays, veiller le plus efficacement au maintien de la santé publique.

Art. 105 — Le directeur ou agent fera de droit partie du conseil.

Art. 106 — Le conseil exercera une surveillance générale sur le service sanitaire. Il aura spécialement pour mission d'éclairer le directeur ou agent, et de lui donner des avis sur les mesures à prendre en cas d'invasion ou de menace d'invasion d'une maladie réputée importable ou transmissible ; de veiller à l'exécution des règlements généraux ou particuliers relatifs à la police sanitaire, et, au besoin, de dénoncer au gouvernement les infractions ou omissions.

Il sera consulté sur toutes les questions administratives et médicales, et il concourra, avec le directeur ou agent, à la préparation des règlements locaux ou intérieurs.

Art. 107 — Le conseil se réunira périodiquement aux époques que déterminera l'autorité supérieure, et il sera convoqué extraordinairement toutes les fois qu'une circonstance relative à la santé publique paraîtra l'exiger.

ART. 108 — Le directeur ou agent et le conseil auront pour devoir de se tenir constamment informés de la santé publique. Ils entretiendront à cet effet, soit directement, soit par des délégués, de fréquents rapports avec l'administration communale, et en recevront toutes les communications nécessaires à l'accomplissement de leur mandat.

ART. 109 — En cas de dissidence entre le directeur ou agent et le conseil, il en sera immédiatement référé au gouvernement central ; toutefois, s'il y a urgence, le directeur ou agent, sous sa responsabilité, pourvoira aux dispositions provisoires qu'exigera la santé publique ou le service.

ART. 110 — Il y aura dans chaque pays signataire de la convention un service d'inspection sanitaire. Ce service, réglé par les gouvernements respectifs, consistera à visiter les ports du pays, à y prendre connaissance de la marche du service sanitaire, et à tenir note des imperfections qui pourraient s'y rencontrer, et à les signaler au gouvernement.

ART. 111 — Dans l'intérêt de la santé publique et pour le bien du service, les autorités sanitaires des pays respectifs, signataires de la convention du 19 décembre, sont autorisées à communiquer directement entre elles, afin de se tenir réciproquement informées de tous les faits importants parvenus à leur connaissance, sans préjudice toutefois des renseignements qu'il est de leur devoir de fournir en même temps aux autorités compétentes et aux consuls.

TITRE IX. — *Dispositions particulières à l'Orient*

ART. 112 — Outre les dispositions sanitaires communes et applicables à tous les pays signataires de la conférence, la Turquie d'Europe et la Turquie d'Asie, ainsi que l'Egypte, seront l'objet de dispositions particulières, destinées à prévenir le développement de la peste, à arrêter cette maladie quand elle existe, à la signaler et à s'opposer à son introduction dans les autres pays.

ART. 113 — Ces dispositions, prises dans le double intérêt de l'Orient et des nations en rapport avec lui, consisteront dans le développement des institutions sanitaires établies par le gouvernement de Sa Hautesse le Sultan et dans la présence des médecins qu'entretiendront en Orient les nations contractantes.

Ire SECTION. *Dispositions relatives à la Turquie*

ART. 114 — Sa Hautesse le Sultan promulguera une loi spéciale pour assurer l'existence et régler les attributions des autorités sanitaires de son empire, et en particulier du conseil supérieur de santé de Constantinople, qui sera maintenu dans son organisation actuelle.

ART. 115 — Placé à la tête du service sanitaire, le conseil supérieur de Constantinople en surveillera les différentes parties, et indiquera pour tout l'empire les mesures d'hygiène publique et de salubrité qui seront jugées nécessaires. Il rédigera les instructions qui s'y rapportent, et veillera à la bonne exécution des dispositions prescrites, conformément aux indications de la conférence sanitaire internationale, et fixera les lieux où seront établis les divers agents du service sanitaire.

ART. 116 — Les puissances intéressées seront représentées dans ce conseil par des délégués en nombre égal à celui des fonctionnaires Ottomans, et ces délégués y auront voix délibérative.

ART. 117 — Le conseil restera en possession de la prérogative de nommer lui-même et de révoquer les employés sanitaires de tout rang.

ART. 118 — Les délégués étrangers accrédités auprès du conseil, pris autant que possible parmi les hommes spéciaux, seront nommés par leurs gouvernements respectifs.

ART. 119 — L'institution des médecins inspecteurs chargés de surveiller la marche du service sanitaire sera maintenue. Outre ceux qui existent en Syrie et dans les pachaliks d'Erzeroum et de Bagdad, il en sera établi deux de plus : l'un pour la Turquie d'Europe, l'autre pour l'Asie-Mineure. Ils auront leur résidence habituelle à Constantinople.

ART. 120 — Les offices sanitaires et les postes de préposés seront maintenus dans leur organisation actuelle. Le nombre des uns et des autres, les lieux où ils seront établis, leur circonscription, leur hiérarchie, seront réglés par le conseil supérieur de santé de Constantinople.

ART. 121 — Le droit de recevoir les provenances en patente brute de peste est restreint aux seuls offices centraux munis de lazaret.

ART. 122 — La faculté d'admettre en libre pratique les provenances en patente nette sera maintenue aux postes des préposés tant que la peste n'existera pas. Cette faculté cessera en temps de peste. Toutefois, ces postes conserveront en tout temps la faculté d'admettre les bâtiments de cabotage.

ART. 123 — Dans le plus bref délai possible, un code des délits et des peines en matière sanitaire sera promulgué en Turquie par les soins du gouvernement ottoman.

Un tribunal spécial, dont l'institution sera concertée entre les hautes parties contractantes, connaîtra, à l'avenir, de toutes les infractions aux lois et règlements sanitaires, et sera chargé de les juger, le tout sous la réserve expresse des dispositions consignées dans les capitulations, et sans qu'il puisse y être porté atteinte.

IIe SECTION. *Dispositions relatives à l'Égypte*

ART. 124 — L'intendance sanitaire d'Alexandrie, composée des mêmes éléments et établie sur les mêmes bases que le conseil supérieur de Constantinople, aura des droits et des prérogatives semblables. Comme lui, elle veillera à la santé publique du pays et à l'exécution des mesures qui s'y rapportent, tant à l'intérieur que sur le littoral,

ART. 125 — Des inspecteurs sanitaires et des médecins de bureau seront établis et entretenus aux frais du gouvernement égyptien, partout où ils seront jugés nécessaires. Les uns et les autres devront être munis de diplômes délivrés par les universités d'Europe.

IIIe SECTION. *Dispositions relatives à l'Orient en général*

ART. 126 — Les patentes seront délivrées par l'office de santé et visées par les consuls compétents.

ART. 127 — Conformément à l'art. 21 du présent règlement, il sera formellement interdit à tout bâtiment quelconque d'avoir plus d'une patente.

ART. 128 — Le nombre des médecins sanitaires européens actuellement établis en Orient sera augmenté jusqu'à concurrence de vingt-six, répartis en quatre arrondissements. Les puissances signataires de la convention se concerteront ultérieurement avec le gouvernement de la Sublime Porte pour l'exécution en commun de cette mesure.

ART. 129 — Les médecins sanitaires se divisent en médecins centraux et en médecins ordinaires. Les médecins ordinaires seront répartis suivant le tableau annexé au présent règlement.

ART. 130 — Il y aura un médecin central dans chacune des villes de Constantinople, Smyrne, Beyrouth et Alexandrie.

ART. 131 — Sans avoir aucune suprématie sur ses collègues, le médecin central sera obligé, outre son service comme médecin sanitaire, de réunir et de coordonner en un rapport général les rapports partiels de son arrondissement. Ce rapport sera adressé, une fois par mois en Turquie, deux fois par mois en Egypte, au corps consulaire local et au conseil de santé.

ART. 132 — En cas de vacances, les médecins centraux seront de préférence pris, à l'ancienneté, parmi les médecins ordinaires du même arrondissement.

ART. 133 — Les médecins sanitaires européens établis en Orient conserveront toute leur indépendance vis-à-vis des autorités locales, et ils ne relèveront, quant à leur responsabilité, que des gouvernements qui les auront institués.

ART. 134 — Les fonctions des médecins sanitaires consisteront :

1° A étudier, sous le rapport de la santé publique, le pays où ils se trouvent, son climat, ses maladies et toutes les conditions qui s'y rattachent, ainsi que les mesures prises pour combattre ces maladies.

2° A parcourir, à cet effet, leurs circonscriptions respectives toutes les fois qu'ils le croiront utile; en Egypte aussi souvent que possible.

3° A informer de tout ce qui a trait à la santé publique le médecin central de l'arrondissement, le corps consulaire, et, si besoin est, les autorités locales du pays, deux fois par mois en Turquie, toutes les semaines en Egypte.

Dans les cas d'épidémie ou de maladie suspecte quelconque, ainsi que dans les cas extraordinaires en général, le médecin sanitaire expédiera sans délai un rapport spécial à toutes les autorités précitées et à tous les médecins sanitaires et consuls des circonscriptions voisines, et, au besoin, à quelques médecins et consuls plus éloignés, auxquels ces informations pourraient être utiles.

Au surplus, ils seront tenus de se conformer, pour les détails, aux instructions annexées au présent règlement.

ART. 135 — En cas de soupçon de maladie contagieuse, les médecins sanitaires en informeront tout de suite l'office de santé, et *vice versa* : et dès ce moment, on établira une consultation médicale dont le résultat sera immédiatement communiqué à toutes les autorités précitées.

ART. 136 — De son côté, les offices de santé, postes, députations, bureaux, etc., auront l'obligation de fournir aux médecins sanitaires, sur tout ce qui a trait à la santé publique, des renseignements régulièrement écrits, et ils devront recevoir ces médecins dans les locaux de l'administration sanitaire toutes les fois que ceux-ci jugeront à propos de s'y rendre pour obtenir des renseignements ou des éclaircissements verbaux.

TITRE X. — *Disposition relative à l'Amérique*

ART. 137 — Dans les pays sujets à la fièvre jaune qui appartiennent aux puissances signataires de la convention, et où ne serait pas établi déjà un service médical régulier, il sera institué, par les soins des gouvernements respectifs, des médecins sanitaires pour y étudier cette maladie, son mode de production et de propagation, rechercher les moyens de la prévenir et de la combattre, en signaler aux autorités et constater sa cessation; pour y remplir enfin, officiellement, à l'égard de la fièvre jaune, la mission qu'accomplissent, à l'égard de la peste, les médecins sanitaires de l'Orient.

ARTICLE TRANSITOIRE — Quand le service des médecins sanitaires de l'Orient, tel qu'il est spécifié, aura été réglé et partagé entre les puissances contractantes, chacune de ces puissances nommera aux postes qui lui auront été assignés et dont elle sera chargée

Toutefois les médecins sanitaires établis par la France resteront personnellement en possession des postes qu'ils occupent, et ne seront remplacés par des médecins appartenant à d'autres nations qu'en cas de vacance. La France se réserve également le droit d'opérer entre les médecins telles mutations qu'elle jugerait utiles au besoin du service.

Continueront d'être en vigueur, dans les Etats des autres parties contractantes, les dispositions sanitaires qui ne sont point contraires à la convention du 19 décembre 1851 et au présent règlement international.

Signé à Paris, les mêmes jour et an que dessus,

NAPOLÉON

Décret relatif à la mise à exécution de la convention sanitaire
(4 JUIN 1853)

SIRE,

Un décret de Votre Majesté vient de promulguer la convention sanitaire conclue définitivement entre la France et la Sardaigne, par suite des travaux de la conférence internationale qui a eu lieu à Paris en 1851 et 1852. Ce décret a fixé au 15 juin, présent mois, l'époque à laquelle les dispositions de ladite convention et du règlement y annexé, devront être mises à exécution dans l'un et dans l'autre pays. Il reste à régler le mode d'application de ces dispositions dans les ports de l'empire, et tel est l'objet du nouveau décret que j'ai l'honneur de soumettre à la sanction de Votre Majesté. J'ai dû m'attacher, en préparant ce décret, à conserver l'esprit qui a présidé aux délibérations de la conférence sanitaire internationale, tout en ménageant, autant que possible, les intérêts de la navigation : à cet effet, j'ai cru devoir faire étudier d'une manière toute spéciale, dans nos principaux ports de la Méditerranée, les usages, les convenances et les besoins du commerce maritime, et j'ai chargé de ce soin celui des membres du Comité consultatif d'hygiène publique, qui avait déjà représenté le ministère de l'Intérieur au sein de la conférence sanitaire, M. le docteur Mêlier, qui s'est acquitté de cette tâche avec le zèle éclairé dont il a fait preuve en maintes circonstances. Par ses soins, les mesures à prescrire, et dont le décret ci-joint renferme le résumé, ont été concertées avec les chambres de commerce et les diverses autorités qu'elles intéressent.

Le tarif de droits sanitaires à substituer au tarif actuel a été calculé de manière à rembourser, approximativement, le Trésor des frais spéciaux que doit supporter le budget de l'Etat ; il remplace par un droit proportionnel de tonnage les droits de différentes sortes qui composaient le tarif précédent, et, tout en assurant, suivant le vœu de la convention internationale, des produits qui puissent couvrir les dépenses, il n'impose à la navigation que des taxes modérées.

L'initiative que prennent la France et la Sardaigne pour l'application de la convention et du règlement sanitaire international produira, sans nul doute, d'heureux résultats. Les puissances qui ont adhéré à ces actes, ne sauraient tarder à se mettre en mesure d'échanger les ratifications nécessaires, et celles qui ont hésité jusqu'à présent ne peuvent manquer de venir se ranger à un système dont l'expérience constatera chaque jour les avantages. Bientôt, il est permis de l'espérer, le commerce de la Méditerranée se trouvera ainsi et partout affranchi des entraves inutilement onéreuses auxquelles il était exposé par la divergence des règlements en matière de quarantaines, et ce nouveau bienfait, dû aux persévérants efforts de la France, sera encore un motif de reconnaissance pour les actes du règne de Votre Majesté

Le Ministre de l'Intérieur,

F. DE PERSIGNY

NAPOLÉON,

Par la grâce de Dieu et la volonté nationale, Empereur des Français

A tous présents et à venir, salut :

Sur le rapport de notre ministre secrétaire d'Etat au département de l'Intérieur ;
Vu l'avis du comité consultatif d'hygiène publique ;
Vu le décret en date du 27 mai 1853, qui promulgue la convention et le règlement sanitaire international conclu entre la France et diverses autres puissances maritimes ;
Vu la loi du 3 mars 1822 et le décret du 24 décembre 1850, sur la police sanitaire ;
Vu l'art. 3 du sénatus consulte du 23 décembre 1852 ;

Avons décrété et décrétons ce qui suit :

ARTICLE PREMIER — La convention et le règlement sanitaire international, promulgués le 27 mai 1853, recevront leur pleine et entière exécution dans tous les ports de l'empire et de ses possessions situées sur la Méditerranée, à dater du 15 juin 1753, à l'égard des navires portant pavillon sarde.

Des arrêtés de notre ministre de l'Intérieur pourront, si l'intérêt du service ou l'état de la santé publique l'exigent, étendre les dispositions contenues dans ces deux actes aux ports français de l'Océan.

Seront admis à jouir du bénéfice de la convention et du règlement sanitaire, les navires des puissances qui adhèreront ultérieurement auxdits actes, et avec lesquelles des ratifications auront été échangées.

ART. 2 — Les directions ou agences maintenant chargées de l'application des règlements sanitaires, et les commissions placées près de ces agences, sont maintenues, sauf les modifications que notre ministre de l'Intérieur est autorisé à apporter dans les circonscriptions sanitaires en vertu de l'art 24 du décret du 24 décembre 1750
La dénomination de *Commissions* sera remplacée par celle de *Conseils sanitaires*.

ART. 3 — Les conseils sanitaires auront les attributions déterminées par les articles 106, 107, 108 et 109 du règlement sanitaire international.
L'art. 29 du décret du 24 décembre 1850 est abrogé.

ART. 4 — Dans les ports de la Méditerranée, tout armateur, consignataire, capitaine d'un navire français, s'apprêtant à charger son navire ou à le faire partir sur lest, est tenu d'en faire la déclaration à l'autorité sanitaire, en vue des visites et vérifications prescrites par les articles 7, 8, 9, 10, 11, 12, 13 et 14 du règlement sanitaire international.

La même déclaration devra être faite par les capitaines ou consignataires des navires étrangers appartenant aux puissances qui auront adhéré à la convention sanitaire internationale, afin qu'il soit procédé, à l'égard desdits navires, conformément à l'art. 13 du règlement annexé à cette convention.

Le permis nécessaire pour commencer le chargement, ne sera délivré par la douane que sur le vu d'un bulletin constatant que la formalité ci-dessus indiquée a été remplie.

ART. 5 — Les patentes de santé seront délivrées, dans tous les ports de l'empire, par les directeurs ou agents du service sanitaire ; elles seront conformes au modèle annexé au règlement sanitaire international.

ART. 6 — Notre ministre de l'Intérieur déterminera la quarantaine normale applicable aux différents cas de patente brute spécifiés par l'art. 4 de la convention sanitaire internationale, dans les limites fixées par ledit acte.

ART. 7 — Les droits sanitaires actuellement établis sont remplacés par les taxes suivantes :

A. Droit de reconnaissance à l'arrivée.

Navires naviguant au cabotage, de port français à port français, d'une mer à l'autre, par tonneau . . . . « (05 »
Navires naviguant au cabotage étranger, id. . . . . . « 10
Navires naviguant au long cours, id. . . . . . « 15
Paquebots arrivant à jour fixe d'un port européen dans un port de l'Océan . . . . .)
Paquebots venant d'un port étranger dans un port français de) « 05
la Méditerranée, si la durée habituelle de sa navigation n'excède)
pas douze heures . . .)

Les paquebots appartenant à ces deux dernières catégories pourront contracter des abonnements de six mois à un an. L'abonnement sera calculé à raison de cinquante centimes par tonneau et par an, quel que soit le nombre des voyages.

B. Droit de station payable par les navires soumis à une quarantaine; par tonneau pour chaque jour de quarantaine . . . . « 03

C. Droit de séjour au lazaret, par jour et par personne, sauf les exceptions ci-après indiquées 2   «

D. Droit sur les marchandises déposées et désinfectées dans les lazarets:
Marchandises emballées, par 100 kilogrammes. . . . . « 50
Cuirs, les 100 pièces 1   «
Petites peaux non emballées, les 100 peaux. . . . . « 50

ART. 8 — Les dispositions du tarif contenues dans l'article précédent ne seront appliquées aux paquebots déjà munis d'une patente de santé valable pour un an, qu'à l'expiration de l'année pour laquelle ladite patente a été délivrée.

ART. 9 — Dans le calcul du tonnage d'après lequel devront être perçus les droits de reconnaissance et les droits de station pendant la quarantaine, on ne tiendra pas compte des fractions de tonneau.

ART. 10 — Les navires naviguant de port français à port français, dans la même mer, sont exemptés du droit de reconnaissance.
Toutefois, les navires se rendant des ports de l'Algérie dans les ports de la Méditerranée seront soumis à l'obligation de se munir, au départ, d'une patente de santé, tout en étant affranchis du droit de reconnaissance sanitaire dans le port d'arrivée.

ART. 11 — Les navires qui, pendant le cours d'une même opération, entreront successivement dans plusieurs ports situés sur la même mer, ne paieront le droit de reconnaissance qu'une seule fois, au port de première arrivée.

ART. 12 — Sont dispensés du droit de séjour au lazaret :
Les enfants au-dessous de sept ans ;
Les indigents embarqués aux frais du gouvernement, ou d'office par les consuls ;
Toute personne qui voudra loger dans les dortoirs communs, s'il en existe de tels au lazaret ;
Toute personne qui aura été transportée au lazaret par ordre de l'autorité sanitaire.

ART. 13 — Sont exemptés de tous les droits sanitaires déterminés par les articles précédents ;
1° Les bâtiments de guerre ; 2° les bâtiments en relâche forcée, même lorsqu'ils sont admis à libre pratique, pourvu qu'ils ne se livrent à aucune

opération de commerce dans le port où ils abordent; 3° les bateaux de pêche.

ART. 14 — Les dispositions relatives aux conseils sanitaires, aux patentes de santé et aux droits sanitaires, ci-dessus énoncés aux articles 2, 3, 5, 6, 7, 8, 9, 10, 11 et 12, seront appliqués à tous les ports français.

ART. 15 — Le décret du 24 décembre 1850 et les tableaux qui s'y rattachent continueront d'être observés, en tout ce qui n'est pas contraire au règlement sanitaire international et au présent décret.

ART. 16 — Nos ministres secrétaires d'État aux départements des Affaires étrangères, de l'Intérieur, des Finances, de la Guerre et de la Marine, sont chargés, chacun en ce qui le concerne, de l'exécution du présent décret.

NAPOLÉON

Instructions sur l'exécution du décret du 4 juin 1853, sur la police sanitaire

OBSERVATIONS PRÉLIMINAIRES — Depuis longtemps des plaintes s'étaient élevées sur la diversité des règlements et des pratiques sanitaires qui étaient en vigueur dans les différents ports de la Méditerranée; chaque État avait, à cet égard, un régime particulier. Là on repoussait les provenances qui ailleurs étaient admises sans difficultés; ici on considérait comme contagieuse et importable une maladie qui, dans les pays voisins, était déclarée non-contagieuse et non-transmissible; les quarantaines n'avaient d'autres limites que celles que fixait la volonté d'administrations toutes à peu près indépendantes du pouvoir central; les droits les plus divers, et souvent les plus exagérés, étaient imposés à la navigation sous la dénomination de taxes sanitaires.

De là résultaient pour le commerce une gène et souvent des frais considérables, surtout en temps d'épidémie. On ne pouvait prévoir quel traitement un navire aurait à subir dans un port où il devait aborder, s'il venait d'un pays placé plus ou moins arbitrairement en état de suspicion, et il devenait dès lors impossible d'établir aucun calcul sur les chances d'une opération commerciale.

C'est pour remédier à ces graves inconvénients, que la France prit, il y a plusieurs années, l'initiative d'un projet de conférence entre les délégués des différentes puissances qui ont des possessions ou des intérêts importants dans la Méditerranée, conférence dans laquelle on poserait les bases d'un système sanitaire uniforme pour tous les ports de cette mer. Après de longues négociations, cette proposition du Gouvernement français a été favorablement accueillie par les puissances étrangères, et une conférence, à laquelle ont pris part les délégués de douze puissances, fut ouverte à Paris, en 1851; toutes les questions que pouvait soulever l'établissement d'un nouveau régime sanitaire ont été abordées et mûrement discutées dans cette conférence, où figuraient en même temps des médecins distingués et des consuls particulièrement chargés de soutenir les intérêts commerciaux de leur pays. On convint d'écarter toutes les discussions purement scientifiques, par lesquelles on fût difficilement arrivé à l'unanimité: on s'en est tenu aux faits le plus généralement acceptés, et, à l'aide de quelques concessions mutuelles, on est parvenu à conclure un projet de convention auquel était annexé un projet de règlement sanitaire international. Ces deux actes ont déjà obtenu l'adhésion de quelques-unes des puissances qui avaient envoyé des délégués à la conférence. La France vient de les ratifier à son tour, et un décret impérial en date du 27 mai 1853, qui en ordonne la publication, leur a déjà imprimé un caractère obligatoire à partir du 15 juin.

mais ce décret n'a pu statuer que sur les points principaux; il y a encore à
Il restait à en assurer l'exécution, tel a été l'objet du décret du 4 juin 1853;

régler les détails du service qui sont du ressort de l'administration; il y a aussi à rapprocher les dispositions des nouveaux actes et celles des anciens règlements qui n'ont pas été virtuellement abrogées; il est nécessaire de les coordonner entre elles, de les développer, des compléter au besoin, afin que les autorités et les divers agents chargés de l'application du régime sanitaire puissent saisir d'un seul coup d'œil tout ce qu'il leur importe de connaître, pour l'exécution des diverses mesures auxquelles il doivent concourir. C'est là ce qu'on s'est proposé de faire dans les instructions qui vont suivre.

La convention et le règlement international ont été faits, on vient de le dire, pour les ports de la Méditerranée et de la Mer Noire. Cependant on a exprimé le vœu que l'application des principes contenus dans ces deux actes fût étendue, autant qu'il est possible, aux ports de l'Océan, et c'est dans cette intention que, par l'art. 10 de la convention, la faculté d'accéder à cet acte et à son annexe est réservée à toutes les puissances qui consentiront à accepter les obligations qu'ils consacrent.

Le décret du 4 juin applique dès à-présent aux ports français de l'Océan quelques dispositions du règlement international qu'il était indispensable de rendre uniformes, sur les deux mers, pour la régularité du service, et il donne au ministre le droit d'étendre encore d'autres dispositions de ce même règlement international aux ports français de l'Océan, si l'état de la santé publique ou l'intérêt de nos relations commerciales avec les puissances étrangères paraissaient l'exiger. Les présentes instructions sont donc destinées à diriger l'application du service sanitaire sur les deux mers.

On aura soin de distinguer ce qu'elles ont de spécial pour les ports de la Méditerranée.

En suivant l'ordre adopté dans le règlement sanitaire international, on peut rapporter à six chapitres ou titres différents les règles et les dispositions que les autorités administratives ou sanitaires ont besoin de connaître et dont elles sont chargées d'assurer l'exécution. Ces chapitres se rapportent.

1° Aux mesures hygiéniques et sanitaires qui doivent être exécutées avant le départ des navires, et à la délivrance des patentes de santé;

2° Aux soins qui doivent être observés pendant la traversée;

3° Aux mesures à prendre à l'arrivée, ce qui comprend les quarantaines, ainsi que l'installation et le régime des lazarets;

4° Au tarif et à la perception des droits sanitaires;

5° A la constitution et aux attributions des autorités sanitaires;

6° A la poursuite et à la répression des délits et contraventions en matière sanitaire, et aux devoirs généraux que la législation impose à tous les citoyens, et particulièrement aux fonctionnaires, en ce qui touche la conservation de la santé publique.

Mais avant de passer en revue ces différents titres, il est nécessaire de rappeler quelles sont les maladies contre lesquelles le régime sanitaire a été institué. Ces maladies sont, d'après l'article 1er de la convention sanitaire internationale, la peste, la fièvre jaune, le choléra. C'est en vue de ces maladies seulement, qu'aux termes de l'article 5 du règlement international, des mesures générales peuvent être prises contre toutes les provenances des pays qui ont adhéré à cet acte et à l'obligation de remplir, s'ils étaient eux-mêmes infectés de l'une des maladies ci-dessus dénommées, certaines conditions dont l'accomplissement doit déterminer l'application ou la cessation des mesures quarantainaires. Depuis plus d'un siècle la peste ne s'est pas montrée sur le territoire français; la fièvre jaune n'a jamais existé en France à l'état d'épidémie caractérisée; il n'en est pas de même, malheureusement, du choléra, qui, depuis vingt ans, a déjà sévi trois fois dans notre pays. Quoique rien n'annonce que nous ayons à redouter une nouvelle épidémie, il est nécessaire de prévoir le cas où une pareille éventualité viendrait à se réaliser; il sera question par conséquent, du mode d'exécution de l'art. 2 de la convention internationale dans le titre relatif aux mesures qui doivent être exécutées avant le départ des navires.

L'article 1er de la même convention contient ce qui suit : Tout port sain

aura le droit de se prémunir contre un bâtiment ayant à bord une maladie
réputée importable, telle que le typhus et la petite vérole maligne

Les administrations sanitaires respectives pourront, sous leur responsabilité
devant qui de droit, adopter des précautions contre d'autres maladies encore.
Mais il est bien entendu que les mesures exceptionnelles mentionnées dans
les deux paragraphes précédents ne pourront être appliquées qu'aux navires
infectés et ne compromettront, en aucuns cas, le pays de provenance, et que
jamais aucune mesure sanitaire n'ira jusqu'à repousser un bâtiment quelqu'il
soit.

Cet article de la convention est développé dans les articles 3 et 4 du règlement sanitaire international : il en sera question dans le chapitre relatif aux
mesures à prendre à l'arrivée des navires. Il importe, néanmoins, d'appeler
dès à présent l'attention des autorités sanitaires sur ces dispositions, car il en
résulte qu'un navire parti en patente nette pourrait être mis en quarantaine
dans les ports appartenant aux puissances contractantes, s'il était infecté d'une
des maladies spécifiées dans les deux paragraphes de la convention qui ont
été ci-dessus cités. Si donc une de ces maladies régnait au port du départ, il
y aurait lieu, dans ce port, à l'application rigoureuse des mesures sanitaires
et hygiéniques qui sont indiquées dans le titre II du règlement international,
et qui vont être appliquées dans le chapitre 1er des présentes instructions.

CHAPITRE Ier. — *Des mesures à prendre avant le départ des navires*

Ces mesures sont l'objet du titre II du règlement sanitaire international,
aux termes de l'article 5 de ce règlement les mesures relatives au départ
comprennent : « l'observation, la surveillance et la constatation de l'état sanitaire du pays; la vérification et la constatation de l'état hygiénique des bâtiments en partance, de leurs cargaisons et vivres, de la santé des équipages;
des renseignements, quand il y a lieu, sur la santé des passagers; enfin, les
patentes de santé et tout ce qui s'y rapporte. »

Pour préciser la première partie de cette disposition, il faut se référer à
l'article 108, titre VIII, du règlement, ainsi conçu : « Le directeur ou agent
et le conseil auront pour devoir de se tenir constamment informés de l'état
de la santé publique. Ils entretiendront, à cet effet, soit directement, soit
par des délégués, de fréquents rapports avec l'administration communale, et
en recevront toutes les communications relatives à l'accomplissement de leur
mandat. »

D'après l'article 26 du décret du 24 décembre 1850, le maire de la commune
qui est le siège de la principale autorité sanitaire du département, fait, de
droit, partie du conseil sanitaire. Par les règlements existants, et plus spécialement encore par les dispositions contenues dans le chapitre VI des présentes instructions, il est expressément enjoint aux maires de transmettre à
l'autorité sanitaire tous les avis qui pourraient intéresser la santé publique :
il est donc suffisamment pourvu, sous ce rapport, à l'exécution de l'article
qui vient d'être cité. Toutefois, en cas de menace ou d'invasion d'une épidémie quelconque, les agents de la santé ne manqueront pas de se mettre en
relation constante avec l'autorité municipale et de se faire donner, jour par
jour, les renseignements les plus explicites sur la marche et les effets de la
maladie.

Ce qu'on doit entendre par la vérification et la constatation de l'état hygiénique des bâtiments en partance est expliqué aux articles 7, 8, 9, 10, 11,
12, 13 et 14 du règlement sanitaire international.

Mais pour bien comprendre la portée de ces articles, pour faire juger dans
quel esprit ils doivent être exécutés, il faut indiquer les motifs qui ont déterminé la conférence sanitaire internationale à les adopter.

Constatation de l'état hygiénique des bâtiments en partance. — La santé
des équipages et des passagers, surtout dans les voyages de long cours, est
souvent compromise par l'état de malpropreté où se trouvent les bâtiments

par l'insuffisance des moyens de ventilation, par l'encombrement, par la mauvaise qualité de l'eau et des vivres. De ces circonstances résultent quelquefois des maladies graves, qui, sous certaines influences, peuvent ou prendre le caractère des maladies réputées pestilentielles, suivant l'opinion de beaucoup de médecins, ou du moins en offrir les apparences. Ce défaut de soin, de précaution hygiéniques, indépendamment de ce qu'il a de contraire à l'humanité, peut aussi avoir pour conséquence d'attirer toute la rigueur des lois sanitaires, non seulement sur le navire infecté, mais encore sur toutes les provenances du pays d'où il vient, et où l'on suppose, quelquefois à tort, qu'il a pris le germe de la maladie qui s'est développée dans la traversée.

C'est pour prévenir ces résultats, c'est dans l'intérêt bien entendu du commerce, par conséquent, non moins que dans l'intérêt de l'humanité, que la conférence sanitaire a cru devoir attacher une si grande importance aux mesures et aux précautions hygiéniques, qu'elle a cherché le moyen d'introduire dans les habitudes de la navigation les soins de propreté et de prévoyance dont la nécessité est de plus en plus appréciée. C'est là ce qui explique, en particulier, les dispositions du règlement sanitaire international, ayant pour objet les visites et les vérifications à faire avant le départ des navires et qui doivent précéder la délivrance de la patente de santé. Mais ce serait entièrement méconnaître l'esprit qui a dicté ces dispositions que de s'attacher trop servilement à la généralité des termes dans lesquels elles sont formulées, et de supposer que le règlement doit avoir pour effet d'imposer au commerce des formalités onéreuses et incompatibles avec la célérité de ses opérations.

Le but qu'on s'est proposé, c'est de mettre l'autorité sanitaire en mesure de s'assurer dans quelles conditions hygiéniques se trouve un navire qui va opérer son chargement et qui se dispose à partir, et de ne délivrer ainsi la patente de santé qu'avec connaissance de cause.

A cet effet, l'art. 4 du décret du 4 juin impose à tout armateur, consignataire ou capitaine de navire qui s'apprête à charger son bâtiment ou à le faire partir sur lest, l'obligation d'en faire la déclaration à l'autorité sanitaire. Le permis de la douane nécessaire pour opérer le chargement, ne sera délivré que sur la vue d'un certificat de l'autorité sanitaire, constatant que cette formalité a été remplie.

Cette obligation ne s'étend ni aux bâtiments de la marine militaire, ni aux navires qui par l'art. 20, sont dispensés, en temps ordinaire, de se munir d'une patente de santé.

Quant aux bâtiments pour lesquels la déclaration est obligatoire dans les ports de la Méditerranée, l'autorité sanitaire aura les moyens de connaître l'état sanitaire et les conditions hygiéniques dans lesquels ils se trouvent, sans procéder toujours effectivement aux visites et vérifications dont il est question aux art. 7 et suivants du règlement sanitaire international. Il y a dans tous les ports une sorte de notoriété qui signale d'avance les bâtiments bien tenus et ceux qui sont dans un état de malpropreté habituel; les officiers des ports et les agents du service des douanes seront toujours à portée d'avoir à cet égard les renseignements les plus positifs, ces renseignements, ils devront les transmettre à l'autorité sanitaire, conformément aux règlements généraux sur la police sanitaire, et suivant les instructions qui leur seront transmises par les départements ministériels dont ils relèvent.

En règle générale, les bâtiments qui se livrent seulement au cabotage en France ou à l'étranger, tous ceux dont la navigation n'est jamais de longue durée, ne seront soumis à aucune visite préalable, à moins que des circonstances particulières n'obligent à les assujettir à cette formalité. Il n'était pas dans la pensée de la conférence sanitaire d'étendre les dispositions de l'article 7 du règlement international à cette classe de bâtiments.

Quant aux navires dont la traversée doit être longue ou qui se rendent dans des régions dont la température est élevée, ils doivent être plus particulièrement l'objet de l'attention des autorités sanitaires. Toutes les fois qu'un bâtiment de cette catégorie leur sera signalé, par les agents ci-dessus désignés, comme se trouvant dans de mauvaises conditions de salubrité, ces autorités procederont elles-mêmes et sans aucun retard aux visites et vérifications prescrites par le règlement international. Les bâtiments qui doivent transporter à de grandes distances un nombre considérable de voyageurs ou d'émigrants devront, dans tous les cas, être visités avec soin. Il n'est pas besoin de dire avec quelle circonspection, avec quels ménagements, les autorités sanitaires doivent user des droits qui leur sont conférés pour cette inspection hygiénique ; elles ne perdront jamais de vue qu'il y a ici deux intérêts à concilier : celui du commerce, qui ne doit pas être gêné ni retardé dans ses opérations, et celui de la santé publique, qu'elles doivent protéger contre des abus ou une négligence coupable. Si les résultats des vérifications qui auront été faites constatent qu'un navire se trouve dans de mauvaises conditions hygiéniques, qui n'auront pas été changées, malgré les indications de l'autorité sanitaire, il en sera fait mention sur la patente de santé ; mais dans aucun cas, la patente de santé ne pourra être refusée.

L'article 15 du règlement sanitaire international dispose qu'à l'égard des navires portant un pavillon autre que celui des pays dans lesquels ils seront mouillés, la visite et la constatation prescrites par les articles 7 à 14 inclusivement seront faites par l'autorité sanitaire, de concert avec le consul ou agent consulaire de la nation à laquelle appartient le navire. Il doit être bien entendu d'abord que cet article n'est obligatoire que pour les navires des puissances qui ont adhéré à la convention internationale. Il ne s'ensuit pas qu'en s'appuyant sur l'article 19 du règlement international, on puisse refuser une patente de santé aux navires appartenant aux puissances qui n'ont pas accédé à cet acte, quand même ils se refuseraient à se soumettre aux visites prescrites. Seulement la patente ne constatera, dans ce cas, que ce qu'elle peut régulièrement constater, l'état sanitaire du pays, en supprimant, comme inconnu, tout ce qui devrait être contenu dans la dernière colonne du modèle de patente

On peut demander si un navire qui ne réclamerait pas de patente de santé, parce que la production de ce titre n'est point exigée dans le pays où il se rend, peut être astreint aux visites prescrites par le règlement international.

En principe, aucun navire n'est tenu de prendre une patente, sauf à subir les conséquences de l'absence de ce document dans le port de destination ou dans les ports de relâche. Mais les prescriptions relatives aux mesures hygiéniques ont eu pour objet de créer des garanties pour la santé des équipages non moins que d'assurer la liberté de communication entre les différents pays. A ce point de vue, les dispositions des art. 7 à 14 du règlement international devront être appliquées même aux bâtiments français qui ne demanderaient pas de patente de santé, en exceptant toutefois les bâtiments désignés par l'art. 20 du règlement sanitaire international. Il est évident que les bâtiments étrangers qui ne demandent pas de patente, ne peuvent être soumis à cette règle.

Les règlements généraux de la marine semblent déjà pourvoir, d'une manière suffisante, à l'exécution des art. 16 et 18 du règlement sanitaire international ; des instructions particulières seront d'ailleurs concertées à ce sujet, s'il est nécessaire, entre le ministre de la marine et le ministre de l'agriculture, du commerce et des travaux publics.

De la forme et de la délivrance des patentes de santé. — Ce qui se rapporte à la forme et à la délivrance des patentes de santé est contenu dans les articles 22, 23, 24, 25, 26 et 28 du règlement sanitaire international. Quant à la forme, elle est déterminée par le modèle annexé au règlement international ; elle doit fournir les renseignements indiqués par les articles 23, 25 et 26 du règlement. Deux points seulement peuvent exiger quelques explications.

Un certain nombre de paquebots, dont la navigation est très-courte, sont munis d'une patente de santé valable pour un an. Cette patente, payée 20 francs, exemptait, en France, du droit de patente et de reconnaissance. Il n'y aura plus désormais ce droit de patente, et les paquebots qui se trouvent dans la condition ci-dessus indiquée, seront soumis, après l'expiration de l'immunité dont ils jouissent, au paiement du droit de reconnaissance déterminé par l'art. 7 du décret du 2 juin. Il résulte de là, que les bâtiments dont il s'agit, devront prendre, à l'avenir, une patente de santé à chaque voyage. Dans le cas, toutefois, où leurs voyages seraient très-fréquents, l'autorité sanitaire pourrait leur délivrer, s'ils le demandaient, des patentes valables pour un mois ou même pour trois mois, selon les convenances de leur service et les règlements particuliers aux ports étrangers où ces bâtiments transportent des voyageurs.

Dans ce cas, l'agent expéditionnaire de la patente aurait le soin d'ajouter à ces mots : « *En foi de quoi nous lui avons délivré la présente patente* » ceux-ci : « *Valable pour un ou trois mois.* »

L'art. 2 de la convention internationale porte que l'application des mesures sanitaires sera réglée, à l'avenir, d'après la déclaration officiellement faite par l'autorité sanitaire instituée au port de départ, que la maladie existe réellement ; que la cessation de ces mesures se déterminera sur une déclaration semblable, que la maladie est éteinte, après toutefois l'expiration d'un délai fixé à trente jours pour la peste, à vingt jours pour la fièvre jaune, et à dix jours pour le choléra.

D'après l'art. 25 du règlement international, ces déclarations doivent être consignées sur la patente de santé.

En France, selon toutes les probabilités, il n'y aura jamais à faire aucune déclaration de ce genre en ce qui concerne la peste et la fièvre jaune (1), mais on ne saurait malheureusement par répondre qu'il en sera de même au sujet du choléra. Il y a donc lieu de déterminer comment il devrait être procédé, dans ce cas, aux déclarations exigées.

L'apparition du choléra, comme maladie épidémique, pouvant donner lieu à l'application de mesures sanitaires, n'est jamais un fait entièrement imprévu. Il ne faut pas considérer ainsi des cas isolés se produisant en-dehors de toute influence épidémique, comme il s'en présente à peu près en tout temps et en tout pays. L'approche du choléra morbus est suffisamment annoncée par sa marche progressive, par les ravages qu'il exerce dans les contrées voisines. C'est alors que les autorités doivent se tenir sur leurs gardes ; c'est alors que l'autorité sanitaire, particulièrement, doit se mettre en rapport direct avec l'administration municipale, pour être exactement informée de tous les faits qui pourraient indiquer l'existence de l'épidémie. Au premier indice, le directeur de la santé ou agent principal doit convoquer le conseil sanitaire, et délibérer avec lui sur la question de savoir si les faits autorisent à considérer l'épidémie comme existante et à en faire la déclaration sur la patente de santé. Cette déclaration sera transmise immédiatement au préfet et au ministre ; elle sera notifiée aux consuls ou agents consulaires des puissances é'rangères dans le port où l'épidémie se sera déclarée.

Quant à la déclaration de la cessation de l'épidémie, la même marche devra être observée ; seulement, sans consulter le conseil sanitaire, le directeur ou agent pourra s'en rapporter, dans cette circonstance, à l'attestation du maire, portant que l'épidémie ayant suivi une marche décroissante, peut être considérée comme éteinte, attendu qu'aucun cas nouveau ne s'est présenté depuis deux ou trois jours.

Le choléra pourrait exister dans quelque localité d'une circonscription sanitaire sans s'être manifesté dans un des ports de cette circonscription. Dans ce cas, le directeur ou agent principal de la santé, informé, soit par l'agent ordinaire, soit par le préfet ou sous-préfet, soit par le maire de la localité, procédera comme il vient d'être dit, pour satisfaire aux dispositions du dernier paragraphe de l'art. 22 du règlement international.

Si, contre toute espèce de probabilité, la peste ou la fièvre jaune venait à se

____

(1) L'importation de la fièvre jaune dans plusieurs ports du littoral de l'Océan, et notamment à Saint-Nazaire (1861), doit modifier cette proposition, et a nécessité l'extension des mesures prescrites pour la Méditerranée aux ports de l'Océan

déclarer sur un point quelconque du littoral, la même marche pourrait être suivie sans difficulté.

Des bulletins de santé individuels. — D'après l'art. 27 du règlement international, dans les ports des puissances contractantes, ceux de l'empire ottoman exceptés, il ne sera pas exigé de bulletins de santé individuels pour les passagers et les hommes de l'équipage; toutefois l'autorité sanitaire pourra exiger, pour ceux des passagers dont la santé serait suspecte, le certificat d'un médecin connu, à ce autorisé, et il en sera fait mention sur la patente. L'autorité sanitaire pourra même s'opposer à l'embarquement d'un passager dont la santé serait compromettante pour les autres.

Par suite de cette disposition, il ne sera pas demandé de bulletin de santé pour les navires des puissances qui ont adhéré à la convention sanitaire internationale; on ne refusera pas d'en délivrer, s'il en est demandé pour des navires appartenant à d'autres puissances. La forme et le mode de délivrance seront ce qu'ils ont été jusqu'à ce jour; seulement il ne sera perçu aucune rétribution, à titre quelconque, pour la remise de ces bulletins.

Il est difficile de supposer qu'en France on puisse embarquer un passager, un matelot, dont l'état de santé apparent serait compromettant pour les autres passagers ou pour l'équipage; cependant, s'il venait à la connaissance de l'autorité sanitaire qu'on se propose de recevoir à bord d'un navire un individu qui se trouverait atteint d'une maladie suspecte, et si, à l'examen, cette maladie était jugée transmissible, on ne manquerait pas de procéder, suivant la gravité du cas, comme il est dit aux deux derniers paragraphes de l'art. 27.

En exécution de l'art 28, la patente de santé devra être visée par l'autorité qui l'aura délivrée, si le départ du navire n'a pas lieu dans les quarante-huit heures. Suivant que le navire retardera plus ou moins son départ, l'autorité sanitaire jugera quelles sont les vérifications qu'elle doit ordonner avant de délivrer son visa, qui doit indiquer les changements survenus depuis que la patente a été remise au navire.

Le décret du 4 juin n'impose pas la déclaration préalable et les visites hygiéniques aux navires partant des ports de l'Océan, mais il impose une patente de santé uniforme dans les deux mers, et la teneur de cette patente semble impliquer des vérifications semblables dans les ports de l'Océan et dans les ports de la Méditerranée. L'autorité sanitaire, avant de délivrer une patente de santé, a d'ailleurs toujours le droit comme le devoir, d'exiger tous les renseignements, toutes les justifications nécessaires pour s'assurer des conditions sanitaires du navire qui doit être muni de ce document.

Si l'autorité sanitaire, dans les ports de l'Océan, croit pouvoir accepter sous sa responsabilité les renseignements qui lui seront fournis par le capitaine ou l'expéditeur en demandant la délivrance de la patente de santé, elle consignera ces informations sur la patente; si elle a quelque doute sur la déclaration qui lui aura été faite, elle fera procéder aux vérifications prescrites par le règlement sanitaire international.

C'est surtout lorsqu'il s'agira de patentes destinées à des navires partant pour des ports de la Méditerranée appartenant aux puissances signataires de la convention, que l'on devra s'attacher à remplir avec connaissance de cause la dernière colonne de la patente de santé.

Il est presque inutile d'ajouter qu'on ne devra se montrer rigoureux sur ce point qu'à l'égard des navires qui doivent entreprendre une longue navigation, ou de ceux qui seraient dans un état de malpropreté et d'insalubrité notoires.

CHAPITRE II. — *Mesures sanitaires pendant la traversée*

Ces mesures sont l'objet des articles 30 à 36 du règlement sanitaire international.

Instruction pour les capitaines de navire. — L'art. 30 exige que chacune des nations contractantes fasse rédiger, dans le plus bref délai, une instruction précise et suffisamment détaillée prescrivant les mesures de propreté et d'aération à observer en mer.

Quoique les règlements si nombreux qui ont été rendus en France pour améliorer l'hygiène navale, semblent satisfaire, sur ce point, au vœu de l'article qui vient d'être cité, il sera pourvu par les soins du département de la Marine, de concert avec le département de l'Agriculture, du Commerce et des Travaux publics, à la rédaction de l'instruction particulière exigée par le règlement international.

Cette instruction sera accompagnée du texte des dispositions du règlement international et des règlements généraux de la police sanitaire que les capitaines de navires ont particulièrement besoin de connaître. Ces capitaines seront tenus de s'en munir et de s'y conformer, s'ils ne veulent pas encourir l'application de la mesure déterminée par l'art. 31 du règlement international. L'art. 32 veut que les bâtiments à vapeur assujettis à la patente qui se livrent au transport des voyageurs soient tenus d'avoir un médecin sanitaire à bord.

Les directeurs de la santé dans les ports de la Méditerranée feront connaître au ministre, dans le plus bref délai, quels sont, parmi les bâtiments à vapeur français assujettis à la patente qui se livrent au transport des voyageurs de port étranger à port français, et *vice versa*, ceux auxquels il y aurait lieu d'imposer la condition prescrite par l'art. 32 ; ils indiqueront aussi quels sont les paquebots étrangers en relation avec leurs ports, qui ont actuellement un médecin sanitaire ou au moins un chirurgien de bord.

L'art. 32 n'est pas, quant à présent, applicable aux navires qui ne naviguent pas dans la Méditerranée ; mais toutes les obligations imposées par cet article aux médecins sanitaires seront remplies par les chirurgiens attachés aux bâtiments marchands, quels qu'ils soient, comme par les médecins de la marine militaire.

Les art. 34, 35 et 36 sont conformes aux règlements actuellement en vigueur, et ne donnent lieu à aucune observation.

Dans aucun des ports de relâche appartenant aux puissances contractantes, la patente de santé présentée pour le visa ne pourra être retenue par l'autorité sanitaire locale [art. 35 du règlement]. Si, dans d'autres ports, on refusait de rendre la patente, le capitaine du navire ferait constater ce refus par l'autorité sanitaire, et, s'il y avait lieu, par le consul ou agent consulaire français au port de départ.

Les autorités sanitaires du littoral n'ont aucune action sur les mesures qui doivent être exécutées pendant la traversée ; elles peuvent seulement vérifier l'exécution de ces mesures, soit en consultant le journal de bord, soit en interrogeant le chirurgien ou le capitaine du navire.

C'est un soin qu'elles ne devront pas négliger toutes les fois qu'un navire arrivera dans de mauvaises conditions sanitaires. Le rapport indiquant les résultats des vérifications qui seront faites à cet égard, sera transmis au ministre, qui le communiquera, s'il y a lieu, au département de la marine.

CHAPITRE III. — *Mesures sanitaires à l'arrivée*

Tout ce qui se rapporte à ces mesures est compris dans les titres IV, V et VI du règlement sanitaire international.

Le premier, titre IV, est relatif aux dispositions générales qui ont pour objet la reconnaissance de l'état sanitaire des navires.

Le titre V traite des quarantaines

Le titre VI, du régime des lazarets.

Ces trois parties ont un lien commun, leur but est de déterminer l'ensemble des mesures qu'on considère comme propres à garantir le pays contre l'importation de toute maladie venant du dehors par la voie des communications maritimes.

On parlera d'abord des vérifications sanitaires qui doivent précéder l'admission à libre pratique.

Aux termes de l'art 37 du règlement sanitaire international, tout bâtiment sera, à l'arrivée dans un port français de la Méditerranée, soumis aux formalités de la reconnaissance et de l'arraisonnement.

Toutefois, d'après l'art. 38, lorsque l'état sanitaire sera positivement sain, les navires d'un port français pourront être affranchis de l'arraisonnement sanitaire.

Le règlement établit donc une distinction essentielle entre la reconnaissance et l'arraisonnement, mots qui étaient souvent employés comme synonymes dans le langage sanitaire.

La reconnaissance, applicable en principe à tous les navires, se borne à la simple constatation de la provenance du bâtiment et des conditions générales dans lesquelles il se présente ; un très-petit nombre de questions adressées au capitaine du navire suffisent pour l'accomplissement de cette formalité : ces questions sont indiquées dans l'annexe *II*.

S'il résulte de l'acte de reconnaissance, que le bâtiment vient d'un port dont les provenances sont soumises à l'obligation de se munir d'une patente de santé, on doit, à l'arrivée, exiger la production de cette patente, et, sauf les exceptions prévues par l'art. 39, il y a lieu à une vérification plus approfondie de l'état sanitaire du navire, vérification qui prend alors le nom d'*arraisonnement*.

D'après les termes du règlement international, aucun navire dans la Méditerranée, ne peut être exempté de la reconnaissance sanitaire, sauf les bâteaux qui font la petite pêche, les bâtiments des douanes, les bâtiments gardes-côtes, qui ne s'écartent jamais du rivage, qui sont reconnus à la simple inspection. Le tableau *A* annexé au décret du 24 décembre 1850 est donc abrogé sous ce rapport, en ce qui concerne le service sanitaire de la Méditerranée.

Les bâtiments qui font le cabotage entre les ports français de la Méditerranée étant dispensés de se munir d'une patente, sont affranchis de l'arraisonnement, mais non de la reconnaissance ; les bâtiments venant de l'Algérie, quoique étant rangés parmi ceux qui font le cabotage de port français à port français, restent soumis à l'obligation de se munir d'une patente de santé ; mais ils seront admis sur le vu de cette patente, à moins que des circonstances particulières n'exigent qu'ils soient assujettis à des vérifications plus rigoureuses.

D'après les résultats de la reconnaissance et de l'arraisonnement, plusieurs cas peuvent se réaliser.

Ou le navire venant d'un lieu sain se trouvera muni d'une patente de santé régulière, n'aura eu en mer aucune communication de nature suspecte, et se présentera dans des conditions hygiéniques satisfaisantes : dans ce cas, le navire sera admis immédiatement à libre pratique [art. 46 du règlement international].

Ou le navire, quoique venant notoirement d'un lieu sain, et n'offrant d'ailleurs rien de suspect, arrivera dépourvu de patente ou avec une patente incomplète et irrégulière : il y aura lieu ici à l'application des articles 69 et 70 du règlement sanitaire international, et le navire pourra être soumis par l'autorité sanitaire locale à une quarantaine qui ne devra pas excéder trois jours. Le directeur ou agent qui aura prononcé cette quarantaine en donnera avis immédiatement au ministre et fera connaître les motifs de sa décision

Navires dans de mauvaises conditions sanitaires. — Ou le navire, quoique muni d'une patente nette, se trouvera dans le cas de l'application, soit de l'article 1er, § 5 de la convention internationale, soit des articles 44, 45, 60 du règlement international. Ces articles n'ont pas besoin d'explication ; on comprend assez, d'ailleurs, avec quelle circonspection et quels ménagements ils doivent être exécutés ; l'art. 45, particulièrement, ne doit être considéré comme applicable, en général, qu'au cas où il se serait manifesté quelques accidents pendant le déchargement ; ou bien si le navire était dans un état d'infection tel qu'il y eût péril à opérer le déchargement en libre pratique.

Enfin le navire peut venir d'un port infecté, soit de la peste, soit de la fièvre jaune, soit du choléra, ou avoir eu pendant la traversée ou à son arrivée des accidents attribués à l'une quelconque de ces trois maladies : c'est le cas qui constitue le régime de la patente brute.

Il y a, quant à présent, et jusqu'à l'accomplissement des conditions déterminées par l'art. 4 de la convention sanitaire internationale, un régime intermédiaire pour les provenances de la Turquie, en patente nette, dans les ports de la Méditerranée; ce régime ne diffère de celui qui existe aujourd'hui, d'après le tableau *C* annexé au décret du 24 décembre 1850, qu'à l'égard des navires appartenant aux puissances signataires de la convention sanitaire internationale (Voy. le tableau *C* joint aux présentes instructions). Les autorités sanitaires seront informées de l'époque où ce régime devra cesser, au moins à l'égard des navires appartenant aux puissances qui, ayant adhéré à la convention, seront admises à jouir de tous les avantages réservés aux parties contractantes.

Des quarantaines. — Il s'agit maintenant d'indiquer quelles seront les conséquences de l'état de patente brute.

L'art. 4 de la convention sanitaire internationale a distingué dans les mesures sanitaires qu'entraîne ou qu'autorise l'état de patente brute, celles qui sont obligatoires pour toutes les puissances, celles qui sont facultatives pour chacune d'elles en particulier. Ainsi, pour la peste et la fièvre jaune, il y a une quarantaine obligatoire dans tous les ports de la Méditerranée appartenant aux puissances contractantes; pour le choléra, la quarantaine est purement facultative, sauf le maintien des mesures d'hygiène contre cette maladie, comme à l'égard des autres.

La convention a fixé aussi un maximum et un minimum de quarantaine.

Le minimum pour la peste est de dix jours pleins; le maximum de quinze.

Le minimum pour la fièvre jaune est de cinq jours pleins; le maximum de sept jours.

Dans les circonstances déterminées par le même article, le minimum peut être abaissé à trois jours, et le maximum élevé à quinze jours.

Pour le choléra, la quarantaine est facultative; elle peut être de cinq jours pleins, y compris le temps de la traversée, pour les provenances des lieux infectés, de trois jours pour les provenances des lieux voisins ou intermédiaires notoirement compromis.

Fixation de la durée des quarantaines. — En France il est réservé au ministre par l'article 6 du décret, de fixer, dans les limites qui viennent d'être indiquées, la quarantaine qu'entraîne la patente brute de peste et de fièvre jaune, dans les ports de la Méditerranée, et de décider s'il y aura quarantaine, dans le cas d'une épidémie de choléra (Voy. annexe *C*).

Si un navire venant d'un pays jusqu'alors réputé sain se présente avec une patente brute de peste, de fièvre jaune ou de choléra, le directeur ou agent de la santé avertira le ministre par la voie la plus prompte, par le télégraphe électrique, s'il y a lieu, et en attendant une décision, il appliquera au navire la quarantaine fixée par le tableau *C* annexé aux présentes instructions, sauf les circonstances aggravantes qui pourraient exiger une quarantaine plus rigoureuse.

En cas de choléra, dans les circonstances ci-dessus indiquées, les autorités sanitaires de la Méditerranée devront, jusqu'à décision du ministre, appliquer la quarantaine facultative déterminée par l'art. 4 de la convention sanitaire internationale et par l'art. 58 du règlement.

Toutes les décisions relatives à l'admission à libre pratique ou à la mise en quarantaine des bâtiments devront être prises et notifiées dans le plus bref délai : le directeur ou agent de la santé en tiendra note sur le registre spécial exigé par l'art. 40 du règlement international.

Les règles ci-dessus développées en ce qui concerne la reconnaissance, l'arraisonnement et la mise en quarantaine, sont généralement applicables aux ports de l'Océan. Seulement, dans ces ports, le tableau *A* annexé au décret du 24 décembre 1850, continuera d'être observé jusqu'à nouvel ordre; les trois catégories de bâtiments spécifiés sous les n°s 2, 3 et 4, dans le tableau *B* annexé au même décret, continueront d'être exemptes de l'obligation de présenter à l'arrivée une patente de santé, et les fixations de quarantaine déterminées par le tableau *C* sont provisoirement maintenues.

Lorsqu'il aura été reconnu qu'à raison de son état sanitaire, un navire doit être mis en quarantaine, il y aura à décider si le navire peut subir cette quarantaine au port d'arrivée.

Les articles 51, 52, 53 et 54 du règlement sanitaire international distinguent les quarantaines en quarantaines d'observation et en quarantaines de rigueur; ils définissent le caractère et les conditions de ces deux sortes de quarantaines, et ils font connaître que la quarantaine de rigueur pour la peste ne pourra être purgée que dans un port à lazaret.

La quarantaine pour la fièvre jaune et pour le choléra, s'il y a lieu, pourra donc être purgée dans tous les ports français de la Méditerranée, pourvu qu'ils présentent des moyens d'isolement suffisants.

Comme l'explique l'art 3 du règlement international, conforme au dernier paragraphe de l'art. 1er de la convention, quels que soient le nombre des malades qui se trouvent à bord et la nature de la maladie, un navire ne pourra jamais être repoussé; mais il sera assujetti aux précautions que commande la prudence, tout en conciliant les droits de l'humanité avec les intérêts de la santé publique. Dans les ports qui n'ont pas de lazaret, l'administration sanitaire locale déterminera si le bâtiment suspect ou malade doit être dirigé sur un lazaret voisin, ou peut rester au mouillage dans un lieu réservé et isolé, sous la garde de l'autorité sanitaire; il ne pourra être dirigé sur un autre lazaret qu'après avoir reçu les secours et les soins que réclamerait son état et celui de ses malades, et avoir obtenu les moyens de continuer sa route.

Les directeurs ou agents de la santé veilleront, le cas échéant, à l'exécution de cette disposition; ils aviseront aux mesures à prendre pour que les secours qui devront être donnés au navire infecté compromettent le moins possible l'état sanitaire des personnes qui auront été chargées de les administrer.

L'art. 55 du règlement international porte que la quarantaine pourra être purgée dans les ports intermédiaires entre le point de départ et le port de destination, et qu'en apportant la preuve de cette quarantaine, le bâtiment sera admis à libre pratique.

Cet article n'est applicable qu'aux quarantaines purgées dans un des ports de la Méditerranée appartenant aux quissances qui ont adhéré à la convention sanitaire internationale. Si d'ailleurs dans l'un de ces ports la durée de la quarantaine était inférieure à celle qui sera fixée par les ports français, la quarantaine serait complétée au port d'arrivée, en tenant compte toutefois du temps de la traversée, à moins de circonstances aggravantes. A l'égard des navires qui auraient subi la quarantaine dans un port intermédiaire non-assujetti aux prescriptions de la convention sanitaire internationale, le ministre déterminera, d'après les circonstances relatives à chaque cas particulier, dans quelle limite et à quelle condition on devrait tenir compte de cette quarantaine.

D'après l'art. 49 du règlement sanitaire international, sauf la présence à bord de la peste, de la fièvre jaune ou du choléra, un bâtiment aura toujours le droit de reprendre la mer, soit avant d'être mis en quarantaine, soit en cours de quarantaine.

Tout bâtiment pourra reprendre la mer, nonobstant la présence à bord de maladies ordinaires; toutefois l'autorité sanitaire devra s'assurer préalablement si les malades peuvent être convenablement soignés pendant le reste de la navigation.

Ceux qui voudraient rester au lazaret en auront toujours le droit.

C'est aux directeurs de la santé particulièrement qu'il appartient d'assurer l'exécution de cette disposition.

Il reste à considérer en quoi doivent consister les mesures quarantainaires proprement dites.

Ces mesures sont applicables aux navires, aux personnes et aux marchandises ou autres objets matériels.

On voit dans l'art. 52 du règlement sanitaire international quelles sont les mesures que comporte la quarantaine d'observation, pour les navires et les personnes

Quant aux marchandises, elles sont rangées en trois classes par l'art. 5 de la convention sanitaire internationale, développé par l'art. 62 du règlement : celles de la première classe sont seules soumises à une quarantaine obligatoire et aux purifications, savoir : les hardes et effets à usage, les drilles et chiffons, les cuirs, les peaux, les plumes, cornes et débris d'animaux en général, enfin la laine et les matières de soie.

Sont compris dans la deuxième catégorie, et assujettis à une quarantaine facultative, le coton, le lin, le chanvre.

Composeront la troisième catégorie, et seront, à ce titre, exempts des mesures quarantainaires, toutes les marchandises et objets quelconques qui ne rentrent pas dans les deux premières classes.

Les chiffons et les drilles, les cuirs et les crins, peuvent, d'après l'art. 60 du règlement international, être l'objet de mesures sanitaires, même en patente nette. Il est dit que l'autorité sera juge de ces mesures et en déterminera la nature et la durée.

Il sera ultérieurement statué sur ce qui touche les chiffons et les drilles.

En France, il n'y a, dans l'état ordinaire des choses, aucune mesure à prendre à l'égard des crins et des cuirs en patente nette. Si cependant l'autorité sanitaire était informée que les marchandises proviennent d'animaux malades, s'il s'était manifesté à bord, pendant la traversée, des cas de morve, de charbon, si les cuirs particulièrement étaient dans un état de décomposition et d'infection qui fût de nature à inspirer quelques inquiétudes, les directeurs ou agents de la santé pourraient ordonner le transfèrement de ces marchandises dans un lieu réservé où elles resteraient déposées jusqu'à décision de l'autorité supérieure. Le navire et les passagers seraient admis à la libre pratique, à moins qu'il n'y eût lieu à l'application des mesures prescrites par l'art. 4 du règlement sanitaire international

Relativement aux autres marchandises, il n'y a de quarantaine obligatoire ou facultative que dans le cas de patente brute ; on n'appliquera, en France, que la quarantaine obligatoire, à moins de décision contraire que le ministre pourrait prendre à raison de circonstances particulières.

Le règlement international établit encore une distinction dans la quarantaine des marchandises, selon que la patente brute a pour cause telle ou telle maladie. Ainsi, d'après l'art. 63, pour la patente brute de peste, les marchandises de la première classe seront toujours débarquées au lazaret et soumises aux purifications. Pour la patente brute de la fièvre jaune sans accidents pendant la traversée, si cette traversée a été de plus de dix jours, les marchandises seront soumises par mesure d'hygiène, à une simple aération, sans déchargement. S'il y a eu des accidents, ou si la traversée a été de moins de dix jours, les marchandises devront être l'objet des mêmes mesures qu'en patente brute de peste, c'est-à-dire débarquées au lazaret et purifiées; mais cette mesure facultative est laissée à l'appréciation sanitaire [art. 64]. En France une décision du ministre sera nécessaire pour autoriser cette quarantaine, s'il y a lieu. En cas de patente brute de choléra, les marchandises ne seront soumises à aucune mesure particulière.

Ainsi, quand même un bâtiment serait soumis à une quarantaine en cas de patente brute de fièvre jaune ou de choléra, les marchandises de toute nature doivent être livrées immédiatement au commerce, à moins de décision contraire du ministre de l'Agriculture, du Commerce et des travaux publics, sauf le cas prévu par l'article 61 du règlement international.

L'art. 71 porte que : si, pendant la durée d'une quarantaine, et quel que soit le point auquel elle sera parvenue, il se manifeste un cas de peste, de fièvre jaune ou de choléra, la quarantaine recommencera.

Il doit être entendu qu'il s'agit ici seulement de la quarantaine des navires, et non de celle des personnes descendues au lazaret, à moins que quelqu'une de ces personnes ne soit elle-même atteinte de maladie suspecte ou n'ait communiqué avec les autres quarantainaires. Si la maladie n'a lieu qu'à bord, la quarantaine pour les personnes débarquées au lazaret comptera toujours du moment de leur débarquement, et pourra seulement être portée au maximum.

D'après l'art. 72, outre les quarantaines prévues et les mesures spécifiées par la convention sanitaire internationale, les autorités sanitaires de chaque pays auront le droit, en présence d'un danger imminent et en-dehors de toute prévision, de prescrire, sous leur responsabilité devant qui de droit, telles mesures qu'elles jugeraient indispensables pour le maintien de la santé publique.

A défaut de bâtiments spéciaux à terre, elles pourront disposer en lazarets des navires isolés et gardés de manière à empêcher toute communication avec l'extérieur.

Les évènements dont il est question dans l'art. 72 échappent à toute définition comme à toute prévision. S'il survenait des circonstances où l'autorité sanitaire crût devoir user du droit qui lui est conféré par cet article, l'application qu'elle en ferait ne pourrait jamais être que momentanée. En pareil cas les moyens les plus rapides devraient être employés pour transmettre au ministre des informations nécessaires, et la réponse ne se ferait pas attendre.

Des lazarets. — Le titre VI du règlement sanitaire international est relatif aux lazarets; il est divisé en trois sections : la première traite de l'institution et des dispositions des lazarets; la seconde a pour objet le personnel, la surveillance et le service intérieur des lazarets; la troisième enfin est intitulée : *Du traitement des marchandises, effets à usage et des dépêches dans les lazarets.* La France ne possède sur la Méditerranée que deux lazarets, ceux de Marseille et de Toulon, qui puissent être considérés comme des établissements complets et réguliers. Les deux autres lazarets qui existent sur le littoral français de la Méditerranée, ceux de Cette et d'Ajaccio, ne peuvent servir que dans des circonstances tout-à-fait exceptionnelles, et l'on ne peut par conséquent, leur appliquer que des dispositions les plus générales, parmi celles qui sont contenues dans le titre dont il s'agit ici.

L'exécution des articles 73, 74, 75 et 78 de la première section de ce titre ne concerne que l'autorité supérieure, qui recevra à cet égard, les observations et les propositions des directeurs de la santé; ces propositions seront adressées aux préfets, qui les feront parvenir au ministre avec leur avis. Au reste une inspection récente a prouvé que les lazarets de Marseille et de Toulon satisfont maintenant, en général, aux conditions exigées par le règlement sanitaire international, ou que quelques mesures d'une exécution facile permettront de compléter l'installation de ces établissements de manière qu'ils ne laissent plus rien à désirer.

Les dispositions contenues dans les deux dernières sections du titre VI n'exigent aucun commentaire; les mesures d'application qu'elles peuvent comporter seront l'objet de règlements particuliers à chaque lazaret.

Il importe seulement que les directeurs de la santé et les directeurs de lazarets soient bien pénétrés de cette pensée, qu'en maintenant le régime quarantainaire pour un nombre de cas restreints, on a voulu éviter tout ce que ce régime avait autrefois d'exagéré, de pénible pour les personnes, d'onéreux pour le commerce. Quelque idée que l'on ait du mode de transmission des maladies telles que la peste, la fièvre jaune et le choléra, il est évident que les communications à distance, surtout avec des personnes saines et retenues seulement au lazaret par suite de mesures générales, ne peuvent présenter aucun danger : aussi l'art. 76 du règlement international défend-il seulement de se mettre en communication directe et immédiate avec les personnes et les choses qui sont en quarantaine, et l'art. 74 veut que des parloirs vastes et commodes permettent de recevoir les personnes du dehors qui voudront visiter les quarantainaires, sans préjudice des précautions nécessaires pour sauvegarder la santé publique.

D'après l'article 83, chaque malade a la faculté de se faire traiter par un médecin de son choix, autre que celui du lazaret, pourvu que le directeur du lazaret assiste à la visite. Les médecins ne seront plus assujettis à ces précautions bizarres qui ne leur permettaient pas d'approcher des malades confiés à leurs soins, même lorsqu'ils consentaient à se renfermer dans l'intérieur des lazarets. Les fonctionnaires préposés à la direction des lazarets appliqueront le nouveau régime dans l'esprit qui en a dicté les conditions. Ils éviteront toute rigueur inutile, en tenant la main à l'exécution du règlement, et ils se persuaderont aisément que les règles du service sanitaire seront d'autant mieux respectées qu'elles paraîtront plus conformes à la raison.

En ce qui est des purifications prescrites par les articles 66 et 96 pour les lettres et dépêches en cas de patente brute ; par l'article 89 pour l'aération des balles et colis ; par l'article 95 pour les cuirs, crins, drilles, chiffons, etc., on se conformera aux pratiques actuellement suivies dans les lazarets.

CHAPITRE IV. — *Des droits sanitaires*

Tarif. — Les droits qui étaient perçus en France pour les dépenses du service sanitaire se composaient, comme on le sait : 1° d'un droit fixe pour la délivrance de la patente de santé ; 2° d'un droit de visa pour les navires en relâche ; 3° d'un droit de reconnaissance pour les navires arrivant dans un port français.

Il y avait, en outre, pour les navires soumis à une quarantaine, des droits relatifs à la quarantaine des navires et des passagers, des droits de purification des marchandises dans les lazarets.

Pour arriver, autant que possible, à l'uniformité dans les droits sanitaires, et pour n'imposer à la navigation, dans les pays appartenant aux puissances contractantes, que les charges nécessaires pour couvrir simplement leurs frais, la convention sanitaire internationale a établi, art. 7 : 1° Que tous les navires arrivant dans un port paieront, sans distinction de pavillon, un droit sanitaire proportionnel à leur tonnage ; 2° que les navires soumis à une quarantaine paieront, en outre, un droit journalier de station ; 3° que les personnes qui séjourneront dans les lazarets paieront un droit fixe pour chaque journée de résidence dans ces établissements ; 4° que les marchandises déposées et désinfectées dans les lazarets seront assujetties à une taxe au poids et à la valeur.

Le titre VII du règlement international spécifie seulement, par son article 99, les cas d'exemption des droits qui doivent être établis en vertu de la convention internationale.

Conformément aux dispositions de ces deux actes, l'art. 7 du décret du 4 juin abolit, à partir du 25 juin, tous les droits sanitaires actuellement existants dans les ports français, et les remplace par un nouveau tarif contenu dans le même article.

Ce tarif a été étendu aux ports français de l'Océan, afin de maintenir le principe de l'uniformité, qui est celui de notre législation en matière sanitaire, principe qui est ici parfaitement fondé en raison, puisqu'il s'agit de subvenir à des dépenses qui sont d'un intérêt commun pour le commerce et la navigation.

Les navires de puissances qui n'ont pas adhéré à la convention sanitaire internationale sont par conséquent assujettis, comme les autres, au nouveau tarif.

Ainsi, à partir du 15 juin, les agents préposés à la perception des droits sanitaires n'auront plus, sur toute l'étendue de notre littoral, à percevoir

aucun droit : 1° pour la délivrance des patentes ; 2 pour le visa des patentes
de santé ; 3° pour la délivrance des bulletins de santé.

Il ne restera plus, comme droit sanitaire général, que le droit de reconnaissance, qui devra être calculé , pour chaque navire , d'après les bases
établies par le décret du 4 juin.

Dans les cas de quarantaine, il y aura encore à percevoir un droit de station
pour les navires soumis à cette formalité sanitaire, un droit de séjour au
lazaret pour les personnes, des droits déterminés pour la purification des
marchandises débarquées au lazaret.

Conformément à l'art. 23 du règlement sur la perception et la comptabilité
des droits sanitaires, arrêté le 5 décembre 1842, par le ministre des finances
et par le ministre du commerce, les droits de reconnaissance, les droits relatifs à la quarantaine et les droits de purification de marchandises , seront
perçus au moyen de liquidations établies par l'agent du service sanitaire.

Le nombre de tonneaux qui doit servir de base à la perception du droit
de reconnaissance, sera déterminé d'après les justifications d'usage ; les
fractions de tonneau ne seront pas comptées dans le bulletin qui sera remis à
l'agent percepteur, pour la perception du droit.

L'exemption déterminée par l'art. 99 du règlement sanitaire international
et par l'art. 13 du décret du 4 juin, semble s'appliquer à toute espèce de droit
sanitaire. Cependant, si un navire en relâche forcée, ou un bâtiment dispensé,
par sa provenance, de se munir d'une patente de santé , était dans le cas
d'être soumis à une quarantaine régulière , il se trouverait nécessairement
déchu du bénéfice de ces articles, et il aurait à acquitter les droits de quarantaine fixés par le décret.

On doit rappeler ici que les navires venant de l'Algérie, quoique soumis à
l'obligation de présenter à l'arrivée une patente de santé, sont affranchis des
droits de reconnaissance dans les ports français de la Méditerranée [Art. 10
du décret du 4 juin].

Il est entendu que les embarcations des douanes et les bateaux pilotes compris dans la quatrième catégorie de l'art. 99 du règlement international sont
exempts du paiement de tous droits sanitaires.

CHAPITRE V. — *Des autorités sanitaires*

Attributions des autorités sanitaires. L'organisation des autorités sanitaires déterminée par le titre VIII du règlement sanitaire international est
généralement conforme à celle qui a été établie en France par le décret du
24 décembre 1850.

Par l'art. 8 de la convention sanitaire internationale, les puissances contractantes sont convenues de placer le service de la santé publique, dans les
ports de leurs États qu'elles se réservent de désigner, sous la direction d'un
agent responsable, nommé et rétribué par le gouvernement et assisté d'un
conseil représentant les intérêts locaux. Il doit y avoir en outre, un service
d'inspection sanitaire réglé par les gouvernements respectifs.

Le règlement international a développé ces dispositions.

C'est en exécution de ces deux actes, que la dénomination de *Commission
sanitaire*, maintenant usitée en France, a été remplacée par celle de *Conseil*
(Art. 2 du décret du 4 juin).

Les agences sanitaires actuellement établies conservent, jusqu'à nouvel
ordre, les dénominations et les circonscriptions déterminées par l'arrêté du
27 février 1852.

Il est d'ailleurs expressément ordonné à tous les agents ordinaires du service sanitaire de se conformer en tous points aux instructions qui leur seront
transmises par l'agent principal ou le directeur de la santé, dont ils relèvent,
et de lui transmettre tous les renseignements qui peuvent intéresser la santé
publique.

Les directeurs de la santé ou agents principaux, conservent d'après l'art. 103

du règlement sanitaire international, toutes les attributions qui leur ont été conférées par l'art. 25 du décret du 24 décembre 1850.

MM. les préfets conservent la nomination des employés du service sanitaire, conformément à l'article 36 du décret du 24 décembre 1850. Toutefois la nomination des directeurs ou capitaines de lazarets sera soumise à l'approbation du ministre de l'agriculture, du commerce et des travaux publics.

Composition des conseils sanitaires. — Quant aux conseils sanitaires, leur composition, le mode de nomination et de renouvellement, ne sont modifiés ni par le règlement international, ni par le décret du 4 juin 1853.

Seulement d'après l'article 8 de la convention internationale, dans tous les ports où les puissances contractantes entretiennent des consuls, un ou plusieurs de ces consuls pourront être admis aux conseils sanitaires pour y faire leurs observations, fournir des renseignements et donner leur avis sur des questions sanitaires.

Mais déjà, aux termes de l'article 26 du décret du 24 décembre 1850, sur tous les points du littoral où les puissances étrangères entretiennent des consuls, ces consuls sont invités à se réunir chaque année pour désigner l'un d'entre eux, qui a la faculté d'assister aux séances de la commission sanitaire, avec voix délibérative.

L'article 8 de la convention n'infirme pas l'article 26 du décret qui vient d'être cité, toutefois, si le consul déjà nommé pour représenter le corps consulaire au sein du conseil sanitaire n'appartient pas à l'une des puissances contractantes, les consuls de ces puissances seront invités à désigner l'un d'eux pour assister également aux délibérations du conseil.

D'après le dernier paragraphe de l'article 8 de la convention, toutes les fois qu'il s'agira de prendre une décision spéciale à l'égard d'un pays et de le déclarer en quarantaine, l'agent consulaire de ce pays sera invité à se rendre au conseil et entendu dans ses observations. Cette disposition doit être considérée comme applicable aux consuls ou agents consulaires de tous les pays, soit que ces pays aient adhéré ou non à la convention sanitaire internationale.

Attributions des conseils sanitaires. — Les attributions des conseils sanitaires sont déterminées par les articles 106, 107, 108 et 109 : ces attributions sont exclusivement consultatives et de surveillance, ce qui a entraîné l'abrogation de l'article 29 du décret du 24 décembre 1850.

D'après l'article 107 du règlement international, le conseil se réunira périodiquement, aux époques que déterminera l'autorité supérieure, et il sera convoqué extraordinairement toutes les fois qu'une circonstance relative à la santé publique paraîtra l'exiger.

En France, le nombre des réunions périodiques des conseils sanitaires sera fixé par le préfet.

Le nombre de ces réunions était fixé à deux par mois, dans les ports de la Méditerranée, par l'article 29 du décret du 24 décembre 1850; cet article étant abrogé, les préfets restent libres de fixer le nombre des réunions des conseils sanitaires suivant les besoins du service : l'expérience a prouvé qu'il y avait des inconvénients à rendre ces réunions trop multipliées.

Dans le cas prévu par l'article 109 du règlement sanitaire international, les délibérations du conseil et les observations de l'agent principal, ou du directeur de la santé, seront adressées au préfet qui les fera parvenir au ministre avec son avis.

Par l'article 106, le conseil est appelé à concourir, avec le directeur ou agent, à la préparation des règlements locaux ou intérieurs.

Il s'agit exclusivement des règlements locaux qui déterminent, dans chaque port, tout ce qui n'est pas du ressort des règlements généraux, les devoirs et les attributions des agents secondaires, les limites des lieux réservés, la police extérieure des ports de quarantaine et des lazarets, etc. Ces règlements seront faits par le directeur de la santé, qui les communiquera au conseil, pour avoir son avis. Les règlements ainsi préparés sont remis au préfet, qui les soumettra à l'approbation du ministre, en les accompagnant de ses propres observations.

Les directeurs de la santé ou agents principaux dans tous les ports de l'Empire devront procéder, sans aucun retard, à la revision des règlements locaux de leur circonscription, pour les mettre en harmonie avec le régime nouveau institué par le décret du 24 décembre 1850, par la convention sanitaire internationale et par le décret du 4 juin.

Les projets de nouveaux règlements faits en vertu du paragraphe précédent, devront être transmis au ministre dans le délai de trois mois, à partir de la publication des présentes instructions; pour les ports de l'océan, ce délai sera de six mois.

Les directeurs de la santé dans les ports qui entretiennent des relations fréquentes avec les ports de la Méditerranée appartenant aux puissances contractantes, devront conformément à l'article 111 du règlement sanitaire international communiquer directement aux autorités sanitaires de ces ports les faits importants qui seraient parvenus à leur connaissance, sans préjudice des renseignements qu'il est de leur devoir de fournir en même temps aux autorités compétentes et au consul.

Inspection du service sanitaire. — Le ministre réglera le service de l'inspection sanitaire instituée par l'article 8 de la convention sanitaire internationale selon le mode qui sera jugé le plus convenable. Les autorités sanitaires sont tenues de fournir à l'inspecteur qui sera désigné tous les renseignements qu'il pourra leur demander, et de lui communiquer tous les documents intéressant le service sanitaire, toutes les pièces, tous les registres dont la garde leur est confiée.

CHAPITRE VI. — *De la poursuite des délits et contraventions en matière sanitaire, dispositions et observations générales.*

La convention et le règlement sanitaire international ont laissé à chacune des puissances contractantes le soin d'assurer, suivant la législation qui lui est propre, l'exécution des prescriptions contenues dans ces deux actes. Il n'est donc rien innové à ce qui est prescrit, quant à la poursuite et à la répression des délits et contraventions en matière sanitaire, par la loi du 3 mars 1822 et par le titre III du décret du 24 décembre 1850.

Les présentes instructions étant spécialement destinées à régler ce qui se rapporte au service sanitaire sur le littoral de la France, on n'a point à s'arrêter ici aux deux titres (IX et X) du règlement sanitaire international, intitulés : *Organisation particulière à l'Orient, disposition relative à l'Amérique.*

La Porte Ottomane ayant annoncé l'intention d'adhérer à la convention sanitaire internationale, et étant déjà fort avancée dans l'accomplissement des conditions qui ont été déterminées par cette convention et son annexe, l'époque n'est pas éloignée où tous les bâtiments des puissances contractantes, munis d'une patente nette, devront être admis à libre pratique dans tous les ports de l'empire.

Quant à l'Amérique et à nos possessions sur la côte occidentale d'Afrique, il sera pourvu, par les soins de M. le Ministre de la marine, aux moyens d'y assurer, dans une forme appropriée aux exigences du service, l'exécution des dispositions prescrites par l'article 137 du règlement sanitaire international.

La convention et le règlement sanitaire international sont obligatoires pour les ports de l'Algérie; mais c'est à M. le Ministre de la guerre qu'il appartient de prescrire les mesures nécessaires pour que ces actes reçoivent sur tout le littoral de l'Algérie leur pleine et entière exécution.

Enfin il n'est pas inutile de rappeler qu'aux termes de l'article 46 du décret du 24 décembre 1850, il est enjoint à tous les agents de la France au dehors de se tenir informés et d'instruire le ministre de l'agriculture, du commerce et des travaux publics, par l'intermédiaire des départements dont ils relèvent, des renseignements qui importeront à la police sanitaire et à la santé publique de la France. S'il y avait péril, ils devraient en même temps avertir l'autorité française la plus voisine et la plus à portée des lieux qu'ils jugeraient menacés.

Il est pareillement enjoint aux autorités sanitaires de se donner réciproquement les avis nécessaires au service qui leur est confié, et à toutes les autorités de prévenir qui de droit des faits à leur connaissance qui intéresseraient la santé publique. Les mots imprimés en lettres italiques dans le second paragraphe de cet article s'adressent particulièrement aux maires des communes des départements du littoral. Les maires sont déjà obligés de signaler au préfet, sans retard, tous les faits qui pourraient indiquer l'existence d'une maladie épidémique dans leur commune. Cette obligation doit leur être rappelée, et il doit leur être enjoint en même temps d'exiger que tous les médecins des hôpitaux leur fassent connaître immédiatement tous les cas de maladie suspecte qui pourraient se présenter dans ces établissements. Le préfet fera vérifier les faits par le médecin des épidémies ou par des membres du conseil d'hygiène, s'il y a lieu; et si les faits sont jugés de nature à exercer quelque influence sur l'application des règlements sanitaires, ils seront sur le champ communiqués au directeur ou à l'agent principal de la santé, pour qu'il soit procédé ainsi qu'il a été dit dans le chapitre III des présentes instructions. Toute négligence à cet égard pourrait être poursuivie et punie conformément à l'article 13 de la loi du 3 mars 1822.

Ces instructions paraissent suffire pour diriger les autorités et les agents préposés à l'application des règlements sanitaires dans l'accomplissement des devoirs qu'ils ont à remplir. On eût peut-être désiré qu'un règlement général réunit les dispositions des divers actes qui régissent le service sanitaire, donnant ainsi une nouvelle sanction à celles qui doivent être maintenues, et abrogeant celles qui ne s'accordent plus avec l'état actuel des choses. C'est ce qu'on s'est proposé de faire dans les présentes instructions, autant que les besoins du service semblaient l'exiger, autant que la forme d'instructions pouvait le permettre. Aller plus loin eut été prématuré. Le régime sanitaire maintenant établi en France n'est pas définitif : la convention sanitaire internationale n'a été conclue que pour cinq années; dans cette période, l'expérience fera connaître s'il est utile et nécessaire d'y apporter des modifications. Des changements pourront être aussi introduits dans notre législation sanitaire, pour la rendre plus conforme aux principes qui ont dicté les nouvelles dispositions de cet acte international. Le moment n'est pas encore venu de rédiger un règlement général qui puisse remplacer toutes les ordonnances, tous les décrets qui ont été publiés jusqu'à ce jour, en matière sanitaire, et présenter quelques chances de durée.

Le régime sanitaire n'a longtemps consisté qu'en pratiques inspirées par la terreur ou fondées sur des hypothèses entièrement gratuites. Depuis un certain nombre d'années, la discussion a fait comprendre, généralement, tout ce que la plupart de ces pratiques avaient d'inutile et quelquefois de contradictoire; et l'on est arrivé ainsi à ramener à la police sanitaire, naguère si redoutable pour les personnes, si gênantes pour la navigation, à des bornes que la raison peut admettre. La convention sanitaire est un nouveau pas de fait dans cette œuvre d'amélioration. Tout n'est pas terminé cependant, et de nouveaux progrès sont, il faut l'espérer réservés à l'avenir; la science n'a pû encore pénétrer les lois secrètes qui président au développement et à la propagation des maladies épidémiques, telles que la peste, la fièvre jaune et le choléra. La recherche de ces lois en ce qui concerne la peste, ou au moins l'étude approfondie des phénomènes qui en découlent, sont l'un des principaux soins qui sont confiés au zèle et aux lumières des médecins sanitaires que les puissances contractantes ont établis ou vont établir dans le Levant. Dans nos colonies, des recherches analogues seront faites, relativement à la fièvre jaune, par des médecins qui seront désignés. Les médecins sanitaires institués à bord des navires, tous les médecins de la marine militaire, se rappelleront aussi qu'ils ne doivent manquer aucune occasion d'observer, de recueillir et de communiquer à l'autorité tous les faits qui peuvent jeter quelque lumière sur ces grandes questions, dont la solution serait d'une si haute importance pour l'humanité. Un résultat semble déjà acquis ; c'est que l'hygiène publique et privée, si elle n'a pas la puissance d'empêcher la propagation des maladies réputées pestilentielles hors des lieux infectés où elles ont pris naissance, est au moins le moyen le plus sûr pour diminuer les ravages de ces maladies et pour en conjurer la funeste influence. On ne saurait donc trop recommander, à MM. les préfets de porter toute leur attention sur les mesures à prendre pour faire disparaître les principales causes d'insalubrité qui peuvent exister dans leurs départements, et de s'occuper avec une sollicitude incessante de tout ce qui touche à l'assainissement des ports et de toutes les localités maritimes.

ANNEXE A — *Nomenclature des navires qui sont dispenses, en temps ordinaires, de représenter une patente de santé dans les ports de France.* (1)

Dans les deux mers : 1° les bateaux pêcheurs; 2° les bateaux pilotes; 3° les chaloupes du service des douanes et les bâtiments gardes-côtes; 4° les navires faisant le cabotage entre les différents ports de la France sur la même mer (excepté les navires venant de l'Algérie).

Dans les ports de l'Océan : Les navires venant de l'Angleterre, de la Belgique, de la Hollande et des états du nord de l'Europe.

Les navires qui vont faire la pêche de la morue à Terre-Neuve, au Doggers-Bank et dans les mers d'Islande ;

Les navires baleiniers (Ceux qui naviguent dans l'hémisphère austral, s'ils ne se sont pas munis d'une patente de santé au départ, en prendront une, au retour, au premier port de relâche où il se trouvera une autorité sanitaire).

Les bâtiments dispensés de la patente, sont également affranchis de l'arraisonnement sanitaire.

Tout bâtiment doit être reconnu, à l'arrivée, par les agents du service sanitaire ; mais la reconnaissance peut se faire, soit par la seule inspection, soit par un signal, soit par un interrogatoire, suivant la provenance du bâtiment et les usages consacrés par les règlements locaux.

ANNEXE B. — *Modèle d'interrogatoire pour la reconnaissance sanitaire*

1. D'où venez-vous ?
2. Avez-vous une patente de santé ?
3. Quels sont vos nom, prénoms et qualité ?
4. Quel est le nom, le pavillon et le tonnage de votre navire ?
5. De quoi se compose votre cargaison ?
6. Quel jour êtes-vous partis ?
7. Quel était l'état de la santé publique à l'époque de votre départ ?
8. Avez-vous le même nombre d'hommes que vous aviez au départ, et sont-ce les mêmes hommes ?
9. Avez-vous eu pendant la traversée, des malades à bord? En avez-vous actuellement ?
10. Avez-vous eu quelque communication pendant la traversée ? N'avez-vous rien recueilli en mer ?

NOTA — Les règlements particuliers à chaque port pourront supprimer quelques-unes de ces questions pour les navires qui ne s'éloignent jamais de la côte.

Dans les cas d'arraisonnement, les autorités sanitaires pourront faire, indépendamment des questions ci-dessus spécifiées, toutes les autres interrogations qu'elles jugeront nécessaires pour s'éclairer sur l'état sanitaire du navire.

____

[1] Tableau remplaçant les tableaux A et B annexés au décret du 24 décembre 1850.

Nº

PATENTE DE SANTÉ

Nom du bâtiment.
Nature du bâtiment.
Pavillon
Tonneaux
Canons
Appartenant au port d
Destination
Nom du capitaine
Nom du médecin
Equipage (tout compris)
Passagers
Cargaison
Etat hygiénique du navire
Etat hygiénique de l'équipage (couchage vêtements, etc.)
Etat hygiénique des passagers
Vivre et approvis^ts divers
Eau

Malades à bord {

Etat sanitaire du pays et des environs et il règne peste
lièvre jaune
choléra indien

Délivré le   du mois d   18
à   heure du

ADMINISTRATION SANITAIRE DE FRANCE

EMPIRE FRANÇAIS

Administration Sanitaire

PATENTE DE SANTÉ

Port d

Nous   de la santé à   certifions que le bâtiment
ci-après désigné part de ce port dans les conditions suivantes, dûment constatées :

Nom du bâtiment
Nature du bâtiment
Pavillon
Tonneaux
Canons
Appartenant au port d
Destination
Nom du capitaine
Nom du médecin
Equipage (tout compris)
Passagers
Cargaison

Malades à bord {

Nous certifions, en outre, que l'état sanitaire du pays et de ses environs
et qu'il   règne   peste   fièvre jaune   choléra indien.
En foi de quoi nous avons délivré la présente patente à   le du mois d   18
à   heure du

Sceau de l'Administration   Le   de santé,

L'expéditionnaire de la patente,

ANNEXE C. — *Tableau des quarantaines établies en France*

1° PESTE

PAYS DE PROVENANCE	NATURE DE LA PATENTE de santé	PAYS D'ARRIVÉE	RÉGIME SANITAIRE					OBSERVATIONS
			Pavillon des Puissances qui ont adhéré		Pavillon des Puissances qui n'ont pas adhéré. Sans distinction de pavillon			
			BATIMENTS ET PASSAGERS		BATIMENTS ET PASSAGERS		MARCHANDISES*	
			Avec un médecin sanit. à bord (A)	Sans médecin sanitaire	Avec un médecin sanit. à bord (A)	Sans médecin sanitaire		
Turquie et ses dépendances	Patente nette	Ports de la Méditerranée	Libre pratique lorsqu'il s'est écoulé 8 jours pleins à partir du départ	Libre pratique après dix jours de traversée, qui devront être complétés par une quarantaine, le cas échéant.	Libre pratique lorsqu'il s'est écoulé huit jours pleins à partir du départ	Observation de trois jours.	Libre pratique	(A) Les médecins sanitaires doivent etre commissionnés par le ministre de l'Agriculture, du Commerce, et des Travaux publics.
		Ports de l'Océan	Libre pratique	Libre pratique	Libre pratique	Libre pratique	Id.	
	Patente brute	Ports de la Méditerranée	Quarantaine de dix jours pleins à partir de l'arrivée [B].	Quarantaine de dix jours pleins à partir de l'arrivée [B].	Quarantaine de dix jours pleins à partir de l'arrivée [B].	Quarantaine de dix jours pleins à partir de l'arrivée [B].	Quarantaine de 10 jours pleins à dater du débarquem' au lazaret pour les marchand'''·t'''cl.	(B) Voyez les Instructions.
		Ports de l'Océan	Id.	Id.	Id.	Id.	Id.	

* D'après l'art. 60 du règlement sanitaire international, les cuirs, les crins, les chiffons et les drilles peuvent, même en patente nette, être l'objet des mesures sanitaires dans la Méditerranée (Voyez les Instructions).

2° FIÈVRE JAUNE

PAYS de PROVENANCE	NATURE de la PATENTE	PAYS D'ARRIVÉE	RÉGIME SANITAIRE (sans distinction)		OBSERVATIONS
			BATIMENTS ET PASSAGERS	MARCHANDISES*	
Pays où règne la fièvre jaune	Patente brute	Ports de la Méditerranée	Quarantaine de trois, de cinq ou de sept jours pleins, suivant les différents cas déterminés par l'article 4 de la convention sanitaire.	Libre pratique	
		Ports de l'Océan (1)	Libre pratique quand il n'y a eu à bord ni morts ni malades de la fièvre jaune pendant les dix derniers jours de la navigation.	Id.	

3° CHOLÉRA MORBUS

Pays où règne le choléra	Patente brute	Ports de la Méditerranée	Quarantaine de cinq jours pleins, y compris le temps de la traversée. C	Libre pratique	C Le ministre décidera s'il y a lieu de maintenir ou de supprimer cette quarantaine.
		Ports de l'Océan	Quarantaine de trois à cinq jours, quand il y aura eu un ou plusieurs cas de choléra depuis le départ. C	Id.	

* D'après l'art. 60 du règlement sanitaire international, les cuirs, les crins, les chiffons et les drilles peuvent, même en patente nette, être l'objet des mesures sanitaires dans la Méditerranée (Voyez les Instructions).

(1) Les ports de l'Océan ont été assimilés à ceux de la Méditerranée, et leur régime, en ce qui touche la fièvre jaune, a été complètement assimilé par arrêté ministériel rendu en 1861, lors de l'épidémie de Saint-Nazaire.

ANNEXE E. — *Décret (annoté) du 24 décembre 1850* (1)

TITRE Ier. *Règles générales de la police sanitaire*

ARTICLE PREMIER — [Art. 37 et 40 du règlement sanitaire] (2) Les provenances par mer ne sont admises à la libre pratique qu'après que leur état sanitaire a été reconnu par les agents préposés à cet effet.

ART. 2* [Art. 38 et 39 du règlement sanitaire] — Sont dispensés de toute reconnaissance les bâtiments dénommés au tableau A ci-annexé, tableau qui pourra être, suivant les circonstances, modifié par arrêté du ministre de l'Agriculture et du Commerce, le Comité consultatif d'hygiène publique établi près de son département entendu.

ART. 3 [Art. 1er de la convention sanitaire] — Tout bâtiment venant d'un port étranger ou d'une colonie française, sera, sauf les cas d'exception énoncés au tableau B ci-annexé, porteur d'une patente de santé, laquelle fera connaître l'état sanitaire des lieux d'où il vient, et son propre état sanitaire au moment où il est parti.

Ce tableau pourra être modifié par arrêté du ministre de l'Agriculture et du Commerce, le comité consultatif d'hygiène publique établi près de son département entendu.

ART. 4** [Art. 69 du règlement] (3) — Tout bâtiment qui n'aura pas de patente de santé, lorsqu'à raison de sa provenance il devrait en être muni, sera tenu en réserve pour la vérification de son état sanitaire, et il pourra être soumis à une quarantaine d'observation de trois à cinq jours.

Les cas de force majeure seront appréciés par l'autorité sanitaire.

ART. 5* [Art. 22 du règlement] — Dans les pays étrangers les patentes sont délivrées aux bâtiments français par nos agents consulaires. Là où il n'existe pas d'agent consulaire français, les patentes doivent être demandées aux autorités du pays.

ART. 6 [Art. 34 du règlement. Voy. les Instructions] — Dans les cas de relâche en cours de voyage, la patente sera visée par les autorités énoncées à l'art. 5. S'il s'écoulait plus de cinq jours entre la date du visa et le départ du navire, la patente serait visée de nouveau.

ART. 7 [Art. 70 du règlement] — Les navires porteurs de patentes raturées, surchargées ou portant toute autre altération d'un caractère suspect, seront soumis à une surveillance particulière et aux mesures jugées nécessaires, sans préjudice des poursuites à diriger, selon les cas, contre le capitaine ou le patron, et en outre, contre les auteurs desdites altérations.

---

[1] La convention et le règlement sanitaire international ont modifié quelques dispositions du décret du 24 décembre 1850 pour les ports de la Méditerranée ; les mêmes actes ont reproduit, soit en développant, soit textuellement, d'autres dispositions de ce décret ; enfin le décret du 4 juin 1853 et les instructions et tableaux arrêtés par le ministre pour l'exécution de ce dernier décret ont encore apporté d'autres changements, soit au décret du 24 décembre 1850, soit aux tableaux qui y étaient annexés, tant pour les ports de la Méditerranée que pour les ports de l'Océan.

Il a paru utile de reproduire ici le texte du décret du 24 décembre 1850 en mettant en regard de chaque article les numéros des articles corrélatifs, soit de la convention, soit du règlement international, soit du décret du 4 juin 1843.

Les articles modifiés pour tous les ports sont marqués d'un astérisque * ; les articles modifiés seulement pour les ports de la Méditerranée sont marqués d'un double astérisque **.

Les trois tableaux qui étaient annexés au décret du 24 décembre se trouveront remplacés par les tableaux annexés aux Instructions.

(2) Nous plaçons entre crochets [ ] les articles correspondants de la convention, du règlement sanitaire international et du décret du 4 juin 1853.

(3) Modifié seulement pour les navires des puissances qui ont adhéré à la convention.

Art. 8° [Art. 13, 21, 32, 33 et 35 du règlement sanitaire] — Il est défendu à tout capitaine :

1° de se dessaisir de la patente prise au point de départ, avant d'être arrivé à sa destination.

2° De prendre et d'avoir à bord d'autre patente que celle qui lui a été délivrée audit départ.

3° D'embarquer sur son bord aucun passager ou autre individu qui paraîtrait atteint d'une maladie pestilentielle.

Il est enjoint à tout officier de santé d'un navire, et, à défaut, au capitaine ou patron, de prendre note sur le journal du bord de toutes les maladies qui pourraient s'y manifester.

Il leur est également prescrit de tenir note sur ledit journal, de toute communication qui aurait eu lieu en mer et de tout événement de nature à intéresser la santé publique.

Art. 9 [Art. 36 du règlement] — En cas de décès après une maladie pestilentielle, les effets d'habillement ou de literie qui auraient servi au malade dans le cours de cette maladie seront brûlés si le navire est au mouillage, et, s'il est en route, jetés à la mer, avec les précautions suffisantes pour qu'ils ne puissent surnager.

Les autres effets du même genre dont l'individu décédé n'aurait point fait usage, mais qui se seraient trouvés à sa disposition, seront soumis immédiatement à l'évent ou à toute autre purification.

Il serait fait mention, dans le journal du bord, de l'exécution de ces mesures.

Art. 10 [Art. 37 et 40 du règlement] — Tout capitaine arrivant dans un port français est tenu :

1° D'empêcher toute communication avant l'admission à libre pratique.

2° De se conformer aux règles de la police sanitaire ainsi qu'aux ordres qui lui sont donnés par les autorités chargées de cette police.

3° D'établir son navire dans le lieu réservé qui lui est indiqué.

4° De se rendre, aussitôt qu'il y est invité, auprès des autorités sanitaire, en attachant à un point apparent de son canot, bateau ou chaloupe, une flamme de couleur jaune, à l'effet de faire connaître son état de suspicion et d'empêcher toute approche.

5° De produire auxdites autorités tous les papiers de bord ; de répondre, après avoir prêté serment de dire la vérité, à l'interrogatoire qu'elles lui font subir, et de déclarer tous les faits et donner tous les renseignements venus à sa connaissance qui peuvent intéresser la santé publique.

Art. 11 — Peuvent être soumis à de semblables interrogatoires et obligés, sous serment, à de semblables déclarations, les gens de l'équipage et les passagers, toutes les fois qu'il est jugé nécessaire.

Art. 12 — Doivent se conformer aux ordres et instructions des autorités sanitaires, les pilotes qui se rendent au-devant des navires pour les guider, ainsi que toutes les embarcations qui, en cas de naufrage ou de péril, iraient à leur secours.

Art. 13 Les défenses résultant, soit du présent titre soit des titres suivants, ne feront pas obstacle aux visites des agents des douanes, soit dans les ports, soit dans le rayon de deux myriamètres des côtes, sauf toute applications que de droit auxdits agents et à leurs embarcations, si par ces visites ils perdent leur état de libre pratique.

Art. 14 [Art 46 du règlement sanitaire] — Les provenances des pays habituellement sains sont admises à libre pratique, immédiatement après la reconnaissance sanitaire, à moins d'accidents ou de communications de nature suspecte survenus depuis le départ.

Art. 15 [Art 4 de la convention ; art 47 du règlement] — Les quarantaines et les mesures particulières auxquelles doivent être soumises les provenances des pays suspects de maladies pestilentielles sont fixées, par décret, conformément à l'art 1er de la loi du 3 mars 1822.

Un tableau des quarantaines, conforme au tableau C ci-annexé, sera publié et affiché dans tous les lieux où existe une commission ou agence sanitaire.

ART. 16" [Art. 72 du règlement] — En cas d'urgence, les autorités sanitaires peuvent prendre les dispositions nécessaires, qui seront immédiatement soumises à l'approbation du ministre de l'Agriculture et du Commerce.

Leurs décisions sont accompagnées de l'énoncé des motifs qui les ont déterminées, elles sont rendues et notifiées sans retard.

Elles sont transcrites sur un registre spécial; chacune d'elles est signée séparément.

ART. 17" [Art. 54 du règlement] — Les provenances des pays placés sous le régime de la patente brute ne sont admises que dans les ports ou rades spécialement désignés par le ministre de l'Agriculture et du Commerce.

ART. 18 — Si une maladie pestilentielle se manifeste à bord d'un bâtiment même muni d'une patente nette, le capitaine du navire se rend dans l'un des ports désignés en vertu de l'article précédent, et s'il est forcé de relâcher dans un autre port ou rade, il est tenu en état de séquestration jusqu'à ce qu'il puisse reprendre le large.

ART. 19 — Les lazarets et autres lieux réservés sont placés sous le même régime sanitaire que les provenances qu'ils renferment ou avec lesquelles ils sont en libre communication.

ART. 20" [Art. 74, 76 et 83 du règlement] — Les membres ou agents des autorités sanitaires ont seuls l'entrée des lazarets ou autres lieux réservés pendant la séquestration.

En cas de communication suspecte de leur part, ils sont considérés comme appartenant à la provenance avec laquelle ils ont communiqué, et ils en subissent le sort.

ART. 21" [Art 76 du règlement] — L'entrée desdits lazarets et lieux réservés peut, en cas de nécessité, être accordée à toute autre personne par les agents sanitaires principaux dont il sera question au titre ci-après.

La permission est toujours donnée par écrit. Le permissionnaire est considéré comme faisant partie de la provenance avec laquelle il a communiqué, et il en subit le sort.

ART. 22 — Les autorités sanitaires déterminent autour des lazarets et autres lieux réservés placés sous leur direction la ligne où finit la libre pratique.

TITRE II. *Autorités sanitaires — Attributions et ressort des autorités sanitaires*

ART. 23 [Art. 4 et 8 du règlement; art. 2 et 3 du décret du 4 juin 1853] La police sanitaire est exercée par des commissions ou des agences dont la composition et les attributions sont ci-après déterminées.

Indépendamment de ces agences ou commissions, et conformément à l'ordonnance du 18 avril 1817 et au décret du 11 août 1849, des médecins français établis en Orient, et des médecins commissionnés par le ministre de l'Agriculture et du Commerce, et embarqués sur les bâtiments à vapeur, sont chargés, pour la garantie de la santé publique, de concourir à l'exercice de la police sanitaire en ce qui concerne les provenances du Levant.

ART. 24 [Art. 4 et 8 du règlement; art. 2 et 3 du décret du 4 juin 1853] Il y a des agents principaux et des agents ordinaires du service sanitaire; ils sont nommés par le ministre de l'Agriculture et du Commerce.

Dans chaque département maritime, il y a au moins un agent principal, qui a sous sa direction tous les agents ordinaires du service sanitaire de la circonscription qui lui est assignée.

Dans les ports où il existe des lazarets, l'agent principal du service sanitaire prend le titre de *Directeur de la santé*.

La circonscription attribuée à chacun desdits agents est déterminée par un arrêté du ministre de l'Agriculture et du Commerce.

ART. 25' [Art. 103 du règlement] — Les agents principaux du service sanitaire sont chargés de veiller à l'exécution et au maintien des lois, décrets, arrêtés et règlements sanitaires.

Dans les ports où ils résident, ils reconnaissent ou font reconnaître l'état sanitaire des provenances, et leur donnent la libre entrée, s'il y a lieu. Ils font exécuter les règlements ou décisions qui déterminent la quarantaine et les précautions particulières auxquelles les provenances infectées ou suspectes doivent être soumises. Les agents principaux pourvoient en outre, dans les cas urgents, aux dispositions provisoires qu'exige la santé publique, et provoquent extraordinairement, au besoin, après en avoir donné avis au préfet ou au sous-préfet, la réunion de la commission sanitaire, dont la composition est ci-après indiquée.

Ils délivrent ou visent les patentes et bulletins de santé dans les ports où ils résident ; ils les font délivrer ou viser dans les autres ports de leur circonscription par les agents sanitaires placés sous leurs ordres.

Les directeurs de la santé sont en outre chargés de faire observer l'ordre et la discipline dans les lazarets et autres lieux réservés.

ART. 26'' (1) [Art 2 du décret du 4 juin 1853] — Font partie de droit, desdites commissions, avec voix délibérative :

1° Le directeur de la santé ou l'agent principal du service sanitaire ;

2° Le maire ;

3° Le plus élevé en grade de tous les officiers généraux ou supérieurs attachés à un commandement territorial ;

4° Dans les ports militaires, le préfet maritime, le major général, le président du conseil de santé de la marine, et dans les ports de commerce, le commissaire chargé du service maritime ;

5° Le directeur ou inspecteur des douanes, et, à défaut, le plus élevé en grade des employés dans ledit service ;

6° Dans les chefs-lieux de préfecture, deux conseillers de préfecture.

Sur tous les points du littoral où les nations étrangères entretiennent des consuls, les consuls seront invités à se réunir, au commencement de chaque année, pour désigner l'un d'entre eux qui aura la faculté d'assister aux délibérations de la commission sanitaire, avec voix consultative.

ART. 27 [Art. 2 du décret du 4 juin 1853] — Les commissions sanitaires renferment, en outre trois membres au moins et six au plus, désignés par l'élection : un tiers d'entre eux est nommé par le conseil municipal, un tiers par la chambre de commerce, et, à son défaut, par le tribunal de commerce du ressort, et un tiers par le conseil d'hygiène publique et de salubrité de la circonscription. Les choix ne peuvent porter que sur des personnes faisant partie du corps qui les nomme, et ayant leur résidence dans le lieu où siège la commission.

S'il n'existe pas de chambre de commerce dans la localité, le conseil municipal nommera, outre les membres choisis dans son sein, un tiers des membres de la commission, choisi parmi les négociants.

S'il n'existe pas de conseil d'hygiène, il sera également chargé de nommer le dernier tiers, qui sera choisi parmi les médecins.

ART. 28 — Les membres de la commission sont nommés pour trois ans

---

(1) Voyez les Instructions pour l'exécution du dernier paragraphe, en ce qui concerne les consuls des puissances qui ont adhéré à la convention.

et renouvelés par tiers chaque année ; pendant les deux premières années, les membres sortants sont désignés par le sort et ensuite par l'ancienneté.

Ils sont indéfiniment rééligibles.

Les préfets et sous-préfets sont présidents nés de la commission établie au siége de leur résidence ; ils peuvent déléguer leurs fonctions.

ART. 29° (Abrogé par le décret du 4 juin 1853) [Art. 106 et 107 du règlement] Les commissions sanitaires ont des réunions périodiques dont le nombre est fixé par le préfet.

Dans les ports de la Méditerranée, elles se réunissent au moins deux fois par mois.

Les commissions sont convoquées d'urgence, toutes les fois qu'une circonstance de nature à intéresser la santé publique paraît l'exiger,

Elles transmettent, après chaque séance, un rapport sommaire sur la situation sanitaire au ministre de l'agriculture et du commerce.

Elles sont consultées sur les questions hygiéniques et sanitaires relatives au régime intérieur des lazarets, au choix des emplacements affectés aux navires mis en quarantaine ou en réserve ; enfin, sur les plans et projets de construction à faire dans les lazarets ou autres établissements sanitaires.

Toutes les fois que les commissions auront été convoquées pour des cas de maladie suspecte survenue, soit à bord d'un bâtiment, soit à l'intérieur d'un lazaret, les mesures qui, dans ce cas, pourront être nécessaires, seront arrêtées conformément aux délibérations prises par les commissions.

Elles proposent au préfet, pour être soumis au ministre de l'Agriculture et du Commerce, les règlements locaux concernant le service sanitaire de leur circonscription. En cas d'urgence, ces règlements sont provisoirement exécutoires, sur l'autorisation des préfets.

Lesdites commissions pourront, en cas d'épidémie, après délibération spéciale approuvée par le préfet, déléguer un de leurs membres pour assister aux opérations sanitaires du service confié au directeur de la santé, telles qu'elles sont définies dans l'art. 25, et, en cas de dissentiment avec ce directeur, provoquer auprès du préfet la réunion immédiate de la commission, qui devra statuer sur la question soulevée, sauf à en référer sans délai au ministre dans les cas douteux et imprévus.

ART. 30 [Titre 8 du règlement ; art 2 du décret du 4 juin 1853] — Les agents ordinaires du service sanitaire sont chargés, sur les différents points du littoral où ils sont placés, de veiller à l'exécution des règlements sanitaires, d'en empêcher l'infraction, de constater les contraventions par procès-verbal, d'avertir et d'informer le chef de service dont ils relèvent, et, en cas d'urgence, le maire de la commune où ils exercent leurs fonctions, de tout ce qui peut intéresser la santé publique.

Ils peuvent être chargés par délégation de leurs chefs de service, de procéder à la reconnaissance sanitaire des navires, d'accorder la libre pratique et de délivrer des patentes et des bulletins de santé.

ART. 31°° [Art. 32 et 126 du règlement] — Conformément à l'ordonnance du 18 avril 1847, les médecins sanitaires établis dans le Levant, constatent, avant le départ des bâtiments, l'état sanitaire du pays ; les patentes de santé sont délivrées sur leur rapport. Les médecins sanitaires embarqués à bord des bâtiments à vapeur, surveillent, pendant le voyage, la santé des équipages et des passagers, tiennent note exacte, et jour par jour, des maladies observées, et en font l'objet d'un rapport embrassant toutes les circonstances du voyage, depuis le départ jusqu'à l'arrivée. Ce rapport est remis à l'autorité sanitaire au moment de l'arraisonnement.

ART. 32 — Les agents ordinaires et les employés du service sanitaire seront pris, autant que possible, parmi les agents du service des douanes ; ils recevront, en qualité d'agents sanitaires, une indemnité sur les fonds affectés aux dépenses sanitaires.

ART. 33 — Ont droit de requérir la force publique pour le service qui leur est confié : les directeurs de santé, les agents principaux ordinaires du ser-

vice sanitaire. Les mêmes ont le droit de requérir, mais seulement dans les
cas d'urgence et pour un service momentané, la coopération des officiers et
employés de la marine, des employés des douanes et des contributions indirectes, des officiers des ports de commerce, des commissaires de police, des
gardes-champêtres et forestiers, et, au besoin, de tous les citoyens.

Ne pourront lesdites réquisitions d'urgence enlever à leurs fonctions habituelles des individus attachés à un service public, à moins d'un danger assez
imminent pour exiger le sacrifice de tout autre intérêt.

ART. 34. Les directeurs de la santé et autres agents principaux du service
sanitaire seront nommés par le ministre de l'Agriculture et du Commerce.
Si ces agents appartiennent au service des douanes, leur nomination aura
lieu sur la désignation du ministre des finances.

ART. 35 — Les agents ordinaires du service sanitaire sont nommés par les
préfets, sur la présentation du directeur de la santé ou de l'agent principal,
et du consentement du directeur des douanes, si l'agent désigné appartient
à ce service.

ART. 36' — Les autres employés, à divers titres, du service sanitaire
sont nommés par le préfet, sur la présentation de l'agent principal ou du
directeur de la santé. (Voyez les Instructions.)

ART. 37 — Les médecins attachés au service sanitaire des lazarets et du
littoral sont nommés, pour quatre ans, par le ministre de l'agriculture et du
commerce, sur une liste de trois candidats dressée par le préfet. Ils peuvent
être continués dans leurs fonctions.

ART. 38   Les agents des lazarets exclusivement réservés pour les bâtiments de guerre sont nommés par le ministre de l'agriculture et du commerce,
sur la désignation du ministre de la marine.

TITRE III. *Police judiciaire. État civil. Jugement de simple police*

On consultera à ce sujet la circulaire ministérielle du 25 janvier 1859, que
nous insérons à la suite du présent décret.

ART. 39 — Les fonctions de police judiciaire attribuées par l'art. 17 de la
loi du 3 mars 1822 aux membres des autorités sanitaires seront exercées par
les agents principaux et les agents ordinaires du service sanitaire dans leurs
circonscriptions respectives.

Les uns et les autres ne pourront exercer lesdites fonctions qu'après avoir
prêté serment devant le tribunal civil.

ART. 40 — Les jugements à rendre par lesdites autorités en matière de
simple police et en vertu de l'art. 18 de la même loi, le seront par le directeur de la santé, assisté de deux délégués de la commission sanitaire; le
ministère public étant rempli par un troisième délégué de la commission, et
les fonctions de greffier par un agent ou un employé du service sanitaire.

ART. 41   Les citations aux contrevenants et aux témoins seront faites
par un simple avertissement écrit par le directeur de la santé, conformément aux articles 169 et 170 du Code d'instruction criminelle.

ART. 42 — Le contrevenant devra comparaître par lui-même ou par un fondé
de pouvoirs. En cas de non-comparution, si elle n'est pas occasionnée par
un empêchement résultant des règles sanitaires, il sera jugé par défaut. Si
le contrevenant est empêché par cette cause, il sera sursis au jugement
jusqu'à la fin de la quarantaine, à moins que ce ne soit un employé du
lazaret ou de tout autre lieu réservé, obligé par la nature de ses fonctions,
à une séquestration habituelle; auquel cas, s'il n'a pas désigné de fondé de
pouvoirs, il lui en sera donné un d'office.

ART. 43   Un garde de santé, commissionné à cet effet par le directeur
de la santé, sera chargé de notifier les citations et les jugements.

ART. 44 — Seront au surplus observés en ce qui ne sera pas contraire au
titre III de la loi du 3 mars 1822 et aux présentes dispositions, les art. 146

147, 148, 149, 150, 151, 153, 154, 155, 156, 157, 158, 159, 160, 161, 162, 163, 164 et 165 du Code d'instruction criminelle.

Art. 45 — Les fonctions de l'état civil, objet de l'article 19 de la loi du 3 Mars 1822, seront remplis par le directeur de la santé, assisté d'un agent ou employé du service sanitaire faisant les fonctions de secrétaire.

TITRE IV. *Dispositions générales*

Voy. chap. VI des Instructions, intitulé : *De la poursuite des contraventions, etc.*

Art. 46 — Il est enjoint à tous les agents de la France au dehors de se tenir informés et d'instruire le ministre de l'agriculture et du commerce, par la voie du département dont ils relèvent, des renseignements qui importeront à la police sanitaire et à la santé publique de la France; s'il y avait péril, ils devraient en même temps avertir l'autorité Française la plus voisine ou la plus à portée des lieux qu'ils jugeraient menacés.

Il est pareillement enjoint aux autorités sanitaires de se donner réciproquement les avis nécessaires au service qui leur est confié, à toutes les autorités de l'intérieur de prévenir qui de droit des faits à leur connaissance qui intéresseraient la santé publique.

Les chambres de commerce, les capitaines et patrons de navires arrivant de l'étranger, et généralement toutes les personnes ayant des renseignements sur les quarantaines, sont invités à les communiquer au directeur de la santé.

Art. 47 — Tous dépositaires de l'autorité et de la force publique, tous agents de l'autorité, soit au dehors, soit au dedans, qui seraient avertis d'infractions aux lois et règlements sanitaires, sont tenus d'employer les moyens en leur pouvoir pour les prévenir, pour en arrêter les effets et pour en procurer la répression.

Art. 48 — En attendant que le service sanitaire soit organisé d'après le présent décret, les administrations sanitaires existantes continueront leurs fonctions conformément aux lois, ordonnances et règlements aujourd'hui en vigueur.

Art. 49 — Le ministre de l'agriculture et du commerce est chargé de donner les ordres nécessaires à l'exécution des présentes dispositions.

Les ministres sont chargés, chacun en ce qui le concerne, de l'exécution du présent décret.

Fait à l'Elysée, le 24 décembre 1850.

L. N. BONAPARTE.

Le ministre de l'agriculture et du commerce,

J. DUMAS.

Circulaire ministérielle du 25 janvier 1859, et instructions concernant la compétence pour la répression des délits en matière de police sanitaire

Monsieur, les dispositions du nouveau Code de justice militaire pour l'armée de mer, promulgué le 4 juin 1858, n'ont point expressément enlevé aux conseils de guerre la connaissance des infractions aux lois sur la police sanitaire, commises par les justiciables, et le silence de la loi à cet égard, a laissé du doute sur la question de savoir si elles devraient continuer à être déférées aux tribunaux ordinaires, par extension de l'art. 372 dudit Code. Cet article porte :

« Ne sont pas soumises à la juridiction de la marine, les infractions commises, par des marins ou militaires, aux lois sur la chasse, la pêche, les douanes, les contributions indirectes, les octrois, les forêts et la grande voierie. » Cependant, en présence de cette disposition, il semble que le législateur n'a pu vouloir abandonner à la juridiction des tribunaux de la marine le jugement des infractions aux lois de la police sanitaire. La haute importance de cette police spéciale, la nature toute particulière des peines édictées pour la maintenir, les motifs qui ont déterminé l'art. 372 précité, autorisent, au contraire, à penser que l'omission qui en est faite dans les énonciations de cet article a été involontaire, et que ses dispositions doivent être considérées comme ayant un sens plutôt *énonciatif* que *limitatif*.

Par ces diverses considérations, mon ministère et ceux de la justice et de la marine ont pensé qu'il y aurait utilité à faire résoudre définitivement la question par une décision de l'autorité judiciaire. En conséquence, des instructions spéciales de M. le garde des sceaux prescrivent à MM. les procureurs impériaux près les tribunaux de première instance du littoral de ne pas décliner leur compétence, lorsqu'une affaire de cette nature sera portée devant eux, mais d'en saisir, au contraire, ces tribunaux. De leur côté, les fonctionnaires et agents du service sanitaire devront transmettre à ces magistrats les procès-verbaux d'infraction qu'ils seront dans le cas de dresser contre des marins, des militaires ou d'autres individus embarqués. Je vous recommande donc, Monsieur, de mettre à profit la première occasion qui se présentera, pour faire juger la question. Le besoin de faire préciser la portée de la loi nouvelle, joint à l'intérêt d'une répression dont la santé publique est le but, réclame de votre part une surveillance attentive et l'exacte observation des présentes instructions. Dans tous les cas, je vous recommande de rendre compte, sans aucun délai, de la première infraction que vous serez dans le cas de constater, et dont vous aurez à provoquer la répression par la voie que je viens d'indiquer.

Quant aux contraventions de simple police commises dans les lieux réservés que désigne l'art. 18 de la loi du 3 mars 1822, MM. les ministres de la justice et de la marine sont d'accord avec moi pour penser que les autorités sanitaires doivent continuer à en connaître, comme par le passé, quelle que soit la qualité des contrevenants, et il ne me paraît pouvoir s'élever aucun doute sérieux à cet égard

Signé : E. ROUHER.

Instructions pour les médecins sanitaires Européens dans le Levant

CHAPITRE PREMIER - *Règles générales*

ARTICLE PREMIER — Le but principal de la mission des médecins européens dans le Levant est de constater l'état sanitaire des pays de leur résidence et d'en informer les diverses autorités locales.

ART. 2 — Les médecins sanitaires européens ne seront responsables que devant leurs gouvernements respectifs, dont ils recevront des instructions spéciales.

Chaque médecin sanitaire se mettra à cet effet en rapport direct avec le délégué de son gouvernement, membre des conseils de santé de Constantinople et d'Alexandrie.

ART. 3 — Tout en conservant, autant que possible, la liberté dans l'accomplissement de leurs fonctions médicales, les médecins se trouveront, dans l'endroit de leur résidence, sous la protection et juridiction des consuls généraux et consuls de leurs pays respectifs, auxquels ils s'adresseront dans toutes les difficultés qui pourraient s'élever entre eux et les autorités locales.

ART. 4 — Les médecins sanitaires entretiendront de bonnes relations non-seulement entre eux, mais encore avec les corps consulaires, avec les habitants en général, et surtout avec les autorités sanitaires et les autres médecins locaux des pays de leur résidence.

ART. 5 — Le médecin sanitaire chargé de surveiller une certaine circonscription ne devra prendre aucun engagement qui pourrait le lier à l'endroit de sa résidence.

Pour cela et pour d'autres raisons encore, il lui sera interdit de pratiquer la médecine comme profession dont il tirerait profit.

Cela, d'ailleurs, ne l'empêchera pas de se rendre utile au pays, de prendre part même aux consultations médicales et de donner des conseils gratuits aux indigents.

CHAPITRE II. — *Constatation de l'état sanitaire du pays*

ART. 6 — Le médecin sanitaire se livrera à une enquête attentive et incessante sur l'état de santé des populations au milieu desquelles il réside.

A cet effet, il devra parcourir sa circonscription toutes les fois qu'il le jugera utile et nécessaire (en Egypte aussi souvent que possible), et se mettre en rapport avec les autorités sanitaires locales, consuls, officiers, députations ou bureaux de santé.

D'autre part, il se mettra en rapport avec les médecins, les pharmaciens et toutes les personnes dont il pourrait obtenir des renseignements utiles Il visitera les hôpitaux, les quartiers les plus misérables et les plus insalubres des villes et des villages de la circonscription qui lui est confiée.

ART. 7 — En cas de suspicion de maladies pestilentielles, le médecin sanitaire en informera tout de suite l'administration sanitaire locale ou *vice versa*, et dès ce moment, il s'établira une consultation médicale dont le résultat sera immédiatement communiqué au corps consulaire de l'endroit, et, s'il en est besoin, à toutes les autorités énumérées dans l'art. 15.

ART. 8 — Le médecin sanitaire se tiendra, à l'aide de documents officiels, s'il en existe, ou par toute autre voie, au courant du mouvement de la population, c'est-à-dire du nombre des naissances et des décès ayant lieu chaque mois.

ART. 9 — Il s'efforcera de connaître la manière dont la peste aura pu s'introduire, de même que les circonstances locales qui peuvent augmenter l'intensité de cette maladie.

Il tâchera particulièrement de recueillir les faits qui pourront éclaircir la question de l'introduction de la peste par voie des effets et des marchandises. Il fera son possible pour connaître les conditions de santé des arrivages par terre et par mer. Il portera, entre autres, son attention particulière sur les caravanes venant de l'intérieur de l'Asie et de l'Afrique, sur les circonstances hygiéniques dans lesquelles se trouvent les caravanes durant leurs traversées, et sur la nature des maladies qui s'y développent.

CHAPITRE III. — *Surveillance de l'exécution des mesures sanitaires*

ART. 10 Le médecin sanitaire européen portera toute son attention sur la manière dont s'exécutent les mesures sanitaires, tant quarantainaires qu'hygiéniques, par les fonctionnaires des administrations sanitaires du pays, sans s'immiscer d'ailleurs dans cette exécution. (Une exception est admise à l'article 13.)

ART. 11 — Il surveillera autant que possible l'inspection de l'état hygiénique des navires et de l'état de santé des équipages et des passagers partant pour l'Europe. Cette inspection même est confiée aux administrations sanitaires locales.

ART. 12 — Pour satisfaire aux articles 6 jusqu'à 12, le médecin sanitaire entretiendra des rapports officiels avec les administrations sanitaires locales. Ces administrations, à leur tour, auront l'obligation, non seulement, de fournir aux médecins sanitaires des renseignements écrits sur tout ce qui a trait à l'exécution de ces instructions, mais encore de recevoir ces médecins dans le local de l'administration sanitaire, toutes les fois que ceux-ci jugeront à propos de s'y rendre pour obtenir des renseignements ou des éclaircissements verbaux.

ART. 13 — Dans le cas où le médecin de l'administration sanitaire locale serait malade ou absent, et où cette administration même inviterait le médecin

sanitaire européen à remplir temporairement la place vacante ou à exécuter
quelques mesures qui ne sauraient être confiées qu'à un médecin, le médecin
sanitaire européen sera tenu de prêter son concours autant que cela sera en
son pouvoir.

CHAPITRE IV. — *Correspondance*

Art. 14 — Le médecin sanitaire européen sera obligé d'entretenir une
correspondance régulière et extraordinaire avec le médecin central de son
arrondissement, avec le corps consulaire de sa circonscription, et, dans certains cas, avec quelques autres médecins sanitaires.

Le but général de cette correspondance, qui doit se faire en français, est
d'assurer une information incessante sur l'état de santé de la circonscription
et sur l'exécution des mesures sanitaires tant quarantainaires qu'hygiéniques.

Art. 15 — Dans les circonstances ordinaires, le médecin sanitaire européen
adressera son rapport régulier au médecin central de l'arrondissement et au
corps consulaire de sa circonscription, deux fois par mois en Turquie, et
chaque semaine en Egypte.

Art. 16 — Dans le cas de quelque maladie suspecte ou épidémique , et
dans tous les cas extraordinaires en général, le médecin sanitaire européen
fera son rapport immédiatement et sans délai, non seulement aux autorités
ci-dessus mentionnées, mais aussi à tous les médecins sanitaires des circonscriptions voisines, et, s'il est besoin, aux médecins et consuls plus éloignés,
à qui ces informations pourraient être utiles.

Art. 17 — Dans tous les rapports adressés aux consuls, le médecin sanitaire formulera clairement ses conclusions pour la patente nette ou pour la
patente brute, conclusions dont les consuls auraient besoin pour viser les
patentes Des cas suspects quelconques seront regardés comme raison suffisante pour formuler la patente brute.

CHAPITRE V. — *Tenue des registres sanitaires.*

Art. 18 — Afin de pouvoir en tout temps se rendre compte de ses opérations, et pour être toujours à même de fournir des documents authentiques et
précis aux autorités supérieures, chaque médecin sanitaire européen tiendra
avec le plus grand soin les registres suivants, cotés et paraphés par le corps
consulaire de sa résidence.

1. Registre de tous les ordres et de toutes les instructions qu'il a reçus dans
le cours d'une année. Les originaux de ces ordres et instructions formeront
l'annexe de ce registre.

2. Registre renfermant les copies textuelles de tous les rapports réguliers et
extraordinaires adressés au médecin central, aux administrations sanitaires
locales et aux divers consuls de la circonscription.

3. Registre renfermant la correspondance entretenue avec les autres médecins sanitaires.

Les copies textuelles des lettres écrites dans l'intérêt du service et de la
mission commune y doivent être conservées avec les originaux des lettres
reçues.

CHAPITRE VI. — *Études scientifiques*

Art. 19 — Le médecin sanitaire sera obligé d'étudier, sous le rapport de
la santé publique, le pays où il se trouve, son climat, ses maladies et toutes
les conditions qui s'y rapportent. Le plan général de ses études comprendra :
1º La topographie médicale complète de sa circonscription ;
2º L'étude des maladies ordinaires et accidentelles de cette contrée ;
3º De nouvelles recherches sur l'épidémie pestilentielle et sur les caractères
symptomatiques et anatomiques de la peste.

4° L'étude des conditions étiologiques en général (voy. l'art. 9) et l'étude comparative des lieux, et jusqu'aux quartiers des villes et villages dans lesquels la peste se développe, et des lieux appartenant au même pays et habité par les mêmes populations où la peste ne s'engendre jamais.

Cette comparaison a pour but de faire connaître les causes de la peste et les moyens d'en prévenir le développement dans les pays qui l'enfantent encore aujourd'hui.

Art. 20 — Le médecin sanitaire communiquera, de temps à autre, les résultats de ses études scientifiques au médecin central et à son gouvernement respectif, qui aura soin d'en publier ceux qui lui paraîtront dignes d'attention.

CHAPITRE VII.   *Instructions particulières pour les médecins centraux*

Art. 21. L'installation de médecins centraux sur quatre points du Levant a pour but de centraliser la correspondance des médecins sanitaires ordinaires dont ils recevront les rapports réguliers et extraordinaires, comme il a été dit plus haut.

Cette correspondance, d'ailleurs, ne donnera aux médecins centraux aucune suprématie sur leurs autres collègues.

Art. 22.   Le médecin central, tout en remplissant les fonctions de médecin sanitaire ordinaire, selon les chapitres précédents, sera, en outre, chargé de rédiger des rapports généraux basés sur les rapports spéciaux des médecins sanitaires de son arrondissement.

Ces rapports généraux seront à leur tour adressés, une fois par mois en Turquie et deux fois par mois en Egypte, au corps consulaire local et au conseil de santé de Constantinople.

Le médecin central d'Alexandrie communiquera, en outre, son rapport général au conseil de santé d'Alexandrie.

Art. 23 — Chaque médecin central rédigera au commencement de chaque année, un rapport détaillé sur l'état de santé de son arrondissement pendant l'année précédente, et sur toutes les conditions sanitaires qui s'y rattachent.

Art. 24 — Ces rapports annuels, écrits en français, seront imprimés dans le lieu de la résidence du médecin central, et seront distribués en nombre suffisant d'exemplaires :

1° A tous les représentants des puissances européennes intéressées, qui en feront part à leurs gouvernements respectifs ; 2° à tous les délégués européens membres des conseils de santé de Constantinople et d'Alexandrie, qui les communiqueront en entier ou en partie à ces conseils mêmes ; et 3° à tous les médecins sanitaires en Turquie et en Egypte, qui les communiqueront également, en partie ou en entier, aux autorités sanitaires locales.

Rapport à l'Empereur du 25 juin 1866

Sire, le Gouvernement de Votre Majesté a entouré à toutes les époques, de sa plus vive sollicitude le régime sanitaire qui met en présence les intérêts impérieux de la santé publique et la liberté des relations, si intimement liée à l'activité des échanges et au développement de la richesse générale.

Depuis 1850, plusieurs actes réglementaires ont introduit dans ce régime les améliorations successivement réclamées par le progrès des faits économiques et par les conseils de la science.

Les plus importants de ces actes sont la convention sanitaire de 1852 et le règlement international de 1853, par lesquels on avait cherché à établir, pour tous les ports de la Méditerranée, au moins quant aux bases générales, l'uniformité de réglementation.

La France et l'Italie avaient admis ce système commun, lorsque la dernière épidémie cholérique a fait ressortir des différences d'appréciation telles qu'il a paru convenable aux deux Gouvernements de se rendre mutuellement leur liberté d'action.

Votre Majesté sait également que, sur l'initiative de la France, une conférence de délégués des puissances intéressées, réunie en ce moment à Constantinople, recherche les moyens de prévenir de nouvelles invasions du fléau d'Orient en Europe.

Il est permis d'espérer que les études auxquelles cette commission se livre avec la plus louable activité, aboutiront, de ce côté à des moyens extérieurs de préservation et fourniront même des données très-utiles à consulter sous le rapport du régime sanitaire intérieur. Mais j'ai pensé, Sire, qu'il n'était pas moins du devoir de l'administration de se demander, dès à présent, si ce régime, quant aux arrivages maritimes des pays atteints du choléra épidémique, ne pouvait pas encore être avantageusement retouché sans imposer aux relations internationales des sacrifices trop considérables, et j'ai chargé de ce soin le comité consultatif d'hygiène publique, dont la haute compétence est connue de tous.

Le comité, après le plus consciencieux examen, a adopté un ensemble de dispositions nouvelles conçues dans un esprit qui m'a paru devoir être approuvé.

Ces dispositions qui consistent principalement à rendre obligatoires, des mesures qui n'étaient que facultatives, à faire compter la durée de l'observation du moment du débarquement, et à en élever le maximum de cinq à sept jours, m'ont semblé devoir faire l'objet d'un décret spécial dont les motifs sont exposés dans le rapport du comité consultatif d'hygiène publique que j'ai l'honneur de mettre sous les yeux de Votre Majesté.

Vous daignerez sans doute, Sire, prendre connaissance de cet intéressant travail, et j'ai l'espoir qu'il déterminera Votre Majesté à revêtir de sa signature le projet de décret que j'ai l'honneur de lui soumettre.

Je suis, etc.

Le Ministre, BÉHIC

NAPOLÉON, etc.

Sur le rapport de notre ministre secrétaire d'État au département de l'Agriculture, du Commerce et des Travaux publics ;

Vu la loi du 3 mars 1822 ;

Vu le décret du 24 décembre 1850 ;

Vu la convention sanitaire du 3 février 1852 et le règlement général du 27 mai 1853 ;

Vu les arrêtés ministériels du 30 août 1861 et du 10 juin 1862 ;

Vu les décrets du 7 septembre 1863 et du 28 juin 1864 ;

Vu l'avis du comité consultatif d'hygiène publique ;

Avons décrété et décrétons ce qui suit :

ARTICLE PREMIER — Les mesures sanitaires applicables en cas de patente brute de fièvre jaune, peuvent, comme au cas de patente brute de choléra, avoir une durée différente pour les passagers, les hommes d'équipage, le navire et les marchandises.

ART. 2   Les navires sont isolés à leur arrivée et tenus à l'écart jusqu'à l'entier accomplissement des mesures sanitaires dont ils doivent être l'objet.

ART. 3   Constatation faite par le service sanitaire des conditions dans lesquelles se trouvent les navires, il est procédé, avant l'ouverture des écoutilles, et préalablement à toute autre opération, au débarquement des passagers et de ceux des hommes d'équipage dont la présence à bord n'est pas indispensable.

ART. 4   Les cholériques et les personnes reconnues par la visite médicale atteintes de cholérine ou de toute autre affection de nature à devenir compromettante pour la santé publique sont immédiatement déposés, pour y être traités à part, au lazaret ou dans un local pouvant en tenir lieu.

ART. 5 — Les autres personnes sont retenues en observation, soit dans le lazaret même, soit dans un autre lieu isolé que désigne l'autorité sanitaire, et elles y sont soumises, selon les cas, aux mesures d'hygiène et de salubrité prescrites par les règlements.

ART. 6 — L'observation est de trois à sept jours pleins, à partir du débarquement.

ART. 7 — Une décision motivée de l'autorité sanitaire détermine, dans les limites ci-dessus fixées, la durée de l'observation pour chaque cas particulier.

ART. 8 — Le maximum est applicable aux provenances jugées dangereuses, soit à cause des faits ou accidents survenus pendant la traversée, soit à raison de la mauvaise tenue du navire, de la nature et de l'état du chargement, du nombre ou des conditions hygiéniques des hommes de l'équipage ou des passagers.

Le minimum peut être appliqué lorsque le navire est propre, bien tenu, non encombré, et qu'il n'est survenu aucun fait ou accident sanitaire pendant la traversée.

ART. 9 — Lorsque les arrivages ont lieu par des navires de guerre reconnus sains ou par des navires principalement installés pour le transport rapide des voyageurs, dont les cales ont été suffisamment aérées pendant la traversée, qu'il y a à bord un médecin sanitaire commissionné ou en faisant fonctions, et qu'il n'est survenu aucun fait ou accident de nature à compromettre la santé publique, les passagers et l'agent des postes peuvent être admis à libre pratique après l'accomplissement des visites et constatations nécessaires.

ART. 11 — Les effets à usage des personnes mises en observation sont soumis aux mesures d'assainissement prescrites par les règlements.

Le linge sale est toujours lessivé.

ART. 10 — Il est procédé, à l'égard des navires et de leur chargement, conformément aux prescriptions de l'arrêté ministériel du 30 août 1861 et du décret du 7 septembre 1863.

ART. 12 — La durée des opérations est réglée par le service sanitaire, d'après les conditions dans lesquelles le bâtiment se trouve et le degré d'insalubrité qu'il présente.

ART. 13 — Les hommes de l'équipage qui ont été employés au nettoyage des navires et ceux qui les ont assistés dans ce travail, sont, après l'opération terminée, soumis à l'observation de trois à sept jours.

ART. 14 — Les lettres et paquets continuent à être soumis aux purifications réglementaires.

ART. 15 — Les personnes destinées à reprendre la mer et celles qui voyagent en corps peuvent être tenues de se rembarquer au lazaret même et sans entrer en ville.

ART. 16 — Lorsque les circonstances locales ne permettent pas d'exécuter, soit l'ensemble soit quelques-unes des dispositions ci-dessus, il en est référé par l'autorité sanitaire à notre ministre de l'Agriculture, du Commerce et des Travaux publics, qui prescrit les mesures nécessaires pour sauvegarder la santé publique.

ART. 17 — Les règlements sanitaires antérieurs sont maintenus en tout ce qui n'est pas contraire aux dispositions qui précèdent.

Fait au Palais des Tuileries, le 23 juin 1866.

Signé : NAPOLÉON

Rapport à l'Empereur

Sire, Le pèlerinage de la Mecque, cause périodique d'appréhensions pour la santé publique en Orient et en Europe, s'est accompli cette année dans des conditions plus favorables, grâce à l'application au moins partielle que les autorités ottomanes ont faite des mesures d'hygiène recommandées par la conférence sanitaire internationale, réunie, l'année dernière, à Constantinople. Cette heureuse circonstance nous a paru donner un intérêt particulier aux travaux de la conférence, et nous croyons, en conséquence, devoir présenter à Votre Majesté une rapide analyse du rapport dans lequel les délégués du ministère des Affaires étrangères et du ministère de l'Agriculture et du Commerce en ont rendu compte. Nous aurons, d'ailleurs, prochainement l'honneur de soumettre à Votre Majesté ce document, qui témoigne du soin consciencieux que les membres de la conférence ont apporté à l'étude des questions déférées à leur examen et permet d'apprécier ce qu'il reste à faire pour compléter une œuvre entreprise sous les auspices du Gouvernement de Votre Majesté, et qui devrait obtenir toutes les sympathies, parcequ'elle touche aux intérêts les plus vifs et les plus pressants de l'humanité.

Nous avons à peine besoin de rappeler, Sire, les faits qui ont précédé et motivé la réunion à Constantinople de la conférence sanitaire internationale, à laquelle ont pris part, avec les délégués de la France, ceux de l'Autriche, de la Belgique, du Danemark, de l'Espagne, des États pontificaux, de la Grande-Bretagne, de la Grèce, de l'Italie, des Pays-Bas, de la Perse, du Portugal, de la Prusse, de la Russie, de la Suède et de la Turquie.

Vers le milieu du mois de mai de l'année 1865, le choléra avait éclaté avec une extrême violence parmi les pèlerins qui se rendaient en nombre considérable aux Lieux-Saints de l'Islamisme, et, après avoir exercé de grands ravages au sein de cette multitude, il s'était propagé avec une effrayante rapidité, au retour des pèlerins et à leur suite, en Égypte d'abord, puis de là dans tout le bassin de la Méditerranée et dans le midi de l'Europe. Les épidémies qui ont régné, l'année dernière, dans une partie de l'Europe, et qui continuent cette année, n'ont été que la conséquence de l'invasion de 1865. A raison des conditions nouvelles dans lesquelles il s'accomplissait, le pèlerinage annuel des musulmans apparut, avec une évidence qui n'avait jamais été aussi frappante, comme la cause d'un péril particulier et de plus en plus menaçant pour toute l'Europe et pour les contrées en relations directes avec elles.

Préoccupé de ce danger, le Gouvernement de Votre Majesté se hâta d'envoyer en Égypte et en Syrie une mission médicale qui avait pour but, non-seulement d'apporter aux victimes de l'épidémie une assistance éclairée, mais encore d'étudier l'origine, les caractères et la marche de la maladie, pour rechercher les moyens d'en arrêter les progrès et d'en prévenir l'introduction sur le territoire de l'Empire.

Les rapports des membres de cette commission, rapprochés des informations transmises par les agents du service consulaire, amenèrent le Gouvernement de Votre Majesté à reconnaître l'opportunité d'un accord entre les diverses puissances intéressées, pour prévenir l'Europe des atteintes périodiques du choléra, en attaquant le mal dans sa source et en le combattant énergiquement dans ses principaux foyers à l'aide d'un système de mesures préventives concertées avec les autorités territoriales. Votre Majesté ayant accueilli les propositions que nos prédécesseurs eurent alors l'honneur de lui soumettre, une entente diplomatique fut promptement établie, et, le 13 février de l'année dernière, s'ouvrait à Constantinople la conférence dans laquelle siégeaient, à côté des représentants des différents États, les hommes de la science jugés les plus aptes à éclairer ses délibérations par leurs lumières spéciales. Nous sommes heureux de constater ici que les délégués de la France, M. le comte de Lallemand, ministre plénipotentiaire, et M. le docteur Fauvel, alors médecin sanitaire à Constantinople, aujourd'hui inspecteur général des services sanitaires en France, ont répondu complètement à la confiance dont ils ont été l'objet, et qu'ils ont pris aux travaux communs une part dont l'importance se manifeste dans les rapports pleins d'intérêt auxquels ils ont attaché leur nom.

Le programme de la conférence ne pouvait comprendre, au début, que des indications générales, et les instructions données aux délégués du Gouvernement français, étaient comme celles des délégués des autres puissances, assez larges pour permettre à la savante assemblée d'aborder toutes les questions qu'il importait d'approfondir et de résoudre ; nos prédécesseurs avaient insisté toutefois sur les deux points suivants : d'une part, que la conférence aurait surtout à rechercher les moyens de conjurer le mal dans son principe et à son origine, et, en second lieu, que tout en conservant la plus grande liberté dans ses appréciations, elle n'aurait à intervenir dans aucun acte d'administration intérieure, ni à prendre l'initiative d'aucune proposition qui fût de nature à gêner le libre exercice de la souveraineté territoriale. En conséquence, il était entendu que les mesures dont elle conseillerait l'adoption, ne pourraient être mises en pratique, sur le territoire de chaque État, que par l'autorité indépendante de cet État même.

Dès les premières réunions, les membres de la conférence reconnurent, d'un accord unanime, la nécessité d'une étude préalable des caractères du choléra, de la genèse de cette maladie dans l'Inde, de la forme endémique ou épidémique qu'elle affecte tour à tour, soit dans l'Inde même, soit dans les autres contrées où elle a pénétré, enfin de son mode de propagation, point qu'il était important d'éclaircir pour déterminer avec connaissance de cause les bases du système de préservation.

Ces diverses questions ont été successivement examinées, mais la conférence fut, avant toute autre étude, saisie par les délégués français d'une proposition qui rentrait essentiellement dans l'ordre d'idées dont s'était inspiré, dès le principe, le Gouvernement de Votre Majesté et dont l'urgence ne pouvait être contestée. Il s'agissait de parer au danger qui se représenterait au printemps pour l'Égypte et pour l'Europe, en cas de choléra déclaré parmi les pèlerins rassemblés à la Mecque.

La mesure proposée consistait dans l'interruption des communications maritimes entre les ports arabiques et le littoral égyptien pendant la durée de l'épidémie. Cette motion, adoptée par la majorité des délégués, a reçu un commencement d'exécution qui semble en avoir justifié l'opportunité.

La conférence s'occupa, aussitôt après, de la première partie du programme qu'elle s'était tracé, c'est-à-dire de l'étude des caractères du choléra, et elle confia ce travail à une commission dans laquelle siégeaient avec tous les délégués appartenant au corps médical, plusieurs de ceux qui faisaient partie du corps diplomatique. Les résultats des longues et consciencieuses recherches de cette commission sont consignés dans un remarquable rapport rédigé par le docteur Fauvel, et adopté, sans changement important, par l'assemblée générale, une analyse complète de ce document se trouve dans le résumé que les délégués français ont présenté des travaux de la conférence aux départements ministériels dont ils relevaient.

Cette première et très-importante partie de ses travaux terminée, la conférence a déduit des propositions qu'elle avait établies un ensemble de mesures combinées au point de vue de la préservation, et qui n'ont pas moins consciencieusement étudiées. Elle a examiné d'abord et déterminé les règles d'hygiène à adopter soit dans les villes, soit dans les ports, soit à bord des bâtiments affectés au transport des voyageurs ; puis les précautions les plus efficaces à prendre contre une invasion imminente ou déjà effectuée de choléra, parmi lesquelles elle recommande l'isolement et la séquestration partout où ils sont praticables et des opérations d'assainissement et de désinfection exécutés dans de larges proportions.

Comme nous l'avons déjà fait remarquer, Sire, dans la pensée du Gouvernement de Votre Majesté, la conférence devait surtout se proposer pour objet la recherche et l'étude des moyens propres à combattre et à étouffer le choléra à son origine ; mais il était naturel que le champ de ses investigations s'aggrandit parallèlement à la marche même du fléau, et que son attention se portât sur les mesures à lui opposer une fois qu'il aurait franchi les limites dans lesquelles il a été, jusqu'ici, impossible de le renfermer. Elle s'est trouvée ainsi amenée à parler des quarantaines.

Nous n'ignorons pas, Sire, que cette question est encore trop controversée pour que les opinions exprimées par l'assemblée réunie à Constantinople, quelle que soit la valeur de ses travaux, ne soulèvent pas de sérieuses objections. Aussi nous nous garderons bien de préjuger, par une approbation ou un avis discutables au point de vue de la compétence, une solution qui, selon nous, ne peut sortir que de nouvelles délibérations et d'un examen contradictoire des diverses doctrines aujourd'hui en présence. Nous nous bornons donc à mentionner cette partie des études de la commission, en réservant complétement, dans une matière si délicate, la libre appréciation du Gouvernement de Votre Majesté.

La dernière partie du programme de la conférence avait un caractère tout spécial : elle embrassait l'examen des mesures à prendre en Orient pour prévenir de nouvelles invasions du choléra en Europe. Ici elle s'est trouvé en face de problèmes difficiles, mais dont la solution pratique ne lui a pas semblé impossible. L'extinction du choléra dans l'Inde, l'institution à l'entrée de la Mer Rouge d'une forte institution sanitaire revêtue d'un caractère international, l'interruption des communications maritimes entre les ports arabiques et le littoral égyptien, le choix de lieux favorables à l'établissement de vastes lazarets, la police des ports d'embarquement et de débarquement des pèlerins; enfin, l'interruption éventuelle et momentanée des communications de l'Europe avec l'Egypte, telles sont les principales questions qui se rattachent au système de précautions suggéré contre les dangers d'importation par mer que présente le pèlerinage de la Mecque.

La conférence n'a pas étudié avec un soin moins attentif la question de l'importation de la maladie par la voie de terre et des obstacles qui pourraient lui être opposés dans toutes les contrées qu'elle peut parcourir en poursuivant sa marche envahissante, depuis l'Inde et la Perse, dont le rôle dans la propagation du choléra a particulièrement fixé son attention, jusqu'aux provinces de la Russie d'Europe, d'une part, et, au sud et au sud-est, dans les provinces de la Turquie, à partir de la frontière persane.

Tels sont, Sire, les traits principaux de l'œuvre très-complète de la conférence sanitaire internationale. On ne peut d'ailleurs en apprécier exactement l'importance que dans les rapports substantiels des diverses commissions qui ont préparé les résolutions de cette docte assemblée.

C'est après en avoir pris connaissance que nous avons l'honneur de signaler à Votre Majesté la valeur des travaux qui ont porté leurs premiers fruits, et de prévisions confirmées déjà par les faits observés dans le cours du pèlerinage qui vient de s'accomplir, et dont nous demandons à Votre Majesté la permission d'indiquer, en terminant, la physionomie générale.

Nous sommes heureux de constater que cette année, l'état sanitaire des pèlerins de la Mecque a été très-satisfaisant, et que leur rassemblement dans les villes saintes de l'Islamisme n'a déterminé aucune maladie d'un caractère menaçant pour les pays qu'ils ont traversé au retour. Diverses causes ont pu contribuer à ce résultat. D'une part, les caravanes ont été moins nombreuses; mais il est permis de croire aussi que les mesures de police sanitaire appliquées, dès l'année dernière, sous l'active surveillance du Grand Schérif, ont été d'une grande efficacité. Ainsi, les sacrifices ont tous eu lieu en-dehors de la ville de la Mecque et dans des endroits préparés spécialement pour cette destination. Les restes des victimes ont été transportés et enfouis à une grande distance; des soins particuliers ont été pris pour assurer la propreté individuelle et pourvoir aux besoins des pèlerins, peu habitués jusqu'ici à de pareilles précautions. La ville de Djeddah a subi une véritable transformation : les rues assainies, les maisons remises à neuf, les vieux et infects magasins du bazar remplacés par des constructions propres et élégantes, témoignent des efforts de l'autorité locale pour améliorer les conditions matérielles de la population et des pèlerins, et satisfaire ainsi aux vœux de la conférence sanitaire internationale, qui avaient trouvé un interprète zélé chez le regrettable docteur Schnepp, médecin sanitaire et agent vice-consul de France à Djeddah, mort à son poste au mois d'août de l'année dernière.

La commission sanitaire, envoyée par le gouvernement ottoman et dirigé par un médecin expérimenté, a surveillé très-activement, avec le concours du nouveau médecin sanitaire, vice-consul de France à Djeddah, les mesures adoptées par la police des navires affectés au transport des pèlerins dans la Mer Rouge. Cette active surveillance, en prévenant l'encombrement à bord des navires par les facilités excessives que les voyageurs trouvaient précédemment pour s'embarquer, a eu pour effet de déterminer, cette année, un nombre considérable de pèlerins à renoncer à la voie de mer, pour se rendre en Syrie par caravanes.

On ne peut qu'applaudir à ce retour aux anciennes pratiques, le transport par paquebots favorisant, ainsi que l'expérience l'a démontré, la propagation de la maladie. Enfin, la commission sanitaire ottomane a fait un voyage d'exploration des côtes, à l'entrée de la Mer Rouge, pour chercher et déterminer un point sur lequel pourraient être établis un lazaret et un poste sanitaire. Il ne faut pas se dissimuler que les conditions nécessaires pour la création d'un établissement de ce genre sont difficiles à rencontrer.

Le Gouvernement de Votre Majesté aura à s'entendre ultérieurement, à cet égard, avec les puissances intéressées, car la police de la navigation de la Mer Rouge est incontestablement une question internationale, qui se place au premier rang dans l'ensemble des mesures à adopter pour combattre le choléra et opposer à l'invasion du fléau une barrière réellement efficace.

Si l'on doit se féliciter de ce que, cette année, le pèlerinage de la Mecque n'a pas créé un danger pour l'Europe, il serait toutefois imprudent de se livrer à une sécurité que l'avenir pourrait troubler, tant que l'œuvre de salut commun entreprise au nom de la civilisation n'aura pas été poursuivie et achevée. C'est à ce résultat si désirable que tendront les constants efforts du Gouvernement de l'Empereur, encouragé dans cette tâche par la haute approbation de Votre Majesté.

Nous sommes avec respect,

SIRE,

De Votre Majesté
les très-humbles, très-obéissants serviteurs
et fidèles sujets,

Le Ministre des affaires étrangères,

MOUSTIER

Le Ministre de l'Agriculture,
du Commerce et des Travaux publics,

DE FORCADE

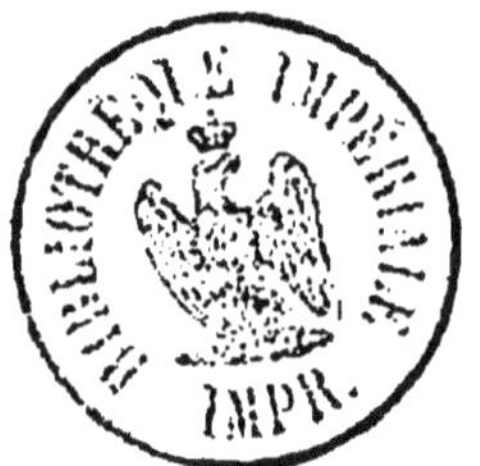

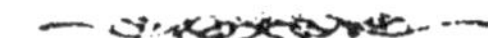

Joinville, Imprimerie P. HENRIOT

CATALOGUE

DES

LIVRES DE MÉDECINE

CHIRURGIE, ANATOMIE, PHYSIOLOGIE,
HISTOIRE NATURELLE MÉDICALE, CHIMIE MÉDICALE,
PHARMACIE, ART VÉTÉRINAIRE,

QUI SE TROUVENT CHEZ

J.-B. BAILLIÈRE et FILS,

LIBRAIRES DE L'ACADÉMIE IMPÉRIALE DE MÉDECINE,

Rue Hautefeuille, 19.

(PRÈS DU BOULEVARD SAINT-GERMAIN.)

PARIS.

Nota. Une correspondance suivie avec l'Angleterre et l'Allemagne permet à MM. J.-B. Baillière et Fils d'exécuter dans un bref délai toutes les commissions de librairie qui leur seront confiées. (*Écrire franco.*)

Tous les ouvrages portés dans ce Catalogue sont expédiés par la poste, dans les départements et en Algérie, *franco* et sans augmentation sur les prix désignés. — Prière de joindre à la demande des *timbres-poste* ou un *mandat* sur Paris.

<table>
<tr><td>Londres,</td><td>New-York,</td></tr>
<tr><td>HIPPOLYTE BAILLIÈRE, 219, REGENT STREET;</td><td>BAILLIÈRE BROTHERS, 440, BROADWAY;</td></tr>
</table>

MADRID, CARLOS BAILLY-BAILLIÈRE, PLAZA DEL PRINCIPE ALFONSO, 8.

N° 19. **MARS 1868.**

LIVRES DE FONDS.

ACADÉMIE IMPÉRIALE DE MÉDECINE (ANNUAIRE DE L'). Paris, 1862, in-12. 204 pages.   1 fr. 50

Première partie : Ordonnances constitutives de l'Académie impériale de médecine, arrêtés ministériels, règlements, legs faits à l'Académie, prix décernés et à décerner, lauréats de l'Académie, publications, etc. — Deuxième partie : Tableau général des nominations, des promotions et des extinctions qui ont eu lieu dans le sein de l'Académie, depuis sa fondation jusqu'à ce jour. État actuel du personnel de l'Académie.

† **ACADÉMIE IMPÉRIALE DE MÉDECINE (BULLETIN DE L'),** rédigé sous la direction de MM. F. DUBOIS, secrétaire perpétuel, et J. BÉCLARD, secrétaire annuel.— Paraissant régulièrement tous les quinze jours, par cahiers de 3 feuilles (18 pages in-8), et contenant exactement tous les travaux de chaque séance.
Prix de l'abonnement pour un an *franco* pour toute la France :   15 fr.
Collection du 1er octobre 1836 au 31 décembre 1867 : trente et une année, formant 32 forts volumes in-8 de chacun 1100 pages (372 fr.).   150 fr.
Chaque année séparée in-8 de 1100 pages.   12 fr

Ce *Bulletin officiel* rend un compte exact et impartial des séances de l'Académie impériale de médecine, et présentant le tableau fidèle de ses travaux, il offre l'ensemble de toutes les questions importantes que les progrès de la médecine peuvent faire naître ; l'Académie étant devenue le centre d'une correspondance presque universelle, c'est par les documents qui lui sont transmis que tous les médecins peuvent suivre les mouvements de la science dans tous les lieux où elle peut être cultivée, er connaître, presque au moment où elles naissent, les inventions et les découvertes.—L'ordre du *Bulletin* est celui des séances : on inscrit d'abord la correspondance soit officielle, soit manuscrite, soit imprimée ; à côté de chaque pièce, on lit les noms des commissaires chargés d'en rendre compte à la Compagnie. Le rapport est-il lu, approuvé, les rédacteurs le donnent en totalité, quelles que soient son importance et son étendue : est-il suivi de discussion, ils s'appliquent avec la même impartialité à le reproduire dans ce qu'elles offrent d'essentiel, principalement sous le rapport pratique. C'est dans le *Bulletin* seulement que sont reproduites dans tous leurs détails les discussions relatives à l'*Empyème* l'*Introduction de l'air dans les veines*, au *Système nerveux*, l'*Empoisonnement par l'arsenic*, l'*Organisation de la pharmacie*, la *Ténotomie*, le *Cancer des mamelles*, l'*Ophthalmie*, les *Injections iodées*, la *Peste et les Quarantaines*, la *Taille et la Lithotritie*, les *Fièvres intermittentes*, les *Maladies de la matrice*, le *Crétinisme*, la *Syphilisation*, la *Surdi-mutité*, les *Kystes de l'ovaire*, la *Méthode sous-cutanée*, la *Fièvre puerpérale*, les *Eaux potables*, la *Syphilis vaccinale*, les *Troubles du langage*, la *Thoracentèse*, la *Mortalité des enfants*, la *tuberculose*, etc. Ainsi, tout correspondant, tout médecin, tout savant qui transmettra un écrit quelconque à l'Académie, en pourra suivre les discussions et connaître exactement le jugement qui en est porté.

ACADÉMIE IMPÉRIALE DE MÉDECINE (MÉMOIRES DE L'). Tome I, Paris, 1828.— Tome II, 1832. — Tome III, 1833. — Tome IV, 1835. — Tome V, 1836. — Tome VI, 1837. — Tome VII, 1838. — Tome VIII, 1840. — Tome IX, 1841. — Tome X, 1843. — Tome XI, 1845. — Tome XII, 1846. — Tome XIII, 1848. — Tome XIV, 1849. — Tome XV, 1850. — Tome XVI, 1852. — Tome XVII, 1853. — Tome XVIII, 1854. — Tome XIX, 1855. — Tome XX, 1856. — Tome XXI, 1857. — Tome XXII, 1858. — Tome XXIII, 1859. — Tome XXIV, 1860. — Tome XXV, 1861. — Tome XXVI, 1863. — Tome XXVII, 1865-1866.— Tome XXVIII, 1867-68, 28 forts vol. in-4, avec pl. Prix de la collection complète des 28 *volumes pris ensemble*, au lieu de 540 fr. :   320 fr.
Chaque volume séparément :   20 fr.

Cette nouvelle Collection peut être considérée comme la suite et le complément des *Mémoires de la Société royale de médecine et de l'Académie royale de chirurgie*. Ces deux sociétés célèbres sont représentées dans la nouvelle Académie par ce que la science a de médecins et de chirurgiens distingués, soit à Paris, dans les départements ou à l'étranger. Par cette publication, l'Académie a répondu à l'attente de tous les médecins jaloux de suivre les progrès de la science.

Le tome 1er comprend : Ordonnances et règlements de l'Académie, mémoires de MM. Pariset, Double, Itard, Esquirol, Villermé, Léveillé, Larrey, Dupuytren, Dugès, Vauquelin, Laugier, Virey, Chomel, Orfila, Boullay, Lemaire.

Le tome II contient des mémoires de MM. Pariset, Breschet, Lisfranc, Ricord, Itard, Husson, Duval, Duchesne, P. Dubois, Dubois (d'Amiens), Mélier, Hervez de Chégoin, Priou, Toulmouche.

Le tome III contient des mémoires de MM. Pariset, Breschet, Marc, Velpeau, Planche, Pravaz, Chevallier, Lisfranc, Bonnastre, Cullerier, Soubeiran, Paul Dubois, Reveillé-Parise, Roux, Chomel, Dugès, Dizé, Henry, Villeneuve, Dupuy, Fodéré, Ollivier, André, Goyrand, Sanson, Fleury.

Le tome IV contient des mémoires de MM. Pariset, Bourgeois, Aumont, Girard, Mirault, Lauth, Reynaud, Salmade, Roux, Lepelletier, Pravaz, Ségalas, Civiale, Bouley, Bourdois, Delamotte, Ravin, Silvy, Larrey, P. Dubois, Kæmpfen, Blanchard.

Le tome V contient des mémoires de MM. Pariset, Gérardin, Goyrand, Pinel, Kéraudren, Macartney, Amussat, Stoltz, Martin-Solon, Malgaigne, Henry, Boutron-Charlard, Leroy (d'Etiolles), Breschet, Itard, Dubois (d'Amiens), Bousquet.

Le tome VI contient des mémoires de MM. Piorry, Trousseau et Belloc, Risueno d'Amador, C. Saucerotte, Planche et P. Rayer.

Le tome VII contient des mémoires de MM. Pariset, Husson, Mérat, Piorry, Gaultier de Claubry, Montault, Bouvier, Malgaigne, Dupuy, Duval, Gontier Saint-Martin, Leuret, Mirault, Malle, Froriep.

Le tome VIII contient des mémoires de MM. Bousquet, Pariset, Prus, Thorstensen, Souberbielle, Cornuel, Baillarger, J. Pelletan, Orfila, J. Sédillot, Lecanu, Jobert.

Le tome IX contient des mémoires de MM. Pariset, Bricheteau, Bégin, Orfila, Jobert, A. Colson, Deguise, Gaetani-Bey, Brierre de Boismont, Cerise, Raciborski, Leuret, Foville, Aubert, Guillard.

Le tome X contient des mémoires par MM. Pariset, Arnal et Martin, Robert, Bégin, Poilroux, Royer-Collard, Mélier, A. Devergie, Rufz, Foville, Parrot, Rollet, Gibert, Michéa, R. Prus.

Le tome XI contient des mémoires de MM. Bousquet, Pariset, Dubois (d'Amiens), Ségalas, Prus, Valleix, Gintrac, Ch. Baron, Brierre de Boismont, Payan, Delafond, H. Larrey.

Le tome XII contient des mémoires de MM. Pariset, Dubois (d'Amiens), de Castelnau et Ducrest, Bally, Michéa, Baillarger, Jobert (de Lamballe), Kéraudren, H. Larrey, Jolly, Mélier.

Le tome XIII contient des mémoires de MM. Bousquet, Fr. Dubois (d'Amiens), Malgaigne, Fauconneau-Dufresne, A. Robert, J. Roux, Fleury, Brierre de Boismont, Trousseau, Mélier, Baillarger.

Le tome XIV contient des mémoires de MM. Fr. Dubois, Gaultier de Claubry, Bally, Royer-Collard, Murville, Joret, Arnal, Huguier, Lebert.

Le tome XV (1850) contient des mémoires de MM. Fr. Dubois, Gaultier de Claubry, Patissier, Guisard, Second, Piedvache, Germain Sée, Huguier.

Le tome XVI (1852) contient des mémoires de MM. Dubois (d'Amiens), Gibert, Gaultier de Claubry, Bouchardat, Henot, H. Larrey, Gosselin, Hutin, Brocu.

Le tome XVII (1853) contient des mémoires de MM. Dubois (d'Amiens), Michel Lévy, Gaultier de Claubry, J. Guérin, A. Richet, Bouvier, Lereboullet, Depaul.

Le tome XVIII (1854) contient des mémoires de MM. Dubois, Gibert, Cap, Gaultier de Claubry, J. Moreau, Aug. Millet, Patissier, Collineau, Bousquet.

Le tome XIX (1855) contient des mémoires de MM. Dubois, Gibert, Gaultier de Claubry, Notta, Peixoto, Aubergier, Carrière, E. Marchand, Delioux, Bach, Hutin, Blache.

Le tome XX (1856) contient des mémoires de MM. Fr. Dubois, Depaul, Guérard, Barth, Imbert-Gourbeyre, Jules Rochard, Chapel, Dutroulau, Pinel, Puel.

Le tome XXI (1857) contient des mémoires de MM. Fr. Dubois, A. Guérard, Barth, Buyle, P. Silbert, d'Aix, Michel, Poterin du Motel, Hecquet.

Le tome XXII (1858) contient des mémoires de MM. Fr. Dubois, A. Trousseau, A. Guérard, Max Simon, Mordret, Dutroulau, Reynal, Gubler, Blondlot, Borie, Zurkowski.

Le tome XXIII (1859) contient des mémoires de MM. Fr. Dubois, A. Trousseau, Guérard, Laugier, A. Devergie, Bauchet, Guillard, J. Rochard, Suppey, Huguier (avec 15 planches).

Le tome XXIV (1860) contient des mémoires de MM. Fr. Dubois, A. Trousseau, A. Guérard, Marcé, H. Roger, Duchaussoy, Ch. Robin, Moutard-Martin, Depaul, Jules Roux, avec 6 pl.

Le tome XXV (1861) contient des mémoires de MM. F. Dubois, Jolly, A. Tardieu, Imbert-Gourbeyre, Ch. Robin, Semelaigne, Hipp. Bourdon, Bourgeois, Léon Lefort.

Le tome XXVI (1863-1864) contient des mémoires de MM. Fr. Dubois (d'Amiens), J. Béclard, A. Tardieu, P. Jolly, Mélier, J. Lefort, J. Reynal et Lanquetin, A. Chauveau et Marey, Bouchardat, Kergaradec, Chalvet, A. Ollivier et Ranvier.

Le tome XXVII (1865-66) contient des mémoires de MM. Jules Béclard, Dubois (d'Amiens), Bouchardat, Kergaradec, Joulin, Decaisne, U. Trélat, L. Legouest, E. Bourguet, V. Legros, Pidoux, Cornil, Marmy.

Le tome XXVIII (1867-68) contient : Éloge de Gerdy, par M. Jules Béclard; Rapport sur les prix, par M. Dubois (d'Amiens); Rapport sur les épidémies, par M. E. Bergeron ; Rapport sur les eaux minérales, par M. Guérard ; Expériences sur le vaccin animal et le cow-pox, par M. Depaul, avec 3 pl.; Rapport sur le choléra, par M. Briquet ; Éloge de Rostan, par M. Jules Béclard ; Rapport sur les épidémies, par M. Bergeron ; Rapport sur les Eaux minérales, par M. Béhier, etc.

AMETTE. Code médical, ou Recueil des Lois, Décrets et Règlements sur l'étude, l'enseignement et l'exercice de la médecine civile et militaire en France, par AMÉDÉE AMETTE, secrétaire de la Faculté de médecine de Paris. *Troisième édition*, augmentée. Paris, 1859. 1 vol. in-12 de 560 pages.   4 fr.
Ouvrage traitant des droits et des devoirs des médecins. Il s'adresse à tous ceux qui étudient, enseignent ou exercent la médecine, et renferme dans un ordre méthodique toutes les dispositions législatives et réglementaires qui les concernent.

ANGLADA. Traité de la contagion pour servir à l'histoire des maladies contagieuses et des épidémies, par CHARLES ANGLADA, professeur à la Faculté de médecine de Montpellier. Paris, 1853, 2 vol. in-8.   12 fr.

† **ANNALES D'HYGIÈNE PUBLIQUE ET DE MÉDECINE LÉGALE**, par MM. ANDRAL, J. BERGERON, BRIERRE DE BOISMONT, CHEVALLIER, DELPECH, DEVERGIE, FONSSAGRIVES, GALLARD, GAULTIER DE CLAUBRY, Michel LÉVY, DE PIETRA SANTA, Z. ROUSSIN, Ambr. TARDIEU, VERNOIS, avec une revue des travaux français et étrangers, par MM. BEAUGRAND et STROHL.

La **seconde série**, commencée avec le cahier de janvier 1854, paraît régulièrement tous les trois mois par cahiers de 15 feuilles in-8 (240 pages), avec des planches gravées.

Prix de l'abonnement annuel pour Paris :   18 fr.
Pour les départements : 20 fr. — Pour l'étranger :   24 fr.
Première série, collection complète (1829 à 1853), dont il ne reste que peu d'exemplaires, 50 vol. in-8, avec figures et planches.   450 fr.
Chacune des dernières années séparément :   18 fr.
Tables alphabétiques par ordre des matières et des noms d'auteurs des tomes I à L (1829 à 1853). Paris, 1855. in-8 de 136 pages à 2 colonnes.   3 fr. 50

† **ANNUAIRE DE L'ASSOCIATION GÉNÉRALE DE PRÉVOYANCE** et de secours mutuels des médecins de France, publié par le conseil général de l'association. Première année, 1858-1861. Paris, 1862. — 2e année, 1862. Paris, 1863. — 3e année, 1863. Paris, 1864. — 4e année, 1864. Paris, 1865. — 5e année, 1865. Paris, 1866. — 6e année, 1867. Prix de chaque année formant 1 vol. in-18 jésus de 700 pages.   1 fr.
— Chaque année, franco par la poste.   1 fr. 50

ANNUAIRE DE CHIMIE, comprenant les applications de cette science à la médecine et à la pharmacie, ou Répertoire des découvertes et des nouveaux travaux en chimie faits dans les diverses parties de l'Europe ; par MM. E. MILLON, J. REISET, avec la collaboration de M. le docteur F. HOEFER et de M. NICKLÈS. Paris, 1845-1851, 7 vol. in-8 de chacun 700 à 800 pages.   7 fr.
Les années 1845, 1846, 1847 se vendent chacune séparément 1 fr. 50 le volume.

ANNUAIRE PHARMACEUTIQUE, fondé par O. REVEIL et L. PARISEL, ou Exposé analytique des travaux de pharmacie, physique, chimie, histoire naturelle médicale, thérapeutique, hygiène, toxicologie et pharmacie légale.
— Première année. Paris, 1863, 1 vol. in-18 jésus de 400 pages.   1 fr. 50
— Deuxième année. Paris, 1864, 1 vol. in-18 jésus, avec figures.   1 fr. 50
— Troisième année. Paris, 1865, 1 vol. in-18 jésus.   1 fr. 50
— Quatrième année, formant la sixième *Année pharmaceutique*. Paris, 1866, in-18 jésus de 400 pages.   1 fr. 50
— Cinquième année. Paris, 1867, 1 vol. in-18 jésus de 400 pages.   1 fr. 50
— Sixième année. Paris, 1868, 1 vol. in-18 jésus.   1 fr. 50

† **ARCHIVES DE MÉDECINE NAVALE**, publiées par ordre de S. E. le ministre de la marine et des colonies, et rédigées sous la surveillance de l'inspection générale du service de santé de la marine. Directeur de la rédaction, M. le docteur LE ROY DE MÉRICOURT.

Les *Archives de médecine navale* paraissent depuis le 1er janvier 1864, mensuellement par numéro de 80 pages, avec planches et figures intercalées dans le texte, et forment chaque année 2 vol. in-8 de chacun 500 pages. Prix de l'abonnement annuel pour Paris.   12 fr.
— Pour les départements.   14 fr.
— Pour l'étranger d'après les tarifs de la convention postale.
Les tomes I à VIII (1864-67), sont en vente.

ARCHIVES ET JOURNAL DE LA MÉDECINE HOMOEOPATHIQUE, publiés par une société de médecins de Paris. *Collection complète*. Paris, 1834-1837. 6 vol. in-8. 30 fr.

BACHELIER (JULES). **Exposé critique et méthodique de l'hydrothérapie**, ou Traitement des maladies par l'eau froide, avec la traduction de l'ouvrage allemand qui a pour titre : *Die Wasserkur zu Græfenberg*, par Jules Frisch. Pont-à-Mousson, 1843, in-8-VIII, 254 pages. 3 fr. 50

BAER. Histoire du développement des animaux, traduit par G. BRESCHET. Paris, 1826, in-4. 1 fr.

BAILLARGER (J.). **Recherches sur la structure de la couche corticale des circonvolutions du cerveau**, par M. J. BAILLARGER, médecin de la Salpêtrière, membre de l'Académie de médecine. Paris, 1840, 1 vol. in-4 de 33 pages, avec 2 planches lithographiées. 1 fr. 50

BAILLARGER (J.). **Des hallucinations**, des causes qui les produisent et des maladies qu'elles caractérisent. Paris, 1846, 1 vol. in-4 de 400 pages 5 fr.

BAILLY. De l'emploi de la force dans les accouchements, par le docteur Em. BAILLY, chef de clinique d'accouchements de la Faculté de médecine de Paris, professeur agrégé à la Faculté de médecine. Paris, 1866, in-8 de 112 pages. 2 fr. 50

BALDOU. Instruction pratique sur l'hydrothérapie, étudiée au point de vue : 1° de l'analyse clinique ; 2° de la thérapeutique générale ; 3° de la thérapeutique comparée ; 4° de ses indications et contre-indications. *Nouvelle édition*, Paris, 1857, in-8 de 691 pages. 5 fr.

BAUCHET (J. L.). **Histoire anatomo-pathologique des kystes**, par J. L. BAUCHET, professeur agrégé de la Faculté de médecine, chirurgien des hôpitaux. Paris, 1857, 1 vol. in-4. 3 fr.

BAUCHET (J. L.). **Anatomie pathologique des kystes de l'ovaire**, et de ses conséquences pour le diagnostic et le traitement de ces affections. Paris, 1859, 1 vol. in-4. 5 fr.

BAYLE. Bibliothèque de thérapeutique, ou Recueil de mémoires originaux et des travaux anciens et modernes sur le traitement des maladies et l'emploi des médicaments, recueillis et publiés par A. L. J. BAYLE, D. M. P., agrégé et sous-bibliothécaire à la Faculté de médecine. Paris, 1828-1837. 4 forts vol. in-8. 12 fr.

BAZIN. Du système nerveux, de la vie animale et de la vie végétative, de leurs connexions anatomiques et des rapports physiologiques, psychologiques et zoologiques qui existent entre eux, par A. BAZIN, professeur à la Faculté des sciences de Bordeaux, etc. Paris, 1841, in-4, avec 5 planches lithographiées. 3 fr.

BEALE. De l'urine, des dépôts urinaires et des calculs, de leur composition chimique, de leurs caractères physiologiques et pathologiques et des indications thérapeutiques qu'ils fournissent dans le traitement des maladies, par Lionel BEALE, médecin et professeur au King's College Hospital. Traduit de l'anglais sur la seconde édition et annoté par MM. Auguste Ollivier, médecin des hôpitaux et Georges Bergeron, interne des hôpitaux. Paris, 1865. 1 vol. in-18 jésus, de XXX-540 pages avec 163 figures. 7 fr.

BEAU. Traité expérimental et clinique d'auscultation appliquée à l'étude des maladies du poumon et du cœur, par le docteur J. H. S. BEAU, médecin de l'hôpital de la Charité, professeur agrégé à la Faculté de médecine de Paris. Paris, 1856, 1 vol. in-8 de XII, 626 pages. 7 fr. 50

BEAUNIS et BOUCHARD. Nouveaux éléments d'anatomie descriptive, et d'embryologie, par H. BEAUNIS et H. BOUCHARD, professeurs agrégés à la Faculté de médecine de Strasbourg, médecins-majors, répétiteurs à l'École de médecine militaire à Strasbourg. Paris, 1868, 1 vol. grand in-8 de XVI-1050 pages avec 404 figures dessinées d'après nature, cartonné. 18 fr.

BEAUVAIS. Effets toxiques et pathogénétiques de plusieurs médicaments sur l'économie animale dans l'état de santé, par le docteur BEAUVAIS (de Saint-Gratien). Paris, 1845, in-8 de 420 pages. Avec huit tableaux in-folio. 7 fr.

BEAUVAIS. Clinique homœopathique, ou Recueil de toutes les observations pratiques publiées jusqu'à nos jours, et traitées par la méthode homœopathique. *Ouvrage complet.* Paris, 1836-1840, 9 forts vol. in-8.   45 fr.

BECQUEREL. Recherches cliniques sur la méningite des enfants, par Alfred BECQUEREL, médecin des hôpitaux. Paris, 1838, in-8, 128 pages.   1 fr.

BÉGIN. Études sur le service de santé militaire en France, son passé, son présent et son avenir, par le docteur L. J. BÉGIN, chirurgien-inspecteur, membre du Conseil de santé des armées. Paris, 1849, in-8 de 370 pages.   4 fr. 50

BÉGIN. Nouveaux éléments de chirurgie et de médecine opératoire. 2e édition. Paris, 1838, 3 vol. in-8.   20 fr.

BELMAS. Traité de la cystotomie sus-pubienne. Ouvrage basé sur près de cent observations tirées de la pratique du docteur Souberbielle. Paris, 1827, in-8. fig. 2 fr.

BERNARD. Leçons de physiologie expérimentale appliquée à la médecine, faites au Collége de France, par Cl. BERNARD, membre de l'Institut de France, professeur au Collége de France, professeur de physiologie générale à la Faculté des sciences. Paris, 1855-1856. 2 vol. in-8, avec figures.   14 fr.

BERNARD (Cl. . Leçons sur les effets des substances toxiques et médicamenteuses. Paris, 1857, 1 vol. in-8, avec figures.   7 fr.

BERNARD (Cl.). Leçons sur la physiologie et la pathologie du système nerveux. Paris, 1858. 2 vol. in-8, avec figures.   14 fr.

BERNARD (Cl.). Leçons sur les propriétés physiologiques et les altérations pathologiques des liquides de l'organisme. Paris, 1859, 2 vol. in-8 avec 32 fig. 14 fr.

BERNARD (Cl.). Introduction à l'étude de la médecine expérimentale. Paris, 1865, in-8, 400 pages.   7 fr.

BERNARD (Cl.) et HUETTE. Précis iconographique de médecine opératoire et d'anatomie chirurgicale. Paris, 1866, 1 vol. in-18 jésus, 495 pages, avec 113 pl. figures noires. Cartonné.   24 fr.
Le même, figures coloriées, cart.   48 fr.

BISCHOFF (T. L. G.). Traité du développement de l'homme et des mammifères, suivi d'une Histoire du développement de l'œuf du lapin. Paris, 1843, in-8 avec un atlas in-4 de 16 planches.   7 fr. 50

BLANDIN. Anatomie du système dentaire, considérée dans l'homme et les animaux. Paris, 1836, in-8, avec une planche.   2 fr. 50

† **BLONDEL et SER. Rapport sur les hôpitaux civils de la ville de Londres** au point de vue de la comparaison de ces établissements avec les hôpitaux de la ville de Paris; par M. BLONDEL, inspecteur principal, et M. L. SER, ingénieur de l'administration de l'assistance publique. Paris, 1862, in-4, 238 pages.   10 fr.
Publication de l'administration de l'Assistance publique.

BOENNINGHAUSEN: Manuel de thérapeutique médicale homœopathique, pour servir de guide au lit des malades et à l'étude de la matière médicale pure. Traduit de l'allemand par le docteur D. ROTH. Paris, 1846, in-12 de 600 pages.   7 fr.

BOIVIN. Mémorial de l'art des accouchements, ou Principes fondés sur la pratique de l'hospice de la Maternité de Paris, et sur celle des plus célèbres praticiens nationaux et étrangers, par madame BOIVIN, sage-femme en chef. *Quatrième édition, augmentée.* Paris, 1836, 2 vol. in-8 avec 143 figures représentant le mécanisme de toutes les espèces d'accouchements.   6 fr.

Ouvrage adopté comme classique pour les élèves de l'École d'accouchements de Paris.

BOIVIN. Nouvelles recherches sur l'origine, la nature et le traitement de la môle vésiculaire, ou Grossesse hydatique. Paris, 1827, in-8 avec fig.   50 c.

BOIVIN. Recherches sur une des causes les plus fréquentes et les moins connues de l'avortement, suivies d'un mémoire sur l'intro-pelvimètre, ou mensurateur interne du bassin ; par madame BOIVIN. Paris, 1828, in-8, fig.   1 fr.

BOIVIN et DUGÈS. Anatomie pathologique de l'utérus et de ses annexes, fondée sur un grand nombre d'observations cliniques ; par madame BOIVIN, docteur en médecine, sage-femme en chef de la Maison impériale de santé, et A. DUGÈS, professeur à la Faculté de médecine de Montpellier. Paris, 1866, atlas in-folio de 41 planches, gravées et coloriées, *représentant les principales altérations morbides des organes génitaux de la femme,* avec explication.   45 fr.

BONNAFONT. Traité pratique des maladies de l'oreille et des organes de l'audition, par le docteur BONNAFONT, médecin principal à l'École impériale d'état-major. Paris, 1860, in-8 de 650 pages, avec 22 figures.   9 fr.

BONNET (A.). Traité des maladies des articulations, par le docteur A. BONNET, chirurgien en chef de l'Hôtel-Dieu de Lyon, professeur de clinique chirurgicale à l'École de médecine. Paris, 1845, 2 vol. in-8. et atlas de 16 pl. in-4. — **Traité de thérapeutique des maladies articulaires.** Paris, 1853, 1 vol. de 700 pages, in-8, avec 97 figures.   29 fr.

— Séparément, *Traité de thérapeutique des maladies articulaires,* in-8.   9 fr

Cet ouvrage doit être considéré comme la suite et le complément du *Traité des maladies des articulations,* auquel l'auteur renvoie pour l'étiologie, le diagnostic et l'anatomie pathologique. Consacré exclusivement aux questions thérapeutiques, il offre une exposition complète des méthodes et des nombreux procédés introduits soit par lui-même, soit par les praticiens les plus expérimentés dans le traitement des maladies si compliquées des articulations.

BONNET (A.). Nouvelles méthodes de traitement des maladies articulaires. *Seconde édition,* revue et augmentée d'une notice historique, par le docteur GARIN, médecin de l'Hôtel-Dieu de Lyon, accompagnée d'observations sur la rupture de l'ankylose, par MM. BARRIER, BERNE, PHILIPEAUX et BONNES. Paris, 1860, in-8 de 356 pages, avec 17 fig.   4 fr. 50

BOUCHARDAT. Du diabète sucré, ou glucosurie, son traitement hygiénique, par M. BOUCHARDAT, membre de l'Académie impériale de médecine, professeur à la Faculté de médecine de Paris. Paris, 1852, 1 vol. in-4.   4 fr. 50

BOUCHUT. Traité pratique des maladies des nouveau-nés, des enfants à la mamelle et de la seconde enfance, par le docteur E. BOUCHUT, professeur agrégé à la Faculté de médecine, médecin de l'hôpital des Enfants malades. *Cinquième édition,* corrigée et considérablement augmentée. Paris, 1867, 1 vol. in-8 de 1024 pages, avec 257 figures.   14 fr.
Ouvrage couronné par l'Institut de France.

Après une longue pratique et plusieurs années d'enseignement clinique à l'hôpital des Enfants de Sainte-Eugénie, M. Bouchut, pour répondre à la faveur publique, a étendu son cadre et complété son œuvre, en y faisant entrer indistinctement toutes les maladies de l'enfance jusqu'à la puberté. On trouvera dans son livre la médecine et la chirurgie du premier âge.

BOUCHUT (E.). Hygiène de la première enfance, comprenant la naissance, l'allaitement, le sevrage, les maladies pouvant amener un changement de nourrices, les maladies et la mortalité des nouveau-nés, l'éducation physique de la seconde enfance. *Cinquième édition.* Paris, 1866, in-18 de 400 pages, avec 49 figures.   4 fr.

BOUCHUT (E.). La vie et ses attributs, dans leurs rapports avec la philosophie, l'histoire naturelle et la médecine. Paris, 1862, in-18 de 350 pages.   3 fr. 50

BOUCHUT (E.). Traité des signes de la mort et des moyens de prévenir les enterrements prématurés. Paris, 1849, in-12 de 400 pages.   3 fr. 50
Ouvrage couronné par l'Institut de France.

BOUCHUT (E.). Nouveaux éléments de pathologie générale et de sémiologie. Paris, 1857, un beau volume grand in-8 de 1064 pages, avec figures.   11 fr.

BOUCHUT. De l'état nerveux aigu et chronique, ou Nervosisme, appelé névropathie aiguë cérébro-pneumogastrique, diathèse nerveuse, fièvre nerveuse, cachexie nerveuse, névropathie protéiforme, névrospasmie ; et confondu avec les vapeurs, la surexcitabilité nerveuse, l'hystéricisme, l'hystérie, l'hypochondrie, l'anémie, la gastralgie, etc., professé à la Faculté de médecine en 1857, et lu à l'Académie impériale de médecine en 1858, par E. BOUCHUT. Paris, 1860. 1 vol. in-8 de 348 p.   5 fr.

BOUDIN. Traité de géographie et de statistique médicales, et des maladies endémiques, comprenant la météorologie et la géologie médicales, les lois statistiques de la population et de la mortalité, la distribution géographique des maladies, et la pathologie comparée des races humaines, par le docteur J. Ch. M. Boudin, médecin en chef de l'hôpital militaire Saint-Martin. Paris, 1857, 2 vol. gr. in-8, avec 9 cartes et tableaux.   20 fr.

> Dans son rapport à l'Académie des sciences, M. Rayer dit : «L'attention de la commission, déjà fixée
> » par l'intérêt du sujet, l'a été aussi par le mérite du livre. *Sans précédent ni modèle dans la litté-*
> *» rature médicale de la France,* cet ouvrage abonde en faits et en renseignements ; tous les docu-
> » ments français ou étrangers qui sont relatifs à la distribution géographique des maladies, ont été
> » consultés, examinés, discutés par l'auteur. Plusieurs affections dont le nom figure à peine dans nos
> » Traités de pathologie, sont là décrites avec toute l'exactitude que comporte l'état de la science. »

BOUDIN. Souvenirs de la campagne d'Italie, observations topographiques et médicales. Études nouvelles sur la Pellagre. Paris, 1861, in-8, avec une carte. 2 fr. 5C

BOUDIN. Études d'hygiène publique sur l'état sanitaire, les maladies et la mortalité des armées anglaises de terre et de mer en Angleterre et dans les colonies, traduit de l'anglais d'après les documents officiels. Paris, 1846, in-8 de 190 pages.   3 fr.

BOUILLAUD. Traité de nosographie médicale, par J. Bouillaud, professeur de clinique médicale à la Faculté de médecine de Paris, médecin de l'hôpital de la Charité. Paris, 1846, 5 vol. in-8 de chacun 700 pages.   35 fr.

BOUILLAUD. Clinique médicale de l'hôpital de la Charité, ou Exposition statistique des diverses maladies traitées à la Clinique de cet hôpital. Paris, 1837, 3 v. in-8. 21 fr.

BOUILLAUD. Traité clinique des maladies du cœur, précédé de recherches nouvelles sur l'anatomie et la physiologie de cet organe ; par J. Bouillaud. *Deuxième édition augmentée.* Paris, 1841, 2 forts vol. in-8, avec 8 planches gravées.   16 fr.

Ouvrage auquel l'Institut de France a accordé le grand prix de médecine.

BOUILLAUD. Traité clinique du rhumatisme articulaire, et de la loi de coïncidence des inflammations du cœur avec cette maladie. Paris, 1840, in-8.   7 fr. 50

Ouvrage servant de complément au *Traité des maladies du cœur.*

BOUILLAUD. Essai sur la philosophie médicale et sur les généralités de la clinique médicale, précédé d'un Résumé philosophique des principaux progrès de la médecine et suivi d'un parallèle des résultats de la formule des saignées coup sur coup avec ceux de l'ancienne méthode dans le traitement des phlegmasies aiguës ; par J. Bouillaud. Paris, 1837, in-8.   6 fr.

BOUILLAUD. Traité clinique et expérimental des fièvres dites essentielles ; par J. Bouillaud. Paris, 1826, in-8.   7 fr.

BOUILLAUD. De l'introduction de l'air dans les veines. Rapport à l'Académie impériale de médecine. Paris, 1838, in-8.   2 fr.

BOUILLAUD. De l'influence des doctrines ou des systèmes pathologiques sur la thérapeutique. Paris, 1859, in-8.   1 fr.

BOUILLAUD. Discours sur le vitalisme et l'organicisme, et sur les rapports des sciences physiques en général avec la médecine. Paris, 1860, in-8.   1 fr. 50

BOUILLAUD. De la congestion cérébrale apoplectiforme, dans ses rapports avec l'épilepsie. Paris, 1861, in-8.   2 fr.

BOUILLIER. Du principe vital et de l'âme pensante, ou Examen des diverses doctrines médicales et psychologiques sur les rapports de l'âme et de la vie, par F. Bouillier, correspondant de l'Institut, inspecteur général de l'Université. Paris, 1862. 1 vol. in-8, 432 pages.   6 fr.

BOUISSON. Traité de la méthode anesthésique appliquée à la chirurgie et aux différentes branches de l'art de guérir, par le docteur E. F. Bouisson, professeur de clinique chirurgicale à la Faculté de médecine de Montpellier, chirurgien en chef de l'hôpital Saint-Éloi, etc. Paris, 1850, in-8 de 560 pages.   7 fr. 50

BOURGEOIS. De l'influence des maladies de la femme pendant la grossesse sur la constitution et la santé de l'enfant, par M. le docteur L. X. Bourgeois, médecin à Tourcoing. Paris, 1861, 1 vol. in-4. 3 fr. 50

BOUSQUET. Nouveau traité de la vaccine et des éruptions varioleuses ou varioliformes ; par le docteur J.-B. Bousquet, membre de l'Académie impériale de médecine, chargé des vaccinations gratuites. Paris, 1848, in-8 de 600 pages. 7 fr.
 Ouvrage couronné par l'Institut de France.

BOUSQUET. Notice sur le cow-pox, ou petite vérole des vaches, découvert à Passy en 1836, par J. B. Bousquet. Paris, 1839, in-4, avec une grande planche. 50 c.

BOUVIER (H.). Leçons cliniques sur les maladies chroniques de l'appareil locomoteur, professées à l'hôpital des Enfants pendant les années 1855, 1856, 1857, par le docteur H. Bouvier, médecin de l'hôpital des Enfants, membre de l'Académie impériale de médecine. Paris, 1858, 1 vol. in-8 viii, 532 pages. 7 fr.

BOUVIER (H.). Atlas des leçons sur les maladies chroniques de l'appareil locomoteur, comprenant les Déviations de la colonne vertébrale. Paris, 1858. Atlas de 20 planches in-folio. 18 fr.

BOUVIER (H.). Mémoire sur la section du tendon d'Achille dans le traitement des pieds bots. Paris, 1838, 1 vol. in-4° de 72 pages avec une planche lithogr. 2 fr.

BRAINARD. Mémoire sur le traitement des fractures non réunies et des difformités des os, par Daniel Brainard, professeur de chirurgie au collège médical de l'Illinois. Paris, 1854, grand in-8; 72 pages avec 2 planches comprenant 19 fig. 3 fr.

BREMSER. Traité zoologique et physiologique des vers intestinaux de l'homme, par le docteur Bremser ; traduit de l'allemand, par M. Grundler. Revu et augmenté par M. de Blainville, professeur au Muséum d'histoire naturelle. Paris, 1837, avec atlas in-4 de 15 planches. 13 fr.

BRESCHET. Mémoires chirurgicaux sur différentes espèces d'anévrysmes, par G. Breschet, professeur d'anatomie à la Faculté de médecine de Paris, chirurgien de l'Hôtel-Dieu. Paris, 1834, in-4, avec six planches in-fol. 6 fr.

BRESCHET. Recherches anatomiques et physiologiques sur l'**Organe de l'ouïe et sur l'Audition dans l'homme et les animaux vertébrés** ; par G. Breschet. Paris, 1836, in-4, *avec 13 planches gravées.* 5 fr.

BRESCHET (G.). Études anatomiques, physiologiques et pathologiques de l'œuf dans l'espèce humaine et dans quelques-unes des principales familles des animaux vertébrés. Paris, 1835, 1 vol. in-4° de 144 pages avec 6 planches lithogr. 3 fr.

BRESCHET. Recherches anatomiques et physiologiques sur l'**organe de l'Ouïe des poissons** ; par G. Breschet. Paris, 1838, in-4, avec 17 planches gravées. 5 fr.

BRIAND et CHAUDÉ. Manuel complet de médecine légale, ou Résumé des meilleurs ouvrages publiés jusqu'à ce jour sur cette matière, et des jugements et arrêts les plus récents, par J. Briand, docteur en médecine de la faculté de Paris, et Ernest Chaudé, docteur en droit; et contenant un *Traité de chimie légale,* par H. Gaultier de Claubry, professeur à l'École de pharmacie de Paris. *Septième édition,* Paris, 1864, 1 vol. gr. in-8 de 1018 pages, avec 3 pl. gravées et 64 fig. 12 fr.

BRIERRE DE BOISMONT. Du délire aigu observé dans les établissements d'aliénés, par M. Brierre de Boismont. Paris, 1845, 1 vol. in-4 de 120 pages. 3 fr. 50

BRIERRE DE BOISMONT. De l'emploi des bains prolongés et des irrigations continues dans le traitement des formes aiguës de la folie, et en particulier de la manie. Paris, 1847, 1 vol. in-4 de 62 pages. 1 fr. 50

BRIQUET. Traité clinique et thérapeutique de l'hystérie, par le docteur P. Briquet, médecin de l'hôpital de la Charité, membre de l'Académie impériale de médecine de Paris. Paris, 1859, 1 vol. in-8 de 624 pages. 8 fr.

BRIQUET. Rapport sur les épidémies du choléra-morbus qui ont régné de 1817 à 1850, fait au nom d'une Commission, par M. Briquet, membre de l'Académie impériale de médecine, médecin honoraire des hôpitaux et hospices civils de Paris. Paris, 1868, 1 vol. in-4 de 235 pages. 6 fr.

BROCA. Anatomie pathologique du cancer, par M. le docteur Paul BROCA, professeur à la Faculté de medecine. Paris, 1852, 1 vol. in-4 avec une planche lithographiée.   3 fr. 50

BROUSSAIS. De l'irritation et de la folie, ouvrage dans lequel les rapports du physique et du moral sont établis sur les bases de la médecine physiologique. *Deuxième édition.* Paris, 1839, 2 vol. in-8.   2 fr. 50

BROUSSAIS. Cours de phrénologie, professé à la Faculté de médecine de Paris. Paris, 1836, 1 vol. in-8 de 850 pages, avec pl.   4 fr. 50

BROWN-SÉQUARD. Propriétés et fonctions de la moelle épinière. Rapport sur quelques expériences de M. BROWN-SÉQUARD, lu à la Société de biologie par M. PAUL BROCA, professeur agrégé à la Faculté de médecine. Paris, 1856, in-8.   2 fr.

BRUCKE. Des Couleurs au point de vue physique, physiologique, artistique et industriel, par Ernest BRUCKE, professeur de physiologie à l'université de Vienne, traduit de l'allemand sous les yeux de l'auteur par Paul Schützenberger, professeur agrégé à la Faculté de médecine de Strasbourg. Paris, 1866, 1 vol. in-18 jésus de 344 pag., avec 46 figures.   4 fr.

BUTTURA. L'hiver à Cannes, les bains de mer de la Méditerranée, les bains de salle, par le docteur BUTTURA, médecin en chef de l'hôpital de Cannes. Paris, 1867, 1 vol. in-8 de 92 pages, cart.   2 fr.

CABANIS. Rapport du physique et du moral de l'homme et lettre sur les causes premières, par P. J. G. CABANIS, précédé d'une Table analytique, par DESTUTT DE TRACY, *huitième édition*, augmentée de Notes, et précédée d'une Notice historique et philosophique sur la vie, les travaux et les doctrines de Cabanis, par L. PEISSE. Paris, 1844, in-8 de 780 pages.   6 fr.

La notice biographique, composée sur des renseignements authentiques fournis en partie par la famille même de Cabanis, est à la fois la plus complète et la plus exacte qui ait été publiée. Cette édition est la seule qui contienne la *Lettre sur les causes premières.*

CAILLAULT. Traité pratique des maladies de la peau chez les enfants, par le docteur CH. CAILLAULT, ancien interne des hôpitaux. Paris, 1859, 1 vol. in-18 de 400 pages.   3 fr. 50

CALMEIL. Traité des maladies inflammatoires du cerveau, ou Histoire anatomopathologique des congestions encéphaliques, du délire aigu, de la paralysie générale ou périencéphalite chronique diffuse à l'état simple ou compliqué, du ramollissement cérébral ou local aigu et chronique, de l'hémorrhagie cérébrale localisée récente ou non récente, par le docteur L. F. CALMEIL, médecin en chef de la maison impériale de Charenton. Paris, 1859, 2 forts volumes in-8.   17 fr.

Table des matières. — Chap. 1. Des attaques de congestion encéphalique. — Chap. II. Du délire aigu.— Chap. III. De la paralysie générale.— Chap. IV. De la paralysie générale complète.—Chap.V. Du ramollissement cérébral local aigu. — Chap. VI. Du ramollissement cérébral à l'état chronique. Chap. VII. De l'hémorrhagie encéphalique. — Chap. VIII. Des foyers hémorrhagiques non récents. — Chap. IX. Du traitement des maladies inflammatoires des centres nerveux encéphaliques.

CALMEIL. De la folie considérée sous le point de vue pathologique, philosophique, historique et judiciaire, depuis la renaissance des sciences en Europe jusqu'au dix-neuvième siècle; description des grandes épidémies de délire simple ou compliqué qui ont atteint les populations d'autrefois et régné dans les monastères; exposé des condamnations auxquelles la folie méconnue a souvent donné lieu, par L. F. CALMEIL. Paris, 1845, 2 vol. in-8.   14 fr.

CALMEIL. De la paralysie considérée chez les aliénés, recherches faites dans le service et sous les yeux de MM. *Royer-Collard* et *Esquirol*; par L.-F. CALMEIL, médecin de la Maison impériale des aliénés de Charenton. Paris, 1823, in-8. 6 fr. 50

CAP. Principes de pharmaceutique, ou Exposition du système des connaissances relatives à l'art du pharmacien; par P. A. CAP, membre de l'Académie de médecine et de la Société de pharmacie de Paris. Paris, 1837, in-8.   1 fr. 25

CARRIÈRE. Le climat de l'Italie, sous le rapport hygiénique et médical, par le docteur ED. CARRIÈRE. Paris, 1849. 1 vol. in-8 de 600 pages.   7 fr. 50

Ouvrage couronné par l'Institut de France.

Cet ouvrage est ainsi divisé : Du climat de l'Italie en général, topographie et géologie, les eaux, l'atmosphère, les vents, la température. — *Climatologie de la région méridionale de l'Italie :* Salerne, Caprée, Massa, Sorrente, Castellamare, Torre del Greco, Resina, Portici, rive orientale du golfe de Naples, climat de Naples; rive septentrionale du golfe de Naples (Pouzzoles et Baïa, Ischia), golfe de Gaïte. — *Climatologie de la région moyenne de l'Italie :* Marais-Pontins et Maremmes de la Toscane : climat de Rome, de Sienne, de Pise, de Florence.— *Climat de la région septentrionale de l'Italie :* Venise, Milan et les lacs, Gênes, Menton et Villefranche, Nice, Hyères.

CARUS. Traité élémentaire d'anatomie comparée, suivi de **Recherches d'anatomie philosophique** ou **transcendante** sur les parties primaires du système nerveux et du squelette intérieur et extérieur; par C. C. CARUS, D. M., professeur d'anatomie comparée ; traduit de l'allemand et précédé d'une *esquisse historique et bibliographique de l'Anatomie comparée,* par A. J. L. JOURDAN. Paris, 1835. 3 forts volumes in-8 *accompagnés d'un bel Atlas de* 31 *planches gr. in-4 gravées.*   10 fr.

CASTELNAU et DUCREST. Recherches sur les abcès multiples, comparés sous leurs différents rapports, par H. DE CASTELNAU et J. F. DUCREST, anciens internes des hôpitaux. Paris, 1846, in-4.   1 fr.

Mémoire couronné par l'Académie de médecine.

CAZAUVIEILH. Du suicide, de l'aliénation mentale et des crimes contre les personnes, comparés dans leurs rapports réciproques. Recherches sur ce premier penchant chez les habitants des campagnes, par J.-B. CAZAUVIEILH, médecin de l'hospice de Liancourt, ancien interne de l'hospice de la Salpêtrière. Paris, 1840, in-8. 2 fr. 50

CAZENAVE. Traité des maladies du cuir chevelu, suivi de conseils hygiéniques sur les soins à donner à la chevelure, par le docteur A. CAZENAVE, médecin de l'hôpital Saint-Louis, etc. Paris, 1850. 1 vol. in-8, avec 8 planches dessinées d'après nature, gravées et coloriées avec le plus grand soin.   8 fr.

Table des matières. — Introduction. Coup d'œil historique sur la chevelure. — Première partie. Considérations anatomiques et physiologiques sur les cheveux. — Deuxième partie. Pathologie du cuir chevelu. — Troisième partie. Hygiène.

CELSE (A. C.). **De la médecine**, traduit en français par Fouquier et F. S. Ratier. Paris, 1824, 1 vol. in-18.   2 fr.

CELSI (A. C.). **De re medica libri octo**, editio nova, curantibus P. FOUQUIER, in Facultate Parisiensi professore, et F.-S. RATIER, D. M. Parisiis, 1823, in-18.   1 fr. 50

CERISE. Déterminer l'influence de l'éducation physique et morale sur la production de la surexcitation du système nerveux et des maladies qui sont un effet consécutif de cette surexcitation. Paris, 1841, 1 vol. in-4 de 370 pages.   3 fr.

CHAILLY. Traité pratique de l'art des accouchements, par CHAILLY-HONORÉ, membre de l'Académie impériale de médecine, ancien chef de clinique de la Clinique d'accouchements à la Faculté de médecine de Paris. *Cinquième édition,* revue et corrigée. Paris, 1867, 1 vol. in-8 de XXIV-1036 pages, avec 282 figures. 10 fr.

Ouvrage adopté par le conseil de l'instruction publique pour les facultés de médecine, les écoles préparatoires et les cours départementaux institués pour les sages-femmes.

CHAMBERT. Des effets physiologiques et thérapeutiques des éthers, par le docteur H. CHAMBERT. Paris, 1848, in-8 de 260 pages.   75 cent.

CHARPENTIER. Des accidents fébriles qui surviennent chez les nouvelles accouchées, par L. A. Alph. CHARPENTIER, interne des hôpitaux, lauréat de la Faculté. Paris, 1863, gr. in-8.   1 fr. 50

CHAUFFARD. Essai sur les doctrines médicales, suivi de quelques considérations sur les fièvres, par le docteur P. E. CHAUFFARD, professeur agrégé à la Faculté de médecine de Paris. Paris, 1846, in-8 de 130 pages.   1 fr.

CHAUSIT. Traité élémentaire des maladies de la peau, par M. le docteur CHAUSIT, ancien interne de l'hôpital Saint-Louis, d'après l'enseignement théorique et les leçons cliniques de M. le docteur A. Cazenave, médecin de l'hôpital Saint-Louis. Paris, 1853, 1 vol. in-8, XII-448 pages.   3 fr.

CHURCHILL (Fleetwood). Traité pratique des maladies des femmes, hors l'état de grossesse, pendant la grossesse et après l'accouchement, par Fleetwood CHURCHILL, professeur d'accouchements, de maladies des femmes et des enfants à l'Université de Dublin. Traduit de l'anglais sur la *Cinquième édition*, par MM. Alexandre WIELAND et Jules DUBRISAY, anciens internes des hôpitaux, et contenant l'Exposé des travaux français et étrangers les plus récents. Paris, 1866, 1 vol. grand in-8, XVI-1227 pages avec 291 figures.   18 fr.

En présentant le livre de M. Churchill aux médecins français, les traducteurs ont pensé que, sans porter atteinte à l'originalité de l'œuvre, et tout en conservant à l'auteur la responsabilité et le mérite de ses opinions personnelles, ils devaient compléter les quelques points de détail qui avaient pu échapper à ses investigations, ou qui avaient reçu un jour nouveau de travaux postérieurs à la publication de la dernière édition anglaise, et ils se sont particulièrement attachés à mettre en lumière les études modernes des auteurs français et étrangers qui méritaient d'être portées à la connaissance du médecin et du chirurgien, et qui pouvaient l'être utilement pour les besoins de la pratique.

CIVIALE. Traité pratique et historique de la lithotritie, par le docteur CIVIALE, membre de l'Institut, de l'Académie impériale de médecine. Paris, 1847, 1 vol. in-8, de 600 pages avec 8 planches.   8 fr.

Après trente années de travaux assidus sur une découverte chirurgicale qui a parcouru les principales phases de son développement, l'art de broyer la pierre s'est assez perfectionné pour qu'il soit permis de l'envisager sous le triple point de vue de la doctrine, de l'application et du résultat.

CIVIALE. De l'uréthrotomie ou de quelques procédés peu usités de traiter les rétrécissements de l'urèthre. Paris, 1849, in-8 de 124 pages avec une planche.   2 fr. 50

CIVIALE. Traité pratique sur les maladies des organes génito-urinaires. *Troisième édition* augmentée. Paris, 1858-1860, 3 vol. in-8 avec figures.   24 fr.

Cet ouvrage, le plus pratique et le plus complet sur la matière, est ainsi divisé : TOME I. Maladies de l'urèthre. TOME II. Maladies du col de la vessie et de la prostate. TOME III. Maladies du corps de la vessie.

CIVIALE. Parallèles des divers moyens de traiter les calculeux, contenant l'examen comparatif de la lithotritie et de la cystotomie, sous le rapport de leurs divers procédés, de leurs modes d'application, de leurs avantages ou inconvénients respectifs ; par le docteur CIVIALE. Paris, in-8, fig.

†**CODEX MEDICAMENTARIUS.** Pharmacopée française, rédigée par ordre du gouvernement, la commission de rédaction étant composée de professeurs de la Faculté de médecine et de l'École supérieure de pharmacie de Paris, de membres de l'Académie impériale de médecine et de la Société de pharmacie de Paris. Paris, 1866, 1 vol. grand in-8, XLVIII-784 pages, cartonné à l'anglaise.   9 fr. 50

Franco par la poste.   11 fr. 50

Le même, interfolié de papier réglé et solidement relié en demi-maroquin. 16 fr. 50

Le nouveau Codex medicamentarius, Pharmacopée française, édition de 1866, sera et demeurera obligatoire pour les Pharmaciens à partir du 1ᵉʳ janvier 1867.

(*Décret impérial du 5 décembre 1866.*)

— **Commentaires thérapeutiques du Codex médicamentarius**, par Ad. GUBLER, Paris, 1868, 1 vol. grand in-8, format du Codex, cart.   12 fr.

Cet ouvrage forme le complément indispensable du Codex.

COLLADON. Histoire naturelle et médicale des casses, et particulièrement de la casse et des sénés employés en médecine. Montpellier, 1816. In-4, avec 19 pl. 6 fr.

COLLINEAU. Analyse physiologique de l'entendement humain, d'après l'ordre dans lequel se manifestent, se développent et s'opèrent les mouvements sensitifs, intellectuels, affectifs et moraux ; suivie d'exercices sur divers sujets de philosophie. Paris, 1843, in-8.   1 fr. 50

COMTE. Cours de philosophie positive, par Auguste COMTE, répétiteur d'analyse transcendante et de mécanique rationnelle à l'École polytechnique. *Deuxième édition*, augmentée d'une préface par E. LITTRÉ, et d'une table alphabétique des matières. Paris, 1864, 6 vol. in-8.   45 fr.

Tome I. Préliminaires généraux et philosophie mathématique. — Tome II. Philosophie astronomique et philosophie physique. — Tome III. Philosophie chimique et philosophie biologique. — Tome IV. Philosophie sociale (partie dogmatique). — Tome V. Philosophie sociale (partie historique : état théologique et état métaphysique). — Tome VI. Philosophie sociale (complément de la partie historique) et conclusions générales.

Congrès médico-chirurgical de France. Première session, tenue à ROUEN, du 30 septembre au 3 octobre 1863. Paris, 1863, in-8 de 412 pag. avec planches. 5 fr.

Congrès médical de France. Deuxième session, tenue à LYON, du 26 septembre au 1er octobre 1864. Paris, 1865, in-8 de 688 pages avec planches.   9 fr.

Table des matières. — 1. Des concrétions sanguines dans le cœur et les vaisseaux, par MM. Th. Perrin, Perroud, Courty, Lendet, etc. — 2. Paralysie atrophique progressive, ataxie locomotrice, par MM. Duménil, Tessier, Bouchard, Lendet. — 3. Curabilité de la phthisie, par MM. Leudet, Chatin, Gourdin, Verneuil. — 4. Traitement des ankyloses, par MM. Palasciano, Delore, Philipeaux, Pravaz. — 5. Chirurgie du système osseux, par MM. Marmy, Desgranges, Ollier, Verneuil. — 6. Des moyens de diérèse, par MM. Philipeaux, Verneuil, Barrier, Ollier. — 7. De la consanguinité, par MM. Rodet, Faivre, Sanson, Morel, Diday. — 8. Genèse des parasites, par MM. Rodet, Diday, Gailleton. — 9. Contagion de la syphilis, par MM. Rollet, Diday, Viennois. — 10. Du forceps, par MM. Chassagny, Bouchacourt, Berne. — 11. Asiles d'aliénés, par MM. Mundy, Motet, Turck, Morel, Billod, etc.

Congrès médical de France. Troisième session, tenue à BORDEAUX du 2 au 7 octobre 1865. Paris, 1866, in-8, XII-916 pages.   9 fr.

COOPER (ASTLEY). Œuvres chirurgicales complètes, traduites de l'anglais, avec des notes par E. CHASSAIGNAC et G. RICHELOT. Paris, 1837, gr. in-8.   4 fr. 50

CORNARO. De la sobriété, *voyez* École de Salerne, p. 16.

CRUVEILHIER. Anatomie pathologique du corps humain, ou Descriptions, avec figures lithographiées et coloriées, des diverses altérations morbides dont le corps humain est susceptible ; par J. CRUVEILHIER, professeur d'anatomie pathologique à la Faculté de médecine de Paris, médecin de l'hôpital de la Charité, président perpétuel de la Société anatomique, etc. Paris, 1830-1842. 2 vol. in-folio, avec 230 planches coloriées.   456 fr.

Demi-reliure des 2 vol. grand in-folio, dos de maroquin, non rognés.   24 fr.

Ce bel *ouvrage est complet* ; il a été publié en 41 livraisons, chacune contenant 8 feuilles de texte in-folio grand-raisin vélin, caractère neuf de F. Didot, avec 5 planches coloriées avec le plus grand soin, et 6 planches lorsqu'il n'y a que quatre planches de coloriées. Chaque livraison est de   11 fr.

CRUVEILHIER (J.). Traité d'Anatomie pathologique générale. *Ouvrage complet.* Paris, 1849-1864. 5 vol. in-8.   35 fr.

Tome V et dernier, Dégénérations aréolaires et gélatiniformes, dégénérations cancéreuses proprement dites par J. CRUVEILHIER ; pseudo-cancers et tables alphabétiques par CH. HOUEL. Paris, 1864. 1 vol. in-8 de 420 pages.   7 fr.

Cet ouvrage est l'exposition du Cours d'anatomie pathologique que M. Cruveilhier fait à la Faculté de médecine de Paris. Comme son enseignement, il est divisé en XVIII classes, savoir : tome I, 1° solutions de continuité ; 2° adhésions ; 3° luxations ; 4° invaginations ; 5° hernies ; 6° déviations ; — tome II, 7° corps étrangers, 8° rétrécissements et oblitérations ; 9° lésions de canalisation par communication accidentelle ; 10° dilatations ; — tome III, 11° hypertrophies ; 12° atrophies ; 13° métamorphoses et productions organiques analogues ; — tome IV, 14° hydropisies et flux ; 15° hémorrhagies ; 16° gangrènes ; 17° inflammations ou phlegmasies ; 18° lésions strumeuses, et lésions carcinomateuses ; — tome V, 19° dégénérations organiques.

CZERMAK. Du laryngoscope et de son emploi en physiologie et en médecine, par le docteur J. N. CZERMAK, professeur de physiologie à l'université de Pesth. Paris, 1860, in-8 avec deux planches gravées et 31 figures.   3 fr. 50

DAGONET (H.). Traité élémentaire et pratique des maladies mentales, suivi de considérations sur l'administration des asiles d'aliénés. Paris, 1862, in-8 de 816 p. avec une carte.   10 fr.

DARCET. Recherches sur les abcès multiples et sur les accidents qu'amène la présence du pus dans le système vasculaire, suivies de remarques sur les altérations du sang, par le docteur F. DARCET. Paris, 1845. in-4 de 88 pages.   75 c.

DAREMBERG. Glossulæ quatuor magistrorum super chirurgiam Rogerii et Rolandi et de Secretis mulierum, de chirurgia, de modo medendi libri septem, poema medicum ; nunc primum ad fidem codicis Mazarinei, edidit doctor CH. DAREMBERG. Napoli, 1854. In-8 de 64-228-178 pages.   8 fr.

DAREMBERG. Notices et extraits des manuscrits médicaux grecs, latins et français des principales bibliothèques de l'Europe, par le docteur Ch. DAREMBERG, bibliothécaire de la bibliothèque Mazarine, professeur au collège de France. Première partie : Manuscrits grecs d'Angleterre, suivis d'un fragment inédit de Gilles de Corbeil et de scolies inédites sur Hippocrate. Paris, 1853, in-8, 243 pages.   7 fr.

DAREMBERG. Voy. GALIEN, ORIBASE.

DAVAINE. Traité des entozoaires et des maladies vermineuses de l'homme et des animaux domestiques, par le docteur C. DAVAINE, lauréat de l'Institut. Paris, 1860. 1 fort vol. in-8 de 950 pages, avec 88 figures.   12 fr.
Ouvrage couronné par l'Institut de France.

DAVASSE. La Syphilis, ses formes et son unité, par J. DAVASSE, ancien interne des hôpitaux de Paris. Paris, 1865. 1 vol. in-8 de 570 pages.   8 fr.

DE LA RIVE. Traité d'électricité théorique et appliquée; par A. DE LA RIVE, membre correspondant de l'Institut de France, professeur émérite de l'Académie de Genève. Paris, 1854-58, 3 vol. in-8, avec 447 figures.   27 fr.
Séparément, tomes II et III. Prix de chaque volume.   9 fr.

DELPECH (A.). Nouvelles recherches sur l'intoxication spéciale que détermine le **sulfure de carbone.** L'industrie du caoutchouc soufflé, par A. DELPECH, professeur agrégé à la Faculté de médecine de Paris, médecin de l'hôpital Necker, membre de l'Académie de médecine. Paris, 1863, in-8 de 128 pages.   2 fr. 50

DELPECH (A.). Les trichines et la trichinose chez l'homme et chez les animaux. Paris, 1866, in-8 de 104 pages.   2 fr. 50

DELPECH (A.). De la ladrerie du porc au point de vue de l'hygiène privée et publique. Mémoire lu à l'Académie impériale de médecine. Paris, 1864, in-8 de 107 pages.   2 fr. 50

DEMARQUAY. Essai de pneumatologie médicale. Recherches physiologiques, cliniques et thérapeutiques sur les gaz, par J. N. DEMARQUAY, chirurgien de la Maison municipale de santé. Paris, 1866, in-8, XVI, 861 pages avec figures.   9 fr.

DEPAUL. Expériences faites avec le cow-pox ou vaccin animal, par M. DEPAUL, membre de l'Académie impériale de médecine, directeur de la vaccine, professeur à la Faculté de médecine de Paris. Paris, 1867, in-4, de 54 pages, avec 3 pl. chromolithographiées.   3 fr.

DESAYVRE. Études sur les maladies des ouvriers de la manufacture d'armes de Chatellerault. Paris, 1856, in-8 de 116 pages.   2 fr. 50

DESLANDES. De l'onanisme et des autres abus vénériens considérés dans leurs rapports avec la santé, par le docteur L. DESLANDES. Paris, 1835. In-8.   7 fr.

DESORMEAUX. De l'endoscope, de ses applications au diagnostic et au traitement des affections de l'urèthre et de la vessie, leçons à l'hôpital Necker, par A. J. DESORMEAUX, chirurgien de l'hôpital Necker. Paris, 1865, in-8 de 190 pages avec 3 pl. chromolithographiées et 10 figures.   4 fr. 50

DEZEIMERIS. Dictionnaire historique de la médecine. Paris, 1828-1836, 4 vol. en 7 parties, in-8.   10 fr.

DICTIONNAIRE (NOUVEAU) DE MÉDECINE ET DE CHIRURGIE PRATIQUES, illustré de figures intercalées dans le texte, rédigé par Benjamin ANGER, E. BAILLY, BARRALLIER, BERNUTZ, P. BERT, BOECKEL, BUIGNET, CUSCO, DEMARQUAY, DENUCÉ, DESNOS, DESORMEAUX, DEVILLIERS, Alfred FOURNIER, GALLARD, H. GINTRAC, GOMBAULT, GOSSELIN, Alphonse GUÉRIN, A. HARDY, HIRTZ JACCOUD, JACQUEMET, JEANNEL, KOEBERLÉ, S. LAUGIER, LIEBREICH, P. LORAIN, LUTON, A. NÉLATON, A. OLLIVIER, ORÉ, PANAS, PEAN, Maurice RAYNAUD, RICHET, Ph. RICORD, J. ROCHARD (de Lorient), Z. ROUSSIN, SAINT-GERMAIN, Ch. SARAZIN, Germain SÉE, Jules SIMON, SIREDEY, STOLTZ, A. TARDIEU, S. TARNIER, TROUSSEAU, VALLETTE, Aug. VOISIN. Directeur de la rédaction, le docteur JACCOUD.
Le *Nouveau Dictionnaire de médecine et de chirurgie pratiques,* illustré de figures intercalées dans le texte, se composera d'environ 20 volumes grand in-8 cavalier de 800 pages. Il sera publié trois volumes par an.
Prix de chaque volume de 800 pages avec figures intercalées dans le texte.   10 fr.

Les volumes seront envoyés *franco* par la poste, aussitôt leur publication, aux souscripteurs des départements, sans augmentation sur le prix fixé.

Les tomes I à VIII sont en vente. Le tome I, 812 pages avec 36 figures, comprend: **Introduction**, par JACCOUD; **Absorption**, par BERT; **Acclimatement**, par Jules ROCHARD; **Accommodation**, par LIEBREICH; **Accouchement**, par STOLTZ et LORAIN; **Agonie**, par JACCOUD; **Air**, par BUIGNET, A. TARDIEU et J. ROCHARD; **Albuminurie**, par JACCOUD; **Amaurose, Amblyopie**, par LIEBREICH; etc.

Le tome II, 800 pages avec 60 figures, comprend : **Amputations**, par A. GUÉRIN; **Amyloïde** (dégénérescence), par JACCOUD; **Anémie**, par LORAIN; **Anévrysmes**, par RICHET; **Angine de poitrine**, par JACCOUD; **Anus**, par GOSSELIN, GIRALDÈS et LAUGIER; **Aorte**, par LUTON, etc.

Le tome III, 828 pages avec 92 figures, comprend : **Arsenic**, par ROUSSIN, HIRTZ et TARDIEU; **Artères**, par NÉLATON et Maurice RAYNAUD; **Articulation**, par PANAS; **Asphyxie**, par BERT et TARDIEU; **Asthénopie, Astigmatisme**, par LIEBREICH; **Asthme**, par GERMAIN SÉE; **Ataxie locomotrice**, par TROUSSEAU; etc.

Le tome IV, 786 pages avec 127 figures, comprend : **Auscultation**, par LUTON; **Autopsie**, par A. TARDIEU; **Avant-bras**, par DEMARQUAY; **Balanite, Balano-posthite**, par A. FOURNIER, **Bassin**, par E. BAILLY; **Belladone**, par MARCHAND et HIRTZ, etc.

Le tome V, 800 pages avec 90 figures, comprend : **Bile**, par JACCOUD; **Biliaires** (Voies), par LUTON; **Blennorrhagie**, par Alfred FOURNIER; **Blessures**, par A. TARDIEU; **Bras**, par DESORMEAUX et Benj. ANGER; **Bronzée** (maladie), par JACCOUD; **Bubon**, par Alfred FOURNIER, etc.

Le tome VI, 832 pages avec 175 figures, comprend : **Cachexie**, par M. RAYNAUD; **Cancer et Cancroïde**, par HEURTAUX; **Capillaire** (système), par RANVIER; **Carbone**, par BUIGNET et BARRALLIER; **Cardiographie**, par P. LORAIN; **Carotide**, par RICHET; **Cartilages**, par E. BOECKEL; **Cataracte**, par R. LIEBREICH; **Catarrhe**, par LUTON; **Caustique, Cautère, Cautérisation**, par Ch. SARAZIN; **Césarienne** (opération), par STOLTZ; **Chaleur**, par BUIGNET, BERT, HIRTZ et DEMARQUAY.

Le tome VII, 775 pages avec 93 figures, comprend : **Champignons**, par Léon MARCHAND et Z. ROUSSIN; **Chancre**, par A. FOURNIER; **Charbon**, par RAIMBERT (de Chateaudun); **Chauffage**, par T. GALLARD; **Chlorose**, par P. LORAIN; **Choléra**, par DESNOS, GOMBAULT et P. LORAIN; **Choroïde, Choroïdite**, par LANNELONGUE et CUSCO; **Cicatrices**, par PANAS; **Circulation**, par LUTON.

Le tome VIII, 800 pages avec 100 figures, comprend : **Clavicule**, par RICHET, **Climat**, par J. ROCHARD; **Cœur**, par LUTON et Maurice RAYNAUD; **Colique**, par MARTINEAU; **Commotion**, par LAUGIER; **Congestion**, par LUTON; **Consanguinité**, par GALLARD; **Constitution**, par BERNUTZ; **Contagion**, par GALLARD, etc.

DICTIONNAIRE GÉNÉRAL DES EAUX MINÉRALES ET D'HYDROLOGIE MÉDICALE comprenant la géographie et les stations thermales, la pathologie thérapeutique, la chimie analytique, l'histoire naturelle, l'aménagement des sources, l'administration thermale, etc., par MM. DURAND-FARDEL, inspecteur des sources d'Hauterive à Vichy, E. LE BRET, inspecteur des eaux minérales de Baréges, J. LEFORT, pharmacien, avec la collaboration de M. JULES FRANÇOIS, ingénieur en chef des mines, pour les applications de la science de l'Ingénieur à l'hydrologie médicale. Paris, 1860, 2 forts volumes in-8 de chacun 750 pages.   20 fr.

Ouvrage couronné par l'Académie de médecine.

Ce n'est pas une compilation de tout ce qui a été publié sur la matière depuis cinquante ou soixante ans : un esprit fécond de doctrine et de critique domine ce livre, et tout en profitant des travaux d'hydrologie médicale publiés en France, en Angleterre, en Allemagne, en Suisse, en Italie, etc., les auteurs ont su trouver dans leurs études personnelles et dans leur pratique journalière, le sujet d'observations nouvelles et de découvertes originales.

DICTIONNAIRE UNIVERSEL DE MATIÈRE MÉDICALE ET DE THÉRAPEUTIQUE GÉNÉRALE, contenant l'indication, la description et l'emploi de tous les médicaments connus dans les diverses parties du globe; par F. V. MÉRAT et A. J. DELENS, membres de l'Académie impériale de médecine. *Ouvrage complet.* Paris, 1829-1846. 7 vol. in-8, y compris le **Supplément**.   20 fr

Le *Tome VII* ou *Supplément*, Paris, 1846, 1 vol. in-8 de 800 pages, ne se vend pas séparément. — Les tomes I à VI, séparément.   12 fr

DICTIONNAIRE DE MÉDECINE, DE CHIRURGIE, DE PHARMACIE ET DES SCIENCES ACCESSOIRES. Publié par J. B. Baillière et fils. *Douzième édition*, entièrement refondue, par E. LITTRÉ, membre de l'Institut de France, et Ch. ROBIN, professeur à la Faculté de médecine de Paris ; ouvrage contenant la synonymie *grecque, latine, anglaise, allemande, italienne* et *espagnole*, et le Glossaire de ces diverses langues. Paris, 1865, 1 beau volume grand in-8 de 1800 pages à deux colonnes, avec 531 figures intercalées dans le texte.   18 fr.

    Demi-reliure maroquin, plats en toile.   3 fr.

    Demi-reliure maroquin à nerfs, plats en toile, très-soignée.   4 fr.

Il y aura bientôt soixante ans que parut pour la première fois cet ouvrage longtemps connu sous le nom de *Dictionnaire de médecine de Nysten* et devenu classique par un succès de onze éditions. Les progrès incessants de la science rendaient nécessaires, pour cette *douzième édition*, de nombreuses additions, une révision générale de l'ouvrage, et plus d'unité dans l'ensemble des mots consacrés aux théories nouvelles et aux faits nouveaux que l'emploi du microscope, les progrès de l'anatomie générale, normale et pathologique, de la physiologie, de la pathologie, de l'art vétérinaire, etc., ont créés. M. Littré, connu par sa vaste érudition et par son savoir étendu dans la littérature médicale, nationale et étrangère, et M. le professeur Ch. Robin, que de récents travaux ont placé si haut dans la science, se sont chargés de cette tâche importante. Une addition importante, qui sera justement appréciée, c'est la Synonymie *grecque, latine, anglaise, allemande, italienne, espagnole*, qui est ajoutée à cette *douzième édition*, et qui, avec les vocabulaires, en fait un Dictionnaire polyglotte.

DIDAY. Exposition critique et pratique des nouvelles doctrines sur la syphilis, suivie d'un Essai sur de nouveaux moyens préservatifs des maladies vénériennes, par le docteur P. DIDAY, ex-chirurgien en chef de l'Antiquaille, secrétaire général de la Société de médecine de Lyon. Paris, 1858. 1 vol. in-18 jésus de 560 pages.   4 fr

DONNÉ. Conseils aux familles sur la manière d'élever les enfants, suivis d'un précis d'hygiène applicable aux différentes saisons de l'année, par Al. DONNÉ, recteur de l'Académie de Montpellier. Paris, 1864, in-12, 332 pages.   3 fr.

DONNÉ. Cours de microscopie complémentaire des études médicales : Anatomie microscopique et physiologie des fluides de l'économie ; par le docteur A. DONNÉ, recteur de l'Académie de Montpellier, ancien chef de clinique à la Faculté de médecine de Paris, professeur de microscopie. Paris, 1844. In-8 de 500 pages. 7 fr. 50

DONNÉ. Atlas du Cours de microscopie, exécuté d'après nature au microscope-daguerréotype, par le docteur A. DONNÉ et L. FOUCAULT, membre de l'Institut (Académie des sciences). Paris, 1846. In-folio de 20 planches, contenant 80 figures gravées avec le plus grand soin, avec un texte descriptif.   30 fr.

DUBOIS. Histoire philosophique de l'hypochondrie et de l'hystérie, par F. DUBOIS (d'Amiens), secrétaire perpétuel de l'Académie impériale de médecine. Paris, 1837. In-8.   2 fr.

DUBOIS. Préleçons de pathologie expérimentale. Observations et expériences sur l'hyperhémie capillaire, par Frédéric DUBOIS (d'Amiens). Paris, 1841, in-8, avec 3 planches.   1 fr. 50

DUBOIS et BURDIN. Histoire académique du magnétisme animal, accompagnée de notes et de remarques critiques sur toutes les observations et expériences faites jusqu'à ce jour, par C. BURDIN et F. DUBOIS (d'Amiens), membres de l'Académie impériale de médecine. Paris, 1841. In-8 de 700 pages.   3 fr.

DUBOIS (P.). Convient-il dans les présentations vicieuses du fœtus de revenir à la version sur la tête? par Paul DUBOIS, professeur d'accouchements à la Faculté de médecine de Paris, chirurgien en chef de l'hospice de la Maternité. Paris, 1833, in-4 de 50 pages.   1 fr. 50

DUBOIS (P.). Mémoire sur la cause des présentations de la tête pendant l'accouchement et sur les déterminations instinctives ou volontaires du fœtus humain. Paris, 1833, in-4 de 27 pages.   1 fr.

DUBRUEIL. Des anomalies artérielles considérées dans leur rapport avec la pathologie et les opérations chirurgicales, par le docteur J. DUBRUEIL, professeur d'anatomie à la Faculté de médecine de Montpellier. Paris, 1847. 1 vol. in-8 et atlas in-4 de 17 planches coloriées.   5 fr.

DUCHAUSSOY. Anatomie pathologique des étranglements internes et conséquences pratiques qui en découlent, par A. P. DUCHAUSSOY, professeur agrégé à la Faculté de médecine de Paris, etc. Paris, 1860, 1 vol. in-4 de 294 pages, avec une planche lithographiée.   5 fr.

DUCHENNE (G. B.). **De l'électrisation localisée** et de son application à la pathologie et à la thérapeutique; par le docteur G. B. DUCHENNE (de Boulogne), lauréat de l'Institut de France. *Deuxième édition,* entièrement refondue. Paris, 1861, 1 fort vol. in-8 avec 179 figures et une planche coloriée.   14 fr.

DUCHENNE (G. B.). **Album de photographies pathologiques,** complémentaire de l'ouvrage ci-dessus. Paris, 1862, in-4 de 17 pl., avec 20 pages de texte descriptif explicatif, cartonné.   25 fr.

DUCHENNE (G. B.). **Physiologie des mouvements,** démontrée à l'aide de l'expérimentation électrique et de l'observation clinique, et applicable à l'étude des paralysies et des déformations. Paris, 1867. 1 vol. in-8 de XVI-872 pages, avec 101 figures.   14 fr.

DUGAT. **Études sur le traité de médecine d'Aboudjafar Ah'mad,** intitulé : *Zad Al Mocaftr,* « la Provision du voyageur, » par G. DUGAT, membre de la Société asiatique. Paris, 1853, in-8 de 64 pages.   1 fr.

DUPUYTREN (G.). **Mémoire sur une nouvelle manière de pratiquer l'opération de la pierre,** par le baron G. DUPUYTREN, terminé et publié par M. L. J. SANSON, chirurgien de l'Hôtel-Dieu, et L. J. BÉGIN. Paris, 1836. 1 vol. grand in-folio, accompagné de 10 belles planches lithographiées, représentant l'anatomie chirurgicale des diverses régions intéressées dans cette opération.   10 fr.

DUPUYTREN (G.). **Mémoire sur une méthode nouvelle pour traiter les anus accidentels.** Paris, 1828, 1 vol. in-4 de 37 pages, avec 3 planches.   3 fr.

DURAND-FARDEL, LE BRET, LEFORT. Voyez **Dictionnaire des eaux minérales.**

DUTROULAU. **Traité des maladies des Européens dans les pays chauds** (régions intertropicales), climatologie et maladies communes, maladies endémiques, par le docteur A.-F. DUTROULAU, premier médecin en chef de la marine. *Deuxième édition, revue et corrigée.* Paris, 1868. in-8, 650 pages.

Outre de nombreuses additions de détail, nous citerons trois chapitres nouveaux relatifs à la Cochinchine, à la Nouvelle-Calédonie, et au choléra.

ÉCOLE DE SALERNE (L'). Traduction en vers français, par CH. MEAUX SAINT-MARC, avec le texte latin en regard (1870 vers), précédée d'une introduction par M. le docteur Ch. Daremberg.—**De la sobriété,** conseils pour vivre longtemps, par L. CORNARO, traduction nouvelle. Paris, 1861, 1 joli vol. in-18 jésus de LXXII-344 pages, avec 5 vignettes.   3 fr. 50.

ENCYCLOPÉDIE ANATOMIQUE, comprenant l'Anatomie descriptive, l'Anatomie générale, l'Anatomie pathologique, l'histoire du Développement, par G.-T. Bischoff, J. Henle, E. Huschke, T.-G. Sœmmerring, F.-G. Theile, G. Valentin, J. Vogel, G. et E. Weber; traduit de l'allemand, par A.-J.-L. JOURDAN, membre de l'Académie impériale de médecine. Paris, 1843-1847. 8 forts vol. in-8, avec deux atlas in-4. Prix, en prenant tout l'ouvrage.   32 fr.

On peut se procurer chaque Traité séparément, savoir :

1° **Ostéologie et syndesmologie,** par S. T. SOEMMERRING.—Mécanique des organes de la locomotion chez l'homme, par G. et E. WEBER. In-8 avec Atlas in-4 de 17 planches.   6 fr.

2° **Traité de myologie et d'angéiologie,** par F. G. THEILE. 1 vol. in-8.   4 fr.

3° **Traité de névrologie,** par G. VALENTIN. 1 vol. in-8, avec figures.   4 fr.

4° **Traité de splanchnologie des organes des sens,** par E. HUSCHKE. Paris, 1845. In-8 de 850 pages, avec 3 planches gravées.   5 fr.

5° **Traité d'anatomie générale,** ou Histoire des tissus de la composition chimique du corps humain, par HENLE. 2 vol. in-8, avec 5 planches gravées.   8 fr.

6° **Traité du développement de l'homme et des mammifères,** suivi d'une *Histoire du développement de l'œuf du lapin,* par le docteur T. L. G. BISCHOFF. 1 vol. in-8, avec atlas in-4 de 16 planches.   7 fr. 50

7° **Anatomie pathologique générale,** par J. VOGEL. Paris, 1846. 1 vol. in-8.   4 fr.

ESPANET (A.). **Traité méthodique et pratique de matière médicale et de thérapeutique,** basé sur la loi des semblables. Paris, 1861, in-8 de 808 pages.   9 fr.

ESQUIROL. **Des maladies mentales**, considérées sous les rapports médical, hygiénique et médico-légal, par E. ESQUIROL, médecin en chef de la Maison des aliénés de Charenton. Paris, 1838, 2 vol. in-8, avec un atlas de 27 planches gravées. 20 fr.

FALRET. **Des maladies mentales et des asiles d'aliénés**. Leçons cliniques et considérations générales par J. P. FALRET, médecin de l'hospice de la Salpêtrière, membre de l'Académie impériale de médecine. Paris, 1864. In-8, LXX-800 pages, avec 1 planche. 11 fr.

FAU. **Anatomie artistique** élémentaire du corps humain, par le docteur J. FAU. Paris, 1865, in-8 avec 17 pl. figures noires. 4 fr.
— Le même, figures coloriées. 10 fr.

FAUCONNEAU-DUFRESNE (V. A.). **La bile et ses maladies**. Paris, 1847, 1 vol. in-4 de 430 pages. 5 fr.

FELTZ (V.). **Étude clinique et expérimentale des embolies capillaires**, par V. FELTZ, chef des cliniques de la Faculté de médecine de Strasbourg, professeur agrégé de la même Faculté. Strasbourg, 1868, in-8, 210 pages avec 8 planches chromo-lithographiques, contenant 70 figures. 6 fr. 50

FEUCHTERSLEBEN. **Hygiène de l'âme**, par E. DE FEUCHTERSLEBEN, professeur à la Faculté de médecine de Vienne, sous-secrétaire d'État au ministère de l'instruction publique en Autriche, traduit de l'allemand, sur la *vingtième édition*, par le docteur *Schlesinger-Rahier*. DEUXIÈME ÉDITION, précédée d'une étude biographique et littéraire. Paris, 1860. 1 vol. in-18 de 260 pages. 2 fr.

L'auteur a voulu, par une alliance de la morale et de l'hygiène, étudier, au point de vue pratique, l'influence de l'âme sur le corps humain et ses maladies. Exposé avec ordre et clarté, et empreint de cette douce philosophie morale qui caractérise les œuvres des penseurs allemands, cet ouvrage n'a pas d'analogue en France ; il sera lu et médité par toutes les classes de la société.

FIÉVÉE. **Mémoires de médecine pratique**, comprenant : 1° De la fièvre typhoïde et de son traitement ; 2° De la saignée chez les vieillards comme condition de santé ; 3° Considérations étiologiques et thérapeutiques sur les maladies de l'utérus ; 4° De la goutte et de son traitement spécifique par les préparations de colchique. Par le docteur FIÉVÉE (de Jeumont). Paris, 1845, in-8. 50 cent.

FIÈVRE PUERPÉRALE (De la), de sa nature et de son traitement. Communications à l'Académie impériale de médecine, par MM. GUÉRARD, DEPAUL, BEAU, PIORRY, HERVEZ DE CHÉGOIN, TROUSSEAU, P. DUBOIS, CRUVEILHIER, CAZEAUX, DANYAU, BOUILLAUD, VELPEAU, J. GUÉRIN, etc., précédées de l'indication bibliographique des principaux écrits publiés sur la fièvre puerpérale. Paris, 1858. In-8 de 464 p. 6 fr.

FLOURENS (P.). **Recherches sur les fonctions et les propriétés du système nerveux** dans les animaux vertébrés, par P. FLOURENS, professeur au Muséum d'histoire naturelle et au Collège de France, secrétaire perpétuel de l'Académie des sciences, etc. *Deuxième édition augmentée*. Paris, 1842, in-8. 3 fr.

FLOURENS. **Cours de physiologie comparée**. De l'ontologie ou étude des êtres. Leçons professées au Muséum d'histoire naturelle par P. FLOURENS, recueillies et rédigées par CH. ROUX, et revues par le professeur. Paris, 1856, in-8. 1 fr. 50

FLOURENS. **Mémoires d'anatomie et de physiologie comparées**, contenant des recherches sur 1° les lois de la symétrie dans le règne animal ; 2° le mécanisme de la rumination ; 3° le mécanisme de la respiration des poissons ; 4° les rapports des extrémités antérieures et postérieures dans l'homme, les quadrupèdes et les oiseaux. Paris. 1844 ; grand in-4, avec 8 planches gravées et coloriées. 9 fr.

FLOURENS. **Théorie expérimentale de la formation des os**, par P. FLOURENS. Paris, 1847, in-8, avec 7 planches gravées. 3 fr

FOISSAC. **Hygiène philosophique de l'âme**, par le docteur P. FOISSAC. *Deuxième édition*, revue et augmentée. Paris, 1863, in-8. 7 fr. 50

FOISSAC. **De l'influence des climats sur l'homme et des agents physiques sur le moral**. Paris, 1867, 2 vol. in-8. 15 fr.

FONSSAGRIVES. **Traité d'hygiène navale**, ou De l'influence des conditions physiques et morales dans lesquelles l'homme de mer est appelé à vivre, et des moyens de conserver sa santé, par le docteur J. B. FONSSAGRIVES, médecin en chef de la marine. Paris, 1856, in-8 de 800 pages, avec 57 fig. 10 fr.

FONSSAGRIVES. Hygiène alimentaire des malades, des convalescents et des valétudinaires, ou Du régime envisagé comme moyen thérapeutique, par le docteur J. B. FONSSAGRIVES, professeur à la Faculté de Montpellier, etc. 2° édition revue et corrigée. Paris, 1867, 1 vol. in-8 de XXXII-698 pages.   9 fr.

FONSSAGRIVES. Thérapeutique de la phthisie pulmonaire, basée sur les indications, ou l'art de prolonger la vie des phthisiques, par les ressources combinées de l'hygiène et de la matière médicale. Paris, 1866, in-8, XXXVI-428 pages.   7 fr.

FORGET. Traité de l'entérite folliculeuse (fièvre typhoïde), par le docteur C. P. FORGET, professeur de clinique médicale à la Faculté de médecine de Strasbourg, etc. Paris, 1841, in-8 de 856 pages.   3 fr.

FORMULAIRE A L'USAGE DES HOPITAUX ET HOSPICES CIVILS DE PARIS, publié par l'administration de l'Assistance publique, 1 vol. in-8, de 154 pages. 4 fr.

FOURNET. Recherches cliniques sur l'auscultation des organes respiratoires et sur la première période de la phthisie pulmonaire, faites dans le service de M. le professeur ANDRAL, par le docteur J. FOURNET, chef de clinique de la Faculté de médecine de Paris, etc. Paris, 1839. 2 vol. in-8.   3 fr.

FRANK. Traité de médecine pratique de J. P. FRANK, traduit du latin par J. M. C. GOUDAREAU, docteur en médecine; *deuxième édition revue, augmentée* des Observations et Réflexions pratiques contenues dans l'INTERPRETATIONES CLINICÆ, accompagné d'une *Introduction* par M. le docteur DOUBLE, membre de l'Institut. Paris, 1842, 2 forts volumes grand in-8 à deux colonnes.   24 fr.

FRÉDAULT. Des rapports de la doctrine médicale homœopathique avec le passé de la thérapeutique, par le docteur FRÉDAULT, ancien interne lauréat des hôpitaux civils de Paris, 1852, in-8 de 84 pages.   1 fr. 50

FRÉDAULT. Physiologie générale. Traité d'Anthropologie physiologique et philosophique, par le docteur F. FRÉDAULT. Paris, 1863. Un volume in-8 de XVI-854 pages.   11 fr.

FREGIER. Des classes dangereuses de la population dans les grandes villes et des moyens de les rendre meilleures; ouvrage récompensé en 1838 par l'Institut de France (Académie des sciences morales et politiques); par A. FRÉGIER, chef de bureau à la préfecture de la Seine. Paris, 1840, 2 beaux vol. in-8.   14 fr.

FRERICHS. Traité pratique des maladies du foie et des voies biliaires, par Fr. Th. FRERICHS, professeur de clinique médicale à l'Université de Berlin, traduit de l'allemand par les docteurs Louis DUMENIL ET PELLAGOT. *Deuxième édition,* revue et corrigée avec des additions nouvelles de l'auteur. Paris, 1866, 1 vol. in-8 de 900 pages avec 158 figures.   12 fr.
Ouvrage couronné par l'Institut de France.
Atlas in-4, 1866, 2 cahiers contenant 26 planches coloriées.   44 fr.

FURNARI. Traité pratique des maladies des yeux, contenant : 1° l'histoire de l'ophthalmologie; 2° l'exposition et le traitement raisonné de toutes les maladies de l'œil et de ses annexes; 3° l'indication des moyens hygiéniques pour préserver l'œil de l'action nuisible des agents physiques et chimiques mis en usage dans les diverses professions; les nouveaux procédés et les instruments pour la guérison du strabisme; des instructions pour l'emploi des lunettes et l'application de l'œil artificiel; suivi de conseils hygiéniques et thérapeutiques sur les maladies des yeux, qui affectent particulièrement les hommes d'État, les gens de lettres et tous ceux qui s'occupent de travaux de cabinet et de bureau. Paris, 1841, in-8, avec pl.   6 fr.

GALIEN. Œuvres anatomiques, physiologiques et médicales de Galien, traduites sur les textes imprimés et manuscrits; accompagnées de sommaires, de notes, de planches, par le docteur CH. DAREMBERG, chargé de cours au Collége de France, bibliothécaire à la bibliothèque Mazarine. Paris, 1854-1857. 2 vol. grand in-8 de 800 pages.   20 fr.
— Séparément, le tome II.   10 fr.
Cette importante publication comprend: 1° Que le bon médecin est philosophe; 2° Exhortations à l'étude des arts; 3° Que les mœurs de l'âme sont la conséquence des tempéraments du corps; 4° des Habitudes; 5° De l'utilité des parties du corps humain; 6° des Facultés naturelles; 7° du Mouvement des muscles; 8° des Sectes, aux étudiants; 9° De la meilleure secte, à Thrasybule; 10° des Lieux affectés; 11° de la Méthode thérapeutique, à Glaucon.

GALISSET et MIGNON. Nouveau traité des vices rédhibitoires, ou Jurisprudence vétérinaire, contenant la législation et la garantie dans les ventes et échanges d'animaux domestiques, d'après les principes du Code Napoléon et la loi modificatrice du 20 mai 1838, la procédure à suivre, la description des vices rédhibitoires, le formulaire des expertises, procès-verbaux et rapports judiciaires, et un précis des législations étrangères, par Ch. M. GALISSET, ancien avocat au Conseil d'État et à la Cour de cassation, et J. MIGNON, ex-chef du service à l'Ecole impériale vétérinaire d'Alfort, chirurgien de l'Hôtel-Dieu d'Orléans. *Troisième édition,* mise au courant de la jurisprudence et augmentée d'un appendice sur les épizooties et l'exercice de la médecine vétérinaire. Paris, 1864, in-18 jésus de 542 pages. 6 fr.

Les auteurs de cet ouvrage pensent avoir fait une chose utile en mettant en commun leurs connaissances spéciales, et en se réunissant pour donner un commentaire complet de la loi du 20 mai 1838. Ce commentaire est en quelque sorte l'ouvrage d'un jurisconsulte-vétérinaire.

GALL. Sur les fonctions du cerveau et sur celles de chacune de ses parties, avec des observations sur la possibilité de reconnaître les instincts, les penchants, les talents, ou les dispositions morales et intellectuelles des hommes et des animaux, par la configuration de leur cerveau et de leur tête. Paris, 1825, 6 vol. in-8. 42 fr.

GALL et SPURZHEIM. Anatomie et physiologie du système nerveux en général et du cerveau en particulier, par F. GALL et SPURZHEIM. Paris, 1810-1819, 4 vol. in-folio de texte et atlas in-folio de 100 planches gravées, cartonnés. 150 fr.

Le même, 4 vol. in-4 et atlas in-folio de 100 planches gravées. 120 fr.

Il ne reste que très-peu d'exemplaires de cet important ouvrage que nous offrons avec une réduction des trois quarts sur le prix de publication.

GALTIER (C. P.). Traité de pharmacologie et de l'art de formuler. Paris, 1841, in-8. 4 fr. 50

GAULTIER DE CLAUBRY. De l'identité du typhus et de la fièvre typhoïde. Paris, 1844, in-8 de 500 pages. 1 fr. 25

GEOFFROY SAINT-HILAIRE. Histoire générale et particulière des Anomalies de l'organisation chez l'homme et les animaux, ouvrage comprenant des recherches sur les caractères, la classification, l'influence physiologique et pathologique, les rapports généraux, les lois et causes des Monstruosités, des variétés et vices de conformation ou *Traité de tératologie;* par Isid. GEOFFROY SAINT-HILAIRE, D. M. P., membre de l'Institut, professeur au Muséum d'histoire naturelle. Paris, 1832-1836: 3 vol. in-8 et atlas de 20 planches lithog. 27 fr.

— Séparément les tomes II et III. 16 fr.

GEORGET. Discussion médico-légale sur la folie ou Aliénation mentale, suivie de l'Examen du procès criminel de Henriette Cornier et de plusieurs autres procès dans lesquels cette maladie a été alléguée comme moyen de défense. Paris, 1826, in-8. 1 fr.

GERDY (P. N.). Traité des bandages, des pansements et de leurs appareils. Paris, 1837-1839, 2 vol. in-8 et atlas de 20 planches in-4. 6 fr.

GERVAIS et VAN BENEDEN. Zoologie médicale. Exposé méthodique du règne animal basé sur l'anatomie, l'embryogénie et la paléontologie, comprenant la description des espèces employées en médecine, de celles qui sont venimeuses et de celles qui sont parasites de l'homme et des animaux, par PAUL GERVAIS, professeur à la Faculté des sciences de Paris, et J. VAN BENEDEN, professeur de l'Université de Louvain. Paris, 1859, 2 vol. in-8, avec 198 figures. 15 fr.

GINTRAC. Mémoire sur l'influence de l'hérédité sur la production de la surexcitation nerveuse sur les maladies qui en résultent, et des moyens de les guérir, par E. GINTRAC, professeur de clinique interne à l'École de médecine de Bordeaux. Paris, 1845, 1 vol. in-4 de 189 pages. 3 fr. 50

GIRARD (H.). Études pratiques sur les maladies nerveuses et mentales, accompagnées de tableaux statistiques, suivies du rapport à M. le sénateur préfet de la Seine sur les aliénés traités dans les asiles de Bicêtre et de la Salpêtrière, et de considérations générales sur l'ensemble du service des aliénés du département de la Seine, par le docteur H. GIRARD DE CAILLEUX, inspecteur général du service des aliénés de la Seine. Paris, 1863. 1 vol. grand in-8 de 234 pages. 12 fr.

GIRARD (H.). Considérations physiologiques et pathologiques sur les **affections nerveuses** dites *hystériques*. Paris, 1841, in-8.   50 c.

GODDE. **Manuel pratique des maladies vénériennes** des hommes, des femmes et des enfants, suivi d'une pharmacopée syphilitique, par GODDE, de Liancourt, D. M. Paris, 1834, in-18.   1 fr.

GOFFRES. **Précis iconographique de bandages, pansements et appareils**, par M. le docteur GOFFRES, médecin principal des armées. Paris, 1866, in-18 jésus, 596 p. avec 81 pl. dessinées d'après nature et gravées sur acier, fig. noires; cartonné.   18 fr.
— Le même, figures coloriées, cartonné.   36 fr.

GOSSELIN. **Recherches sur les kystes synoviaux** de la main et du poignet, par L. GOSSELIN, professeur à la Faculté de médecine de Paris, chirurgien des hôpitaux. Paris, 1852, in-4.   **2 fr.**

GRAEFE. **Clinique ophthalmologique**, par A. de GRAEFE, professeur à la faculté de médecine de l'université de Berlin. Edition française, publiée avec le concours de l'auteur, par M. le docteur E. Meyer. Du traitement de la cataracte par l'extraction linéaire modifiée ; Leçons sur l'amblyopie et l'amaurose; de l'inflammation du nerf optique; de la nevro-rétinite; de l'ophthalmie sympathique ; observations ophthalmologiques chez les cholériques; notice sur le cysticerque, etc. Paris, 1867, in-8, 372 p., avec fig.   8 fr.

  Séparément :

DEUXIÈME PARTIE. Leçons sur l'amblyopie et l'amaurose. — De l'inflammation du nerf optique dans ses rapports avec les affections cérébrales. — De la névro-rétinite et de certains cas de cécité soudaine. 1 vol. in-8 avec fig.   4 fr. 50

GRANIER (MICHEL). **Des homœopathes et de leurs droits.** Paris, 1860, in-8, 172 pages.   2 fr. 50

GRANIER (MICHEL). **Conférences sur l'homœopathie.** Paris, 1858, 524 pages. 5 fr.

GRATIOLET. **Anatomie comparée du système nerveux.** Voyez LEURET et GRATIOLET, page 31.

GRIESSELICH. **Manuel pour servir à l'étude critique de l'homœopathie**, par le docteur GRIESSELICH, traduit de l'allemand, par le docteur SCHLESINGER. Paris, 1849. 1 vol. in-12.   3 fr.

GRIESINGER. **Traité des maladies infectieuses**. Maladies des marais, fièvre jaune, maladies typhoïdes (fièvre pétéchiale ou typhus des armées, fièvre typhoïde, fièvre récurrente ou à rechutes, typhoïde bilieuse, peste), choléra, par W. GRIESINGER, professeur à la Faculté de médecine de l'Université de Berlin, traduit d'après la 2ᵉ édition allemande, et annoté par le docteur G. Lemattre, ancien interne des hôpitaux de Paris. Paris, 1868, in-8, VIII, 556 pages.   8 fr.

GRISOLLE. **Traité de la pneumonie**, par A. GRISOLLE, professeur à la Faculté de médecine de Paris, médecin de l'Hôtel-Dieu, etc. *Deuxième édition*, refondue et considérablement augmentée. Paris, 1864, in-8, XIV-744 pages.   9 fr.

  Ouvrage couronné par l'Académie des sciences et l'Académie de médecine (Prix Itard).

GUARDIA (J. M.). **La médecine à travers les siècles.** Histoire et philosophie, par J. M. GUARDIA, docteur en médecine et docteur ès lettres, bibliothécaire adjoint de l'Académie de médecine. Paris, 1865. 1 vol. in-8 de 800 pages.   10 fr.

Table des matières. — HISTOIRE. La tradition médicale; la médecine grecque avant Hippocrate; la légende hippocratique; classification des écrits hippocratiques; documents pour servir à l'histoire de l'art. — PHILOSOPHIE. Questions de philosophie médicale; évolution de la science; des systèmes philosophiques; nos philosophes naturalistes; sciences anthropologiques; Buffon; la philosophie positive et ses représentants; la métaphysique médicale; Asclépiade fondateur du méthodisme; esquisse des progrès de la physiologie cérébrale; de l'enseignement de l'anatomie générale; méthode expérimentale de la physiologie; les vivisections à l'Académie de médecine; les misères des animaux; abcès de la méthode expérimentale; philosophie sociale.

GUBLER. Commentaires thérapeutiques du Codex medicamentarius ou histoire de l'action physiologique et des effets thérapeutiques des médicaments inscrits dans la pharmacopée française, par Adolphe GUBLER, professeur agrégé à la Faculté de médecine, médecin de l'hôpital Beaujon, membre de l'Académie impériale de médecine (section de thérapeutique et d'histoire naturelle médicale). Paris, 1868, 1 vol. gr. in-8, format du Codex, de 780 pages, cartonné.   12 fr.

GUIBOURT. Histoire naturelle des drogues simples, ou Cours d'histoire naturelle professé à l'Ecole de pharmacie de Paris, par J. B. GUIBOURT, professeur à l'Ecole de pharmacie, membre de l'Académie impériale de médecine. *Quatrième édition*, corrigée et considérablement augmentée. Paris, 1849-1851. 4 forts volumes in-8, avec 800 figures.   30 fr.

GUIBOURT. Pharmacopée raisonnée, ou Traité de pharmacie pratique et théorique, par N. E. HENRY et J. B. GUIBOURT ; *troisième édition*, revue et considérablement augmentée, par J. B. GUIBOURT. Paris, 1847, in-8 de 800 pages à deux colonnes, avec 22 planches.   8 fr.

GUIBOURT. Manuel légal des pharmaciens et des élèves en pharmacie, ou Recueil des lois, arrêtés, règlements et instructions concernant l'enseignement, les études et l'exercice de la pharmacie, et comprenant le Programme des cours de l'Ecole de pharmacie de Paris. Paris, 1852, 1 vol. in-12 de 230 pages.   2 fr.

GUIPON. De la maladie charbonneuse de l'homme, causes, variétés, diagnostic, traitement ; ouvrage appuyé sur une enquête médico-administrative, concernant la maladie observée chez l'homme et chez les animaux, par J. L. GUIPON, médecin en chef des hôpitaux de Laon, médecin des épidémies. 1 vol. in-8 de 345 pages.   6 fr.

HAAS. Mémorial du médecin homœopathe, ou Répertoire alphabétique de traitements et d'expériences homœopathiques, pour servir de guide dans l'application de l'homœopathie au lit du malade. *Deuxième édit.* Paris, 1850, in-18.   3 fr.

HAHNEMANN. Exposition de la doctrine médicale homœopathique, ou Organon de l'art de guérir, par S. HAHNEMANN ; traduit de l'allemand, sur la dernière édition, par le docteur A. J. L. JOURDAN. *Quatrième édition*, augmentée de **Commentaires**, et précédée d'une notice sur la vie, les travaux et la doctrine de l'auteur, par le docteur LÉON SIMON, avec le portrait de S. Hahnemann, gravé sur acier. Paris, 1856. 1 vol. in-8 de 568 pages.   8 fr.

HAHNEMANN. Doctrine et traitement homœopathique des maladies chroniques, par S. HAHNEMANN ; traduit de l'allemand sur la dernière édition, par A. J. L. JOURDAN. *Deuxième édition* entièrement refondue. Paris, 1846, 3 vol. in-8. 23 fr.

HAHNEMANN. Études de médecine homœopathique, par le docteur HAHNEMANN. Opuscules servant de complément à ses œuvres. Paris, 1855, 2 séries publiées chacune en 1 vol. in-8 de 600 pages. Prix de chaque.   7 fr.

HARTMANN. Thérapeutique homœopathique des maladies des enfants, par le docteur F. HARTMANN, traduit de l'allemand par le docteur LÉON SIMON fils, membre de la Société médicale homœopathique de France. Paris, 1853, 1 vol. in-8 de 600 pages.   8 fr.

HATIN. Petit traité de médecine opératoire et Recueil de formules à l'usage des sages-femmes. *Deuxième édition*, augmentée. Paris, 1837, in-18, fig.   2 fr. 50

HAUFF. Mémoire sur l'usage des pompes dans la pratique médicale et chirurgicale, par le docteur HAUFF, professeur à l'Université de Gand. Paris, 1836, in-8.   1 fr.

HAUSSMANN. Des subsistances de la France, du blutage et du rendement des farines et de la composition du pain de munition ; par N. V. HAUSSMANN, intendant militaire. Paris, 1848, in-8 de 76 pages.   75 c.

HEIDENHAIN et EHRENBERG. Exposition des méthodes hydriatiques de Priestnitz dans les diverses espèces de maladies, considérées en elles-mêmes et comparées avec celles de la médecine allopathique. Paris, 1842. in-18.   1 fr. 50

HENLE (J.). Traité d'anatomie générale, ou Histoire des tissus et de la composition chimique du corps humain. Paris, 1843, 2 vol. in-8 avec 5 pl. gravées.   8 fr.

HENOT. Mémoire sur la désarticulation coxo-fémorale, à l'occasion d'une opération de ce genre pratiquée avec succès, le sujet étant soumis à l'éthérisation, par HÉNOT, chirurgien principal de 1re classe. Paris, 1851, in-4, 64 pag. avec 2 pl.   75 c.

HÉRING. Médecine homœopathique domestique, par le docteur C. HÉRING. Traduction nouvelle sur la douzième édition allemande, augmentée d'indications nombreuses et précédée de conseils d'hygiène et de thérapeutique générale, par le docteur Léon SIMON fils. Paris, 1867, in-12 de xii-738 pages avec 168 figures. Cartonné. **7 fr.**

HERPIN (Th.). Du pronostic et du traitement curatif de l'épilepsie, par le docteur TH. HERPIN, docteur en médecine de la Faculté de Paris et de Genève, lauréat de la Faculté de médecine de Paris, ancien vice-président de la Faculté de médecine et du Conseil de santé de Genève, etc. *Ouvrage couronné par l'Institut de France.* Paris, 1852, 1 vol. in-8 de 650 pages. **7 fr. 50**

HERPIN (Th.). Des Accès incomplets d'épilepsie. Paris, 1867, in-8, xiv-208 pages. **3 fr. 50**

HEYFELDER. Traité des résections, par le docteur O. HEYFELDER, médecin-major au service de la Russie, traduit de l'allemand, avec additions et notes, par le docteur Eug. Bœckel, professeur agrégé et chef des travaux anatomiques de la Faculté de Strasbourg. Strasbourg, 1863, in-8, 310 pages, avec 8 planches. **7 fr.**

HIFFELSHEIM. Des applications médicales de la pile de Volta, précédées d'un exposé critique des différentes méthodes d'électrisation, par le docteur HIFFELSHEIM, lauréat de l'Institut, membre de la Société de biologie. Paris, 1861, in-8 de 152 p. **3 fr.**

HIPPOCRATE. OEuvres complètes, traduction nouvelle, *avec le texte grec en regard,* collationné sur les manuscrits et toutes les éditions ; accompagnée d'une introduction, de commentaires médicaux, de variantes et de notes philologiques ; suivie d'une table des matières, par E. LITTRÉ, membre de l'Institut de France.—**Ouvrage complet,** Paris, 1839-1861. 10 forts vol. in-8, de 700 pages chacun. **100 fr.**

Séparément les derniers volumes. Prix de chaque. **10 fr.**

Il a été tiré quelques exemplaires sur jésus vélin. Prix de chaque volume. **20 fr.**

HIPPOCRATE. Aphorismes, traduction nouvelle *avec le texte grec en regard,* collationnée sur les manuscrits et toutes les éditions, précédée d'un argument interprétatif, par E. LITTRÉ, membre de l'Institut de France. Paris, 1844, gr. in-18. **3 fr.**

HIRSCHEL. Guide du médecin homœopathe au lit du malade, et Répertoire de thérapeutique homœopathique, par le docteur HIRSCHEL, traduit de l'allemand par le docteur LÉON SIMON fils. Paris, 1858, 1 vol. in-18 jésus de 344 pages. **3 fr. 50**

HOFFBAUER. Médecine légale relative aux aliénés, aux sourds-muets, ou les lois appliquées aux désordres de l'intelligence ; par HOFFBAUER ; traduit de l'allemand, par CHAMBEYRON, D.-M.-P., avec des notes par ESQUIROL et ITARD. Paris, 1827, in-8. **2 fr. 50**

HOUDART (M. S.). Histoire de la médecine grecque, depuis Esculape jusqu'à Hippocrate exclusivement. Paris, 1856, in-8 de 230 pages. **3 fr.**

HUBERT-VALLEROUX. Mémoire sur le catarrhe de l'oreille moyenne et sur la surdité qui en est la suite, avec l'indication d'un nouveau mode de traitement, appuyé d'observations pratiques. *Deuxième édition* augmentée. Paris, 1845, in-8. **1 fr.**

HUGUIER. De l'hystérométrie et du cathétérisme utérin, de leurs applications au diagnostic et au traitement des maladies de l'utérus et de ses annexes et de leur emploi en obstétrique ; leçons professées à l'hôpital Beaujon, par P. C. HUGUIER, chirurgien honoraire des hôpitaux et hospices civils de Paris, professeur agrégé à la Faculté de médecine, membre de l'Académie impériale de médecine. Paris, 1865, in-8 de 400 pages avec 4 planches lithographiées. **6 fr.**

HUGUIER. Mémoires sur les allongements hypertrophiques du col de l'utérus dans les affections désignées sous les noms de *descente,* de *précipitation de cet organe,* et sur leur traitement par la résection ou l'amputation de la totalité du col suivant la variété de cette maladie, par P. C. HUGUIER, membre de l'Académie impériale de médecine, de la Société impériale de chirurgie, chirurgien de l'hôpital Beaujon. Paris, 1860, in-4, 231 pages, avec 13 planches lithographiées. **15 fr**

HUGUIER **Mémoire sur l'esthiomène de la vulve** ou dartre rongeante de la région vulvo-anale. Paris, 1849, in-4 avec 4 pl.   5 fr.

HUGUIER. Mémoire sur les maladies des appareils sécréteurs des organes génitaux de la femme. Paris, 1850, in-4 avec 5 pl.   8 fr.

HUMBERT. Traité des difformités du système osseux, ou De l'emploi des moyens mécaniques et gymnastiques dans le traitement de ces affections. Paris, 1838, 4 vol. in-8, et atlas de 174 pl. in-4.   20 fr.

HUMBERT et JACQUIER. Essai et observations sur la manière de réduire les luxations spontanées ou symptomatiques de l'articulation ilio-fémorale, méthode applicable aux luxations congénitales et aux luxations anciennes par causes externes. Bar-le-Duc, 1835, in-8, atlas de 20 planches in-4.   6 fr.

HUNTER (J.). OEuvres complètes, traduites de l'anglais sur l'édition de J. Palmer, par le docteur G. RICHELOT. Paris, 1843. 4 forts vol. in-8, avec atlas in-4 de 64 planches.   40 fr.

HUNTER. Traité de la maladie vénérienne, par J. HUNTER, traduit de l'anglais par G. RICHELOT, avec des notes et des additions par le docteur Ph. RICORD, chirurgien de l'hospice des Vénériens. *Troisième édition*, corrigée et augmentée. Paris, 1859, in-8 de 800 pages, avec 9 planches.   9 fr.

HUSCHKE (E.). Traité de splanchnologie et des organes des sens. Paris, 1845, in-8 de 870 pages, avec 5 planches.   5 fr.

†**HUSSON. Étude sur les hôpitaux** considérés sous le rapport de la construction, de la distribution de leurs bâtiments, de l'ameublement, de l'hygiène et du service des malades, par M. Armand HUSSON, directeur de l'assistance publique, membre de l'Institut (Académie des sciences morales). Paris, 1863, in-4, 609 pag., avec 2 1 pl., tableaux et figures.   25 fr.
Publication de l'administration de l'assistance publique.

HUXLEY. La place de l'homme dans la nature, par M. Th. HUXLEY, membre de la Société royale de Londres, traduit, annoté, précédé d'une introduction et suivi d'un compte rendu des travaux anthropologiques du Congrès international d'anthrologie et d'archéologie préhistoriques, tenu à Paris (session de 1867), par le docteur E. Dally, secrétaire général adjoint de la Société d'anthropologie, avec une préface de l'auteur. Paris, 1868, in-8, de 368 pages, avec 68 figures.   7 fr.

IMBERT - GOURBEYRE. De l'albuminurie puerpérale et de ses rapports avec l'éclampsie, par M. le docteur IMBERT-GOURBEYRE, professeur à l'École de médecine de Clermont-Ferrand. Paris, 1856, 1 vol. in-4 de 73 pages.   2 fr. 50

IMBERT - GOURBEYRE. Des paralysies puerpérales. Paris, 1861, 1 vol. in-4 de 80 pages.   2 fr. 50

ITARD. Traité des maladies de l'oreille et de l'audition, par J.-M. ITARD, médecin de l'institution des Sourds-Muets de Paris. *Deuxième édition*, augmentée et publiée par les soins de l'Académie de médecine. Paris, 1842, 2 vol. in-8 avec 3 planches.   14 fr.

JAHR. Principes et règles qui doivent guider dans la pratique de l'homœopathie. Exposition raisonnée des points essentiels de la doctrine médicale de HAHNEMANN. Paris, 1857, in-8 de 528 pages.   7 fr.

JAHR. Du traitement homœopathique des maladies des organes de la digestion, comprenant un précis d'hygiène générale et suivi d'un répertoire diététique à l'usage de tous ceux qui veulent suivre le régime rationnel de la méthode Hahnemann. Paris, 1859, 1 vol. in-18 jésus de 520 pages.   6 fr.

JAHR. Du traitement homœopathique des maladies des femmes, par le docteur G. H. G. JAHR. Paris, 1856, 1 vol. in-12, vii-496 pages.   6 fr.

JAHR. Du traitement homœopathique des affections nerveuses et des maladies mentales. Paris, 1854, 1 vol. in-12 de 600 pages.   6 fr.

JAHR. Du traitement homœopathique des maladies de la peau et des lésions extérieures en général, par G. H. G. JAHR. Paris, 1850, 1 vol. in-8 de 608 pages. 8 fr.

JAHR. Du traitement homœopathique du choléra, avec l'indication des moyens de s'en préserver, pouvant servir de conseils aux familles en l'absence du médecin, par le docteur G. H. G. JAHR. Paris, 1848, 1 vol. in-12.   1 fr. 50

JAHR. Nouveau Manuel de médecine homœopathique, divisé en deux parties : 1° Manuel de matière médicale, ou Résumé des principaux effets des médicaments homœopathiques, avec indication des observations cliniques; 2° Répertoire thérapeutique et symptomatologique, ou Table alphabétique des principaux symptômes des médicaments homœopathiques, avec des avis cliniques, par le docteur G. H. G. JAHR. *Septième édition* revue et augmentée. Paris, 1862, 4 vol. gr. in-12.   18 fr.

JAHR. Notions élémentaires d'homœopathie. Manière de la pratiquer, avec les effets les plus importants de dix des principaux remèdes homœopathiques, à l'usage de tous les hommes de bonne foi qui veulent se convaincre par des essais de la vérité de cette doctrine. *Quatrième édition.* Paris, 1861, in-18 de 144 pages.   1 fr. 25

JAHR et CATELLAN. Nouvelle pharmacopée homœopathique, ou Histoire naturelle, Préparation et Posologie ou administration des doses des médicaments homœopathiques, par le docteur G. H. G. JAHR et MM. CATELLAN frères, pharmaciens homœopathes. *Troisième édition*, revue et augmentée. Paris, 1862, in-12 de 430 p. avec 144 fig.   7 fr.

JAQUEMET. De l'entraînement chez l'homme au point de vue physiologique, prophylactique et curatif, par le docteur Hippolyte JAQUEMET. Paris, 1868, 1 vol. in-8 de 120 pages.   2 fr. 50

JAQUEMET. Des hôpitaux et des hospices, des conditions que doivent présenter ces établissements au point de vue de l'hygiène et des intérêts des populations. par H. JAQUEMET. Paris, 1866. In-8 de 184 pages, avec figures.   3 fr. 50

JEANNEL. De la prostitution dans les grandes villes, au XIX° siècle, et de l'extinction des maladies vénériennes ; questions générales d'hygiène, de moralité publique et de légalité, mesures prophylactiques internationales, réformes à opérer dans le service sanitaire; discussion des règlements exécutés dans les principales villes de l'Europe. Ouvrage précédé de documents relatifs à la prostitution dans l'Antiquité, par J. JEANNEL, professeur à l'École impériale de médecine de Bordeaux, médecin en chef du dispensaire de Bordeaux. Paris, 1868, 1 vol. in-18 jésus, avec figures.   4 fr. 50

Table des matières. — Première partie. Prostitution dans l'antiquité, et particulièrement à Rome. — Deuxième partie. De la prostitution dans les grandes villes au XIX° siècle, et de l'extinction des maladies vénériennes : 1° section, questions générales d'hygiène, de moralité publique, et de légalité, qui se rattachent à la prostitution ; 2° section, examen des règlements relatifs à la prostitution, qui sont actuellement exécutés dans quelques villes importantes, en vue de justifier et de formuler un règlement uniforme applicable à la répression des scandales et des dangers de la prostitution; études des divers moyens prophylactiques de la contagion vénérienne qui peuvent être réglementés par l'administration publique; 3° section, moyens prophylactiques généraux.

JOBERT. De la réunion en chirurgie, par A. J. JOBERT (de Lamballe), chirurgien de l'Hôtel-Dieu, professeur de clinique chirurgicale à la Faculté de médecine de Paris, membre de l'Institut de France et de l'Académie de médecine. Paris, 1864, 1 vol. in-8 avec 7 planches col.   12 fr.

Les planches, qui ont été dessinées d'après nature, représentent l'autoplastie du cou et de la face, les résultats obtenus par la section du tendon d'Achille chez l'homme, les chevaux et les chiens. La castration et la périnéoplastie y figurent, et, enfin, les corps étrangers articulaires se trouvent représentés dans les dernières planches, ainsi que le mode opératoire destiné à déloger le corps étranger et à le placer dans un nouveau domicile jusqu'à l'époque de son extraction définitive.

JOBERT. Traité de chirurgie plastique. Paris, 1849. 2 vol. in-8 et atlas de 18 planches in-fol. grav. et color. d'après nature.   50 fr.

JOBERT. Traité des fistules vésico-utérines, vésico-utéro-vaginales, entéro-vaginales et recto-vaginales. Paris, 1852, in-8 avec 10 figures.   7 fr. 50

Ouvrage *faisant suite et servant de Complément* au TRAITÉ DE CHIRURGIE PLASTIQUE.

JOURDAN. Pharmacopée universelle, ou Conspectus des pharmacopées d'Amsterdam, Anvers, Dublin, Édimbourg, Ferrare, Genève, Grèce, Hambourg, Londres, Oldenbourg, Parme, Sleswig, Strasbourg, Turin, Würtzbourg; américaine, autrichienne, batave, belge, danoise, espagnole, finlandaise, française, hanovrienne, hessoise; polonaise, portugaise, prussienne, russe, sarde, saxonne, suédoise et wurtembergeoise; des dispensaires de Brunswick, de Fulde, de la Lippe et du Palatinat; ouvrage contenant les caractères essentiels et la synonymie de toutes les substances citées dans ces recueils, avec l'indication, à chaque préparation, de ceux qui l'ont adoptée, des procédés divers recommandés pour l'exécution, des variantes qu'elle présente dans les différents formulaires, des noms officinaux sous lesquels on la désigne dans divers pays, et des doses auxquelles on l'administre; par A. J. L. JOURDAN. *Deuxième édition, précédée de Tableaux présentant la concordance des divers poids médicinaux de l'Europe entre eux et avec le système décimal.* Paris, 1840. 2 forts volume: in-8 de chacun près de 800 pages à deux colonnes.   15 fr.

JOURNAL DES CONNAISSANCES MÉDICALES PRATIQUES ET DE PHARMACOLOGIE, par MM. P. L. CAFFE, E. BEAUGRAND et HEBERT. Paraît les 10, 20 et 30 de chaque mois. Abonnement annuel pour Paris et les départements   10 fr.
Pour l'étranger, le port postal en plus.

— La trente-troisième année est en cours de publication.

KOEBERLÉ. De l'ovariotomie, par E. KOEBERLÉ, professeur agrégé à la Faculté de médecine de Strasbourg. Paris, 1864. Deux parties, in-8 avec 6 pl. lithographiées.   7 fr. 50

LACAUCHIE. Études hydrotomiques et micrographiques. Paris, 1844, in-8 avec 4 planches.   1 fr.

LACAUCHIE. Traité d'hydrotomie, ou Des injections d'eau continues dans les recherches anatomiques, par le docteur LACAUCHIE, ancien professeur d'anatomie à l'hôpital du Val-de-Grâce. Paris, 1853, in-8, avec 6 planches.   1 fr. 50

LALLEMAND. Des pertes séminales involontaires, par F. LALLEMAND, professeur à la Faculté de médecine de Montpellier, membre de l'Institut. Paris, 1836-1842. 3 vol. in-8, publiés en 5 parties.   25 fr.
On peut se procurer séparément le tome II, en deux parties.   9 fr.
—Le tome III, 1842, in-8.   7 fr.

LANCEREAUX. Traité historique et pratique de la syphilis, par le docteur E. LANCEREAUX, chef de clinique de la Faculté de médecine de Paris. Paris, 1866, 1 vol. gr. in-8 de 800 pages avec 3 planches gravées et coloriées.   15 fr.

LANGLEBERT. Guide pratique, scientifique et administratif de l'étudiant en médecine, ou Conseils aux élèves sur la direction qu'ils doivent donner à leurs études; suivi des règlements universitaires, relatifs à l'enseignement de la médecine dans les facultés, les écoles préparatoires, et des conditions d'admission dans le service de santé de l'armée et de la marine; 2e *édition, corrigée et entièrement refondue;* par le docteur ED. LANGLEBERT. Paris, 1852. Un beau vol. in-18 de 340 pag. 2 fr. 50

LA POMMERAIS. Cours d'homœopathie, par le docteur Edm. COUTY de la POMMERAIS. Paris, 1863, in-8, 555 pages.   (7 fr.) 4 fr.

LARREY. Mémoire sur l'adénite cervicale observée dans les hôpitaux militaires, et sur l'extirpation des tumeurs ganglionnaires du cou, par Hipp. LARREY, inspecteur du service de santé des armées, membre de l'Académie impériale de médecine. Paris, 1852, 1 vol. in-4 de 92 pages.   2 fr.

LEBERT. Physiologie pathologique, ou Recherches cliniques, expérimentales et microscopiques sur l'inflammation, la tuberculisation, les tumeurs, la formation du cal, etc., par le docteur H. LEBERT, professeur à l'Université de Breslau. Paris, 1845. 2 vol. in-8, avec atlas de 22 planches gravées.   23 fr.

LEBERT. Traité pratique des maladies scrofuleuses et tuberculeuses, par le docteur H. LEBERT. Paris, 1849, 1 vol. in-8 de 820 pages.   9 fr.
Ouvrage couronné par l'Académie impériale de médecine.

LEBERT. Traité d'anatomie pathologique générale et spéciale, ou Description et iconographie pathologique des affections morbides, tant liquides que solides, observées dans le corps humain, par le docteur H. LEBERT, professeur de clinique médicale à l'Université de Breslau, membre des Sociétés anatomique, de biologie, de chirurgie et médicale d'observation de Paris. *Ouvrage complet.* Paris, 1855-1861. 2 vol. in-fol. de texte, et 2 vol. in-fol. comprenant 200 planches dessinées d'après nature, gravées et coloriées.   615 fr.

Le tome Ier (livraisons I à XX) comprend, texte, 760 pages, et planches 1 à 94.

Le tome II (livraisons XXI à XLI) comprend, texte 734 pages, et planches 95 à 200.

On peut toujours souscrire en retirant régulièrement plusieurs livraisons.

Chaque livraison est composée de 30 à 40 pages de texte, sur beau papier vélin, et de 5 planches in-folio gravées et coloriées. Prix de la livraison :   15 fr.

Demi-reliure maroquin des 4 vol. grand in-folio, non rognés, dorés en tête.   6 fr.

Cet ouvrage est le fruit de plus de douze années d'observations dans les nombreux hôpitaux de Paris. Aidé du bienveillant concours des médecins et des chirurgiens de ces établissements, trouvant aussi des matériaux précieux et une source féconde dans les communications et les discussions des Sociétés anatomique, de biologie, de chirurgie et médicale d'observation, M. Lebert réunissait tous les éléments pour entreprendre un travail aussi considérable. Placé maintenant à la tête du service médical d'un grand hôpital à Breslau, dans les salles duquel il a constamment cent malades, l'auteur continue à recueillir des faits pour cet ouvrage, vérifie et contrôle les résultats de son observation dans les hôpitaux de Paris par celle des faits nouveaux à mesure qu'ils se produisent sous ses yeux.

Cet ouvrage se compose de deux parties.

Après avoir dans une INTRODUCTION rapide présenté l'histoire de l'anatomie pathologique depuis le XVIe siècle jusqu'à nos jours, M. Lebert embrasse dans la *première partie* l'ANATOMIE PATHOLOGIQUE GÉNÉRALE. Il passe successivement en revue l'Hypérémie et l'Inflammation, l'Ulcération et la Gangrène, l'Hémorrhagie, l'Atrophie, l'Hypertrophie en général et l'Hypertrophie glandulaire en particulier, les TUMEURS (qu'il divise en productions Hypertrophiques, Homœomorphes hétérotopiques, Hétéromorphes et Parasitiques), enfin les modifications congénitales de conformation. Cette première partie comprend les pages 1 à 426 du tome Ier, et les planches 1 à 61.

La *deuxième partie*, sous le nom d'ANATOMIE PATHOLOGIQUE SPÉCIALE, traite des lésions considérées dans chaque organe en particulier. M. Lebert étudie successivement dans le livre I (pages 427 à 581, et planches 62 à 78) les maladies du Cœur, des Vaisseaux sanguins et lymphatiques.

Dans le livre II, les maladies du Larynx et de la Trachée, des Bronches, de la Plèvre, de la Glande thyroïde et du Thymus (pages 582 à 753 et planches 79 à 94). Telles sont les matières décrites dans le Ier volume du texte et figurées dans le tome Ier de l'atlas.

Avec le tome II commence le livre III, qui comprend (pages 1 à 152 et planches 95 à 104) les maladies du Système nerveux, de l'Encéphale, de la Moelle épinière, des Nerfs, etc

Le livre IV (pages 153 à 327 et planches 105 à 135) est consacré aux maladies du Tube digestif et de ses annexes (maladies du Foie et de la Rate, du Pancréas, du Péritoine, altérations qui frappent le Tissu cellulaire rétro-péritonéal, Hémorrhoïdes).

Le livre V (pages 328 à 381 et planches 136 à 142) traite des maladies des Voies urinaires (maladies des Reins, des Capsules surrénales, altérations de la Vessie, altérations de l'Urèthre).

Le livre VI (pages 382 à 484 et planches 143 à 164), sous le titre de Maladies des organes génitaux, comprend deux sections : 1º Altérations anatomiques des Organes génitaux de l'homme (altérations du Pénis et du Scrotum, maladies de la Prostate, des Glandes de Méry et des Vesicules séminales, altérations du Testicule); 2º Maladies des Organes génitaux de la femme (Vulve, Vagin, etc.).

Le livre VII (pages 485 à 604 et planches 165 à 182) traite des maladies des Os et des Articulations.

Livre VIII (pages 605 à 658, et planches 183 à 196). Anatomie pathologique de la peau.

Livre IX (pages 662 à 696 et planches 197 à 200). Changements moléculaires que les maladies produisent dans les tissus et les organes du corps humain. — TABLE GÉNÉRALE ALPHABÉTIQUE, 58 pages.

Après l'examen des planches de M. Lebert, un des professeurs les plus compétents et les plus illustres de la Faculté de Paris écrivait : « J'ai admiré l'exactitude, la beauté, la nouveauté des planches qui composent la majeure partie de cet ouvrage : j'ai été frappé de l'immensité des recherches originales et toutes propres à l'auteur qu'il a dû exiger. *Cet ouvrage n'a pas d'analogue en France ni dans aucun pays.* »

LEBERT. Traité pratique des maladies cancéreuses et des affections curables confondues avec le cancer, par le docteur H. LEBERT. Paris, 1851, 1 vol. in-8 de 892 pages.   9 fr.

LEBLANC et TROUSSEAU. Anatomie chirurgicale des principaux animaux domestiques, ou Recueil de 30 planches représentant : 1° l'anatomie des régions du cheval, du bœuf, du mouton, etc., sur lesquelles on pratique les observations les plus graves ; 2° les divers états des dents du cheval, du bœuf, du mouton, du chien, indiquant l'âge de ces animaux ; 3° les instruments de chirurgie vétérinaire ; 4° un texte explicatif ; par U. LEBLANC, médecin vétérinaire, ancien répétiteur de l'École vétérinaire d'Alfort, et A. TROUSSEAU, professeur à la Faculté de Paris. Paris, 1828, grand in-fol. composé de 30 planches gravées et coloriées avec soin. 42 fr.

LECONTE. Études chimiques et physiques sur les eaux thermales de Luxeuil. Description de l'établissement et des sources, par M. le docteur LECONTE, professeur agrégé à la Faculté de Paris. Paris, 1860, in-8 de 180 pages.   3 fr. 50

LEFEVRE (A.). Histoire du service de santé de la marine militaire et des écoles de médecine navale en France, depuis le règne de Louis XIV jusqu'à nos jours (1666–1867). Paris, 1867, 1 vol. in-8, 500 pages, avec 13 plans, cartes et fac-simile. 8 fr.

LEFORT. De la résection de la hanche dans les cas de coxalgie et de plaies par armes à feu, par M. Léon LE FORT, prosecteur à la Faculté de médecine de Paris, etc. Paris, 1861, in-4, 140 pages.   4 fr.

LE GENDRE. De la chute de l'utérus. Paris, 1860, in-8, avec 8 planches dessinées d'après nature.   3 fr. 50

LE GENDRE. Anatomie chirurgicale homalographique, ou Description et figures des principales régions du corps humain représentées de grandeur naturelle et d'après des sections plans faites sur des cadavres congelés, par le docteur E. Q. LE GENDRE, prosecteur de l'amphithéâtre des hôpitaux, lauréat de l'Institut de France. Paris, 1858, 1 vol. in-fol. de 25 planches dessinées et lithographiées par l'auteur, avec un texte descriptif et raisonné.   20 fr.

LEGOUEST. Traité de chirurgie d'armée, par L. LEGOUEST, médecin principal de l'armée, professeur de clinique chirurgicale à l'École impériale d'application de la médecine et de la pharmacie militaires (Val-de-Grâce). Paris, 1863. 1 fort vol. in-8 de 1000 pages, avec 128 figures.   12 fr.

Ce livre est le résultat d'une expérience acquise par une pratique de vingt ans dans l'armée et par dix années de campagnes en Afrique, en Orient et en Italie. Il se termine par de nombreux documents inédits sur le mode de fonctionnement du service de santé en campagne, sur le service dont il dispose en personnel, en moyens chirurgicaux, en matériel, en moyens de transport pour les blessés.

LÉLUT. L'Amulette de Pascal, pour servir à l'histoire des hallucinations, par le docteur F. LÉLUT, membre de l'Institut. Paris, 1846, in-8.   6 fr.

LÉLUT. Du démon de Socrate, spécimen d'une application de la science psychologique à celle de l'histoire, par le docteur L. F. LÉLUT, membre de l'Institut, et de l'Académie de médecine. *Nouvelle édition* revue, corrigée et augmentée d'une préface. Paris, 1856, in-18 de 348 pages.   3 fr. 50

LÉLUT. Qu'est-ce que la phrénologie ? ou Essai sur la signification et la valeur des Systèmes de psychologie en général, et de celui de GALL en particulier, par F. LÉLUT, médecin de l'hospice de la Salpêtrière. Paris, 1836, in-8.   1 fr.

LÉLUT. De l'organe phrénologique de la destruction chez les animaux, ou Examen de cette question : Les animaux carnassiers ou féroces ont-ils, à l'endroit des tempes, le cerveau et par suite le crâne plus large proportionnellement à sa longueur que ne l'ont les animaux d'une nature opposée ? par F. LÉLUT. Paris, 1838, in 8, avec une planche.   50 c.

LEMOINE. Du sommeil, au point de vue physiologique et psychologique, par ALBERT LEMOINE, maître de conférences à l'École normale. *Ouvrage couronné par l'Institut de France (Académie des sciences morales et politiques).* Paris, 1855, in-12 de 410 p.   3 fr. 50

LEROY. Médecine maternelle, ou l'Art d'élever et de conserver les enfants, par Alphonse LEROY, professeur de la Faculté de médecine de Paris. *Seconde édition.* Paris, 1830, in-8.   6 fr.

LEROY (D'ETIOLLES). Exposé des divers procédés employés jusqu'à ce jour pour guérir de la pierre sans avoir recours à l'opération de la taille ; par J. LEROY (d'Etiolles), docteur en chirurgie de la Faculté de Paris. Paris, 1825, in-8 avec 5 planches.   4 fr.

LEROY (D'ETIOLLES). Des paralysies des membres inférieurs ou paraplégies. Recherches sur leur nature, leur forme et leur traitement, par le docteur R. LEROY (d'Etiolles) fils. Première partie. Paris, 1856, in-8, 325 pages. — Deuxième partie, fascicule I. Paris, 1857, in-8, 128 pages.   5 fr. 75

Ouvrage couronné par l'Académie impériale de médecine.

LEROY (D'ETIOLLES). Traité pratique de la gravelle et des calculs urinaires, par le docteur R. LEROY (d'Etiolles) fils. Paris, 1866, 1 vol. in-8 de 552 pages, avec 120 gravures.   8 fr.

LE ROY DE MÉRICOURT. Mémoire sur la chromhidrose ou chromocrinie cutanée, par le docteur LE ROY DE MÉRICOURT, professeur aux Ecoles de médecine navale, rédacteur en chef des *Archives de médecine navale,* suivi de l'étude microscopique et chimique de la substance colorante de la chromhidrose, par Ch. Robin, et d'une note sur le même sujet, par le docteur Ordonez. Paris, 1864, in-8, 179 pages.   3 fr.

LEURET. Du traitement moral de la folie, par F. LEURET, médecin en chef de l'hospice de Bicêtre. Paris, 1840, in-8.   6 fr.

LEURET et GRATIOLET. Anatomie comparée du système nerveux considéré dans ses rapports avec l'intelligence, par FR. LEURET, médecin de l'hospice de Bicêtre, et P. GRATIOLET, aide-naturaliste au Muséum d'histoire naturelle, professeur à la Faculté des sciences de Paris. Paris, 1839-1857. OUVRAGE COMPLET. 2 vol. in-8 et atlas de 32 planches in-fol., dessinées d'après nature et gravées avec le plus grand soin. Figures noires.   48 fr.

Le même, figures coloriées.   96 fr.

Tome I, par LEURET, comprend la description de l'encéphale et de la moelle rachidienne, le volume, le poids, la structure de ces organes chez les animaux vertébrés, l'histoire du système ganglionnaire des animaux articulés et des mollusques, et l'exposé de la relation qui existe entre la perfection progressive de ces centres nerveux et l'état des facultés instinctives, intellectuelles et morales.

Tome II, par GRATIOLET, comprend l'anatomie du cerveau de l'homme et des singes, des recherches nouvelles sur le développement du crâne et du cerveau, et une analyse comparée des fonctions de l'intelligence humaine.

Séparément le tome II. Paris, 1857, in-8 de 692 pages, avec atlas de 16 planches dessinées d'après nature, gravées. Figures noires.   24 fr.

Figures coloriées.   48 fr.

LÉVY. Traité d'hygiène publique et privée, par le docteur Michel LÉVY, directeur de l'Ecole impériale de médecine et de pharmacie militaires du Val-de-Grâce, membre de l'Académie impériale de médecine. *Quatrième édition,* revue, corrigée et augmentée. Paris, 1862. 2 vol. in-8. Ensemble, 1900 pages.   18 fr.

LÉVY. Rapport sur le traitement de la gale, adressé au ministre de la guerre par le Conseil de santé des armées, M. LÉVY, *rapporteur.* Paris, 1852, in-8.   1 fr. 25

LIND. Essais sur les maladies des Européens dans les pays chauds, et les moyens d'en prévenir les suites. Traduit de l'anglais par THION DE LA CHAUME. Paris, 1785. 2 vol. in-12.   6 fr.

LITTRÉ et ROBIN. Voyez **Dictionnaire de médecine.** *douzième édition,* page 16.

LORAIN. Études de médecine clinique et de physiologie pathologique Le Choléra observé à l'hôpital Saint-Antoine par P. LORAIN, professeur agrégé de la Faculté de médecine de Paris, médecin de l'hôpital Saint-Antoine. Paris, 1868, 1 vol. in-8 de 220 pages, avec planches graphiques, coloriées.   7 fr.

LORAIN. De l'albuminurie. Paris, 1860, in-8.   2 fr. 50

LORAIN. Voyez VALLEIX, *Guide du médecin praticien*, page 46.

LOUIS. Éloges lus dans les séances publiques de l'Académie royale de chirurgie de 1750 à 1792, par A. LOUIS, recueillis et publiés pour la première fois, au nom de l'Académie impériale de médecine, et d'après les manuscrits originaux, avec une introduction, des notes et des éclaircissements, par FRÉD. DUBOIS (d'Amiens), secrétaire perpétuel de l'Académie impériale de médecine. Paris, 1859, 1 vol. in-8 de 848 pages.   7 fr. 50

Cet ouvrage contient : Introduction historique par *M. Dubois*, 76 pages; Éloges de J.-L. Petit, Bassuel, Malaval, Verdier, Roederer, Mehnelli, Bertrandi, Faubert, Lecat, Ledran, Pibrac, Beaumont, Morand, Van Swieten, Quesnay, Haller, Flurent, Willius, Lamartinière, Bunstet, de la Faye, Bordenave, David, Faure, Caqué, Fagner, Camper, Hevin, Pipelet, et l'eloge de Louis, par Sue. Embrassant tout un demi-siècle et renfermant outre les détails historiques et biographiques, des appréciations et des jugements sur les faits, cette collection forme une véritable histoire de la chirurgie française au XVIII° siècle.

LOUIS. Examen de l'examen de M. Broussais, relativement à la phthisie et aux affections typhoïdes ; par P.-Ch. LOUIS. Paris, 1834, in-8.   1 fr.

LOUIS. Recherches anatomiques, pathologiques et thérapeutiques sur les maladies connues sous les noms de FIÈVRE TYPHOÏDE, Putride, Adynamique, Ataxique, Bilieuse, Muqueuse, Entérite folliculeuse, Gastro-Entérite, Dothienentérite, etc., considérée dans ses rapports avec les autres affections aiguës ; par P.-Ch. LOUIS, membre de l'Académie impériale de médecine. *Deuxième édition augmentée*. Paris, 1841. 2 vol. in-8.   13 fr.

LOUIS. Recherches sur les effets de la saignée dans quelques maladies inflammatoires, et sur l'action de l'émétique et des vésicatoires dans la pneumonie ; par P.-Ch. LOUIS. Paris, 1835, in-8.   1 fr.

LOUiS. Recherches anatomiques, physiologiques et thérapeutiques sur la phthisie, par P.-Ch. LOUIS. 2ᵉ édit. *considérablement augmentée*. Paris, 1843, in-8.   8 fr.

LUCAS. Traité physiologique et philosophique de l'hérédité naturelle dans les états de santé et de maladie du système nerveux, avec l'application méthodique des lois de la procréation au traitement général des affections dont elle est le principe. — Ouvrage où la question est considérée dans ses rapports avec les lois primordiales, les théories de la génération, les causes déterminantes de la sexualité, les modifications acquises de la nature originelle des êtres et les diverses formes de névropathie et d'aliénation mentale ; par le docteur Pr. LUCAS, médecin de l'asile des aliénés de Sainte-Anne. Paris, 1847-1850. 2 forts volumes in-8.   16 fr.

 Le tome II et dernier, Paris, 1850, in-8 de 936 pages.   8 fr. 50

LUYS. Recherches sur le système nerveux cérébro-spinal, sa structure, ses fonctions et ses maladies, par le docteur J. B. LUYS, médecin des hôpitaux de Paris. Paris, 1865, 1 vol. gr. in-8, d'environ 700 pages, avec atlas gr. in-8 de 40 planches lithographiées et texte explicatif. Figures noires.   35 fr.

— Figures coloriées.   70 fr.

Comprenant qu'une bonne anatomie est et sera toujours le point de départ indispensable de tout diagnostic précis, et de toute description exacte du système nerveux, l'auteur a entrepris, à l'aide d'une anatomie plus minutieuse qu'elle ne l'était jusqu'alors et aussi rigoureuse que possible, de pénétrer plus avant dans le domaine encore si peu connu de la pathologie nerveuse. Honoré des encouragements de l'Académie des sciences, l'auteur a consacré six années d'études à compléter et à perfectionner ses observations et ses recherches.

MAGENDIE. Phénomènes physiques de la vie, Leçons professées au Collége de France, par M. MAGENDIE, membre de l'Institut. Paris, 1842, 4 vol. in-8.   5 fr.

MAGITOT (E.). Traité de la carie dentaire. Recherches expérimentales et thérapeutiques. Paris, 1867, 1 vol in-8, 228 p., avec 2 pl., 19 fig. et 1 carte.   5 fr.

MAGNE. Hygiène de la vue, par le docteur A. MAGNE. *Quatrième édition* revue et augmentée. Paris, 1866, in-18 jésus de 350 pages avec 30 figures.   3 fr.

MAILLOT. Traité des fièvres ou irritations cérébro-spinales intermittentes, d'après des observations recueillies en France, en Corse et en Afrique ; par F. C. MAILLOT, membre du Conseil de santé des armées, ancien médecin en chef de l'hôpital de Bône. Paris, 1836, in-8.   6 fr. 50

MALGAIGNE. Traité d'anatomie chirurgicale et de chirurgie expérimentale, par J. F. MALGAIGNE, professeur de médecine opératoire à la Faculté de médecine de Paris, membre de l'Académie de médecine. *Deuxième édition revue et considérablement augmentée.* Paris, 1859, 2 forts vol. in-8.　　18 fr.

MALGAIGNE (J. F.). Essai sur l'histoire et la philosophie de la chirurgie. Paris, 1847, 1 vol. in-4 de 35 pages.　　1 fr. 50

MALLE. Clinique chirurgicale de l'hôpital militaire d'instruction de Strasbourg, par le docteur P. MALLE, professeur de cet hôpital. Paris, 1838, 1 vol. in-8 de 700 pages.　3 fr.

MANDL. Anatomie microscopique, par le docteur L. MANDL, professeur de microscopie. Paris, 1838-1857, *ouvrage complet.* 2 vol. in-folio, avec 92 planches. 276 fr. Le tome 1er, comprenant l'HISTOLOGIE, et divisé en deux séries : *Tissus et organes, — Liquides organiques,* est complet en XXVI livraisons, accompagnées de 52 planches lithographiées. Prix de chaque livraison, composée de 5 feuilles de texte et 2 planches lithographiées.　　6 fr.

Le tome IIe, comprenant l'HISTOGENÈSE, ou Recherches sur le développement, l'accroissement et la reproduction des éléments microscopiques, des tissus et des liquides organiques dans l'œuf, l'embryon et les animaux adultes, est complet en XX livraisons, accompagnées de 40 planches lithographiées. Prix de chaque livraison.　6 fr.

MANEC. Anatomie analytique. Tableau représentant l'axe cérébro-spinal chez l'homme, avec l'origine et les premières divisions des nerfs qui en partent, par M. MANEC, chirurgien des hôpitaux de Paris. Une feuille très-grand in-folio.　　1 fr. 50

MARC. De la folie considérée dans ses rapports avec les questions médico-judiciaires, par C. C. H. MARC, médecin près les tribunaux. Paris, 1840. 2 vol. in-8.　　5 fr.

MARCÉ. Traité pratique des maladies mentales, par le docteur L. V. MARCÉ, professeur agrégé à la Faculté de médecine de Paris, médecin des aliénés de Bicêtre. Paris, 1862, in-8 de 670 pages.　　8 fr.

MARCÉ. Des altérations de la sensibilité, par le docteur L.-V. MARCÉ, professeur agrégé de la Faculté de médecine de Paris, etc. Paris, 1860, in-8.　　2 fr. 50

MARCÉ. Traité de la folie des femmes enceintes, des nouvelles accouchées et des nourrices, et considérations médico-légales qui se rattachent à ce sujet, par le docteur L. V. MARCÉ. Paris, 1858, 1 vol. in-8 de 400 pages.　　6 fr.

MARCÉ. Recherches cliniques et anatomo-pathologiques sur la démence sénile et sur les différences qui la séparent de la paralysie générale. Paris, 1851, gr. in-8°, 72 p.　　1 fr. 50

MARCÉ. De l'état mental dans la chorée. Paris, 1860, in-4, 38 p.　　1 fr. 50

MARCHANT (LÉON). Etude sur les maladies épidémiques, avec une réponse aux quelques réflexions sur le mémoire de l'angine épidémique. *Seconde édition,* corrigée et augmentée. Paris, 1861, in-12, 92 pages.　　1 fr.

MASSE. Traité pratique d'anatomie descriptive, mis en rapport avec l'Atlas d'anatomie, et lui servant de complément, par le docteur J. N. MASSE, professeur d'anatomie. Paris, 1858, 1 vol. in-12 de 700 pages, cartonné à l'anglaise.　　7 fr.

L'accueil fait au *Petit Atlas d'anatomie descriptive,* tant en France que dans les diverses Écoles de médecine de l'Europe, a prouvé à l'auteur que son livre répondait à un besoin, et cependant ces planches ne sont accompagnées que d'un texte explicatif insuffisant pour l'étude. C'est pourquoi M. Masse, cédant aux demandes qui lui en ont été faites, publie le *Traité pratique d'anatomie descriptive,* suivant l'ordre des planches de l'atlas. C'est un complément indispensable qui servira dans l'amphithéâtre et dans le cabinet à l'interprétation des figures.

MAYER. Des rapports conjugaux, considérés sous le triple point de vue de la population, de la santé et de la morale publique, par le docteur ALEX. MAYER, médecin de l'inspection générale de salubrité et de l'hospice impérial des Quinze-Vingts. *Quatrième édition,* corrigée et augmentée. Paris, 1860, in-18 jésus de 422 pages. 3 fr.

MÉLIER (F.). **Relation de la fièvre jaune**, survenue à Saint-Nazaire en 1861, lue à l'Académie en avril 1862, suivie d'une réponse aux discours prononcés dans le cours de la discussion et de la loi anglaise sur les quarantaines, par F. MÉLIER, inspecteur général des services sanitaires, membre de l'Académie de médecine et du Comité consultatif d'hygiène publique de France. Paris, 1863, in-4, 276 pages, avec 3 cartes.   10 fr.

MÉLIER (F.). **Rapport sur les marais salants.** Paris, 1847, 1 vol. in-4 de 96 pages, avec 4 planches.   5 fr.

MÉLIER (F.). **De la santé des ouvriers employés dans les manufactures de tabac.** Paris, 1846, 1 vol. in-4 de 45 pages.   2 fr.

MENVILLE. **Histoire philosophique et médicale de la femme** considérée dans toutes les époques principales de la vie, avec ses diverses fonctions, avec les changements qui surviennent dans son physique et son moral, avec l'hygiène applicable à son sexe et toutes les maladies qui peuvent l'atteindre aux différents âges. *Seconde édition*, revue, corrigée et augmentée. Paris, 1858, 3 vol. in-8 de 600 pages.   10 fr.

MÉRAT. Du Tænia, ou Ver solitaire, et de sa cure radicale par l'écorce de racine de grenadier, précédé de la description du Tænia et du Bothriocéphale ; avec l'indication des anciens traitements employés contre ces vers, par F. V. MÉRAT, membre de l'Académie de médecine. Paris, 1832, in-8.   1 fr.

MÉRAT et DELENS. *Voyez* **Dictionnaire de matière médicale, p. 15.**

MICHÉA. Des hallucinations, de leurs causes, et des maladies qu'elles caractérisent. Paris, 1846, 1 vol. in-4 de 32 pages.   1 fr.

MICHEL. Du microscope, de ses applications à l'anatomie pathologique, au diagnostic et au traitement des maladies, par M. MICHEL, professeur de médecine opératoire à la Faculté de médecine de Strasbourg. Paris, 1857, 1 vol. in-4 avec 5 pl.   3 fr. 50

MILCENT. De la scrofule, de ses formes, des affections diverses qui la caractérisent, de ses causes, de sa nature et de son traitement, par le docteur A. MILCENT, ancien interne des hôpitaux civils. Paris, 1846, in-8.   6 fr.

MILLET. Du seigle ergoté considéré sous les rapports physiologique, obstétrical et de l'hygiène publique, par M. le docteur Aug. MILLET, professeur à l'École de médecine de Tours. Paris, 1854, 1 vol. in-4 de 158 pages.   4 fr. 50

MILLON et REISET. *Voyez* **Annuaire de chimie, p. 3.**

MOITESSIER. La photographie appliquée aux recherches micrographiques, par A. MOITESSIER, professeur agrégé à la Faculté de médecine de Montpellier. 1 vol. in-18 jésus, 340 pages avec 30 figures et 3 pl. photographiées.   7 fr.

MOQUIN TANDON. Éléments de botanique médicale, contenant la description des végétaux utiles à la médecine et des espèces nuisibles à l'homme, vénéneuses ou parasites, précédés de considérations générales sur l'organisation et la classification des végétaux, par MOQUIN-TANDON, professeur d'histoire naturelle médicale à la Faculté de médecine de Paris, membre de l'Institut. *Deuxième édition.* Paris, 1866, 1 vol. in-18 jésus, avec 128 figures.   6 fr.

MOQUIN TANDON. Éléments de zoologie médicale, comprenant la description des végétaux utiles à la médecine et des espèces nuisibles à l'homme, particulièrement des venimeuses et des parasites, précédés de considérations sur l'organisation et la classification des animaux et d'un résumé sur l'histoire naturelle de l'homme, etc. *Deuxième édition*, augmentée. Paris, 1862, 1 vol. in-18, avec 150 fig.   6 fr.

MOQUIN-TANDON. Monographie de la famille des Hirudinées, *Deuxième édition*, considérablement augmentée. Paris, 1846, in-8 de 450 pages, avec atlas de 14 planches gravées et coloriées.   15 fr.

MORDRET (A. E.). **De la mort subite dans l'état puerpéral.** Paris, 1858, 1 vol. in-4 de 180 pages.   4 fr. 50

MOREAU. De l'étiologie de l'épilepsie et des indications que l'étude des causes peut fournir, par le docteur J. MOREAU (de Tours), médecin de l'hospice de la Salpêtrière. Paris, 1854, 1 vol. in-4 de 175 pages. (6 fr.)   4 fr.

MOREL. Traité des dégénérescences physiques, intellectuelles et morales de l'espèce humaine et des causes qui produisent ces variétés maladives, par le docteur B. A. MOREL, médecin en chef de l'Asile des aliénés de Saint-Yon (Seine-Inférieure), lauréat de l'Institut (Académie des sciences). Paris, 1857, 1 vol. in-8 de 700 pages avec un atlas de XII planches lithographiées in-4.   12 fr.

MOREL. Traité élémentaire d'histologie humaine, précédé d'un exposé des moyens d'observer au microscope, par C. MOREL, professeur agrégé à la Faculté de médecine de Strasbourg. Paris, 1864, 1 vol. in-8 de 200 pages, avec un atlas de 34 pl. dessinées d'après nature par le docteur A. VILLEMIN, professeur agrégé à l'École d'application de médecine militaire du Val-de-Grâce.   12 fr.

L'auteur a laissé de côté les discussions et les théories : il s'est attaché aux faits, et s'est appliqué à décrire ce qui est visible et indiscutable : il a écrit un *Traité élémentaire d'histologie pratique.* Quant aux planches dessinées d'après nature, elles sont l'expression exacte de la vérité, et pourront par cela même être d'un grand secours pour les personnes qui commencent l'étude difficile de la pratique du microscope.

Table des matières. — Introduction. De l'emploi du microscope, des préparations micrographiques et de leur conservation. — Chapitre Ier, Cellules et épithéliums. — Chap. II. Éléments du tissu conjonctif et tissu conjonctif. — Chap. III. Cartilages. — Chap. IV. Éléments contractiles et tissu musculaire. — Chap. V. Éléments nerveux et tissu nerveux. — Chap. VI. Vaisseaux. — Chap. VII. Glandes. —Chap. VIII. Peau et annexes.—Chap. IX. Muqueuse du canal digestif.—Chap. X. Organes des sens.

MORELL-MACKENZIE. Du laryngoscope et de son emploi dans les maladies de la gorge, avec un appendice sur la rhinoscopie, par MORELL-MACKENZIE, médecin de l'hôpital pour les maladies de la gorge, trad. de l'anglais sur la seconde édition par le docteur E. Nicolas. Paris, 1867, 1 vol. in-8, xii-156 p. avec 41 fig. 4 fr. 50

MOTTET. Nouvel essai d'une thérapeutique indigène, ou Études analytiques et comparatives de phytologie médicale indigène et de phytologie médicale exotique, etc. Paris, 1851, 1 vol. in-8, 800 pages.   1 fr. 50

MULDER. De la bière, sa composition chimique, sa fabrication, son emploi comme boisson, etc., par G. J. MULDER, professeur à l'université d'Utrecht, traduit du hollandais avec le concours de l'auteur, par M. A. DELONDRE. Paris, 1861, in-18 jésus de viii-444 pages.   5 fr.

MULLER. Manuel de physiologie, par J. MULLER, professeur d'anatomie et de physiologie de l'Université de Berlin, etc. ; traduit de l'allemand sur la dernière édition, avec des additions, par A. J. L. JOURDAN, membre de l'Académie impériale de médecine. *Deuxième édition revue et annotée* par E. LITTRÉ, membre de l'Institut. Paris, 1851, 2 beaux vol. grand in-8, de chacun 800 p. avec 320 figures.   20 fr.

MULLER. Physiologie du système nerveux, ou Recherches et expériences sur les diverses classes d'appareils nerveux, les mouvements, la voix, la parole, les sens et les facultés intellectuelles, par J. MULLER, traduit de l'allemand par A. J. L. JOURDAN. Paris, 1840, 2 vol. in-8 avec fig. intercalées dans le texte et 4 pl.   12 fr.

MUNDE. Hydrothérapeutique, ou l'Art de prévenir et de guérir les maladies du corps humain sans le secours des médicaments, par le régime, l'eau, la sueur, le bon air, l'exercice et un genre de vie rationnel ; par Ch. MUNDE. Paris, 1842. 1 vol.in-18. 2 fr.

MURE. Doctrine de l'école de Rio-Janeiro et Pathogénésie brésilienne, contenant une exposition méthodique de l'homœopathie, la loi fondamentale du dynamisme vital, la théorie des doses et des maladies chroniques, les machines pharmaceutiques, l'algèbre symptomatologique, etc. Paris, 1849, in-12 de 400 pages avec fig. 7 fr. 50

NAEGELE. Des principaux vices de conformation du bassin, et spécialement du rétrécissement oblique, par F.-Ch. NAEGELE, professeur d'accouchements à l'Université de Heidelberg; traduit de l'allemand, avec des additions nombreuses par A.-C. DANYAU, chirurgien de l'hospice de la Maternité. Paris, 1840. 1 vol. grand in-8, avec 16 planches.   8 fr.

NYSTEN. Dictionnaire de médecine, *Voyez* DICTIONNAIRE DE MÉDECINE, *douzième édition,* par E. LITTRÉ et Ch. ROBIN, page 16.

ORIARD (T.). L'homœopathie mise à la portée de tout le monde. *Troisième édition,* Paris, 1863, in-18 jésus, 370 pages.   4 fr.

† ORIBASE. Œuvres, texte grec, en grande partie inédit, collationné sur les manuscrits, traduit pour la première fois en français, avec une introduction, des notes, des tables et des planches, par les docteurs BUSSEMAKER et DAREMBERG. Paris, 1851 à 1862, tomes I à IV, in-8 de 700 pages chacun. Prix de chaque vol.   12 fr.

Les tomes V et VI sont sous presse, et comprendront la *synopsis*, en neuf livres ; le *traité des médicaments*, en quatre livres ; l'introduction générale et les tables.

OUDET. Recherches anatomiques, physiologiques et microscopiques sur les dents et sur leurs maladies, comprenant : 1° Mémoire sur l'altération des dents désignée sous le nom de carie ; 2° sur l'odontogénie ; 3° sur les dents à couronnes ; 4° de l'accroissement continu des dents incisives chez les rongeurs, par le docteur J.-E. OUDET, membre de l'Académie impériale de médecine, etc. Paris, 1862, in-8 avec une planche.   4 fr.

OULMONT. Des oblitérations de la veine cave supérieure, par le docteur OULMONT, médecin des hôpitaux. Paris, 1855, in-8 avec une planche lithogr.   2 fr.

PALLAS. Réflexions sur l'intermittence considérée chez l'homme dans l'état de santé et dans l'état de maladie. Paris, 1830, in-8.   1 fr.

PARCHAPPE. Recherches sur l'encéphale, sa structure, ses fonctions et ses maladies. Paris, 1836-1842, 2 parties in-8.   3 fr. 50
La 1re partie comprend: *Du volume de la tête et de l'encéphale chez l'homme ;* la 2e partie : *Des altérations de l'encéphale dans l'aliénation mentale.*

PARÉ. Œuvres complètes d'Ambroise Paré, revues et collationnées sur toutes les éditions, avec les variantes ; ornées de 217 pl. et du portrait de l'auteur ; accompagnées de notes historiques et critiques, et précédées d'une introduction sur l'origine et le progrès de la chirurgie en Occident du vie au xvie siècle et sur la vie et les ouvrages d'Ambroise Paré, par J. F. MALGAIGNE, chirurgien de l'hôpital de la Charité, professeur à la Faculté de médecine de Paris, etc. Paris, 1840, 3 vol. grand in-8 à deux colonnes, avec figures intercalées dans le texte. *Ouvrage complet.*   36 fr.

PARENT-DUCHATELET. De la prostitution dans la ville de Paris, considérée sous le rapport de l'hygiène publique, de la morale et de l'administration ; ouvrage appuyé de documents statistiques puisés dans les archives de la préfecture de police, par A. J. B. PARENT-DUCHATELET, membre du Conseil de salubrité de la ville de Paris. *Troisième édition, complétée par des documents nouveaux et des notes,* par MM. A. TRÉBUCHET et POIRAT-DUVAL, chefs de bureau à la préfecture de police, suivie d'un *Précis* HYGIÉNIQUE, STATISTIQUE ET ADMINISTRATIF SUR LA PROSTITUTION DANS LES PRINCIPALES VILLES DE L'EUROPE. Paris, 1857, 2 forts volumes in-8 de chacun 750 pages avec cartes et tableaux.   18 fr.

Le *Précis hygiénique, statistique et administratif sur la Prostitution dans les principales villes de l'Europe* comprend pour la FRANCE : Bordeaux, Brest, Lyon, Marseille, Nantes, Strasbourg, l'Algérie ; pour l'ETRANGER : l'Angleterre et l'Écosse, Berlin, Berne, Bruxelles, Christiania, Copenhague, l'Espagne, Hambourg, la Hollande, Rome, Turin.

PARISEL. Voyez *Annuaire pharmaceutique,* page 5.

PARISET. Histoire des membres de l'Académie royale de médecine, ou Recueil des Éloges lus dans les séances publiques, par E. PARISET, secrétaire perpétuel de l'Académie nationale de médecine, etc. ; *édition complète*, précédée de l'éloge de Pariset, publiée sous les auspices de l'Académie. Paris, 1850, 2 vol. in-12. 7 fr.

Cet ouvrage comprend : — Discours d'ouverture de l'Académie impériale de médecine. — Éloges de Corvisart, — Cadet de Gassicourt, — Berthollet, — Pinel, — Beauchêne, — Bourru, — Percy, — Vauquelin, — G. Cuvier, — Portal, — Chaussier, — Dupuytren, — Scarpa, — Desgenettes, — Laënnec, — Tessier, — Husurd, — Marc, — Lodibert, — Bourdois de la Motte, — Esquirol, — Larrey, — Chevreul, — Lerminier, — A. Dubois, — Alibert, — Robiquet, — Double, — Geoffroy Saint-Hilaire, — Ollivier (d'Angers), — Breschet, — Lisfranc, — A. Paré, — Broussais, — Bichat.

PARISET. Mémoire sur les causes de la peste et sur les moyens de la détruire, par E. PARISET. Paris, 1837, in-18.   3 fr.

PARISET. Éloge du baron G. Dupuytren. Paris, 1836, in-8, avec portrait.   50 c.

PARSEVAL (Lud.). Observations pratiques de SAMUEL HAHNEMANN, et Classification de ses recherches sur **les propriétés caractéristiques des médicaments**. Paris, 1857-1860, in-8 de 400 pages. 6 fr.

PATIN (GUI). **Lettres**. Nouvelle édition, augmentée de lettres inédites, précédée d'une notice biographique, accompagnée de remarques scientifiques, historiques, philosophiques et littéraires, par REVEILLÉ-PARISE, membre de l'Académie impér. de médecine. Paris, 1846, 3 vol. in-8, avec le *portrait* et le fac-simile de GUI PATIN 21 fr.

PATISSIER (Ph.). **Traité des maladies des artisans** et de celles qui résultent des diverses professions, d'après Ramazzini ; ouvrage dans lequel on indique les précautions que doivent prendre, sous le rapport de la salubrité publique et particulière, les fabricants, les manufacturiers, les chefs d'ateliers, les artistes, et toutes les personnes qui exercent des professions insalubres. Paris, 1822, in-8, LX-433 pages. 3 fr.

PATISSIER (Ph.). **Rapport sur le service médical des établissements thermaux en France**, fait au nom d'une commission de l'Académie de médecine, par li PATIS-SIER, membre de l'Académie de médecine. Paris, 1852, in-4 de 205 pages. 4 fr. 50

PEISSE. La médecine et les médecins, philosophie, doctrines, institutions, critiques, mœurs et biographies médicales, par Louis PEISSE. Paris, 1857. 2 vol. in-18 jésus. 7 fr.

Cet ouvrage comprend : Esprit, marche et développement des sciences médicales. — Découvertes et découvreurs. — Sciences exactes et sciences non exactes. — Vulgarisation de la médecine. — La méthode numérique. — Le microscope et les microscopistes. — Méthodologie et doctrines. — Comme on pense et ce qu'on fait en médecine à Montpellier. — L'encyclopédisme et le spécialisme en médecine. — Mission sociale de la médecine et du médecin. — Philosophie des sciences naturelles. — La philosophie et les philosophes par-devant les médecins. — L'aliénation mentale et les aliénistes. — Phrénologie, bonnes et mauvaises têtes, grands hommes et grands scélérats. — De l'esprit des bêtes. — Le feuilleton. — L'Académie de médecine. — L'éloquence et l'art à l'Académie de médecine. — Charlatanisme et charlatans. — Influence du théâtre sur la santé. — Médecins poètes. — Biographie.

PELLETAN. Mémoire statistique sur la **Pleuropneumonie aiguë**, par J. PELLETAN, médecin des hôpitaux civils de Paris. Paris, 1840. in-4. 1 fr.

PENARD. Guide pratique de l'accoucheur et de la sage-femme, par LUCIEN PENARD, chirurgien principal de la marine, professeur d'accouchements à l'école de médecine de Rochefort. *Deuxième édition, revue et augmentée*. Paris, 1865, XXIV-528 pag. avec 112 fig. dont 63 ont été dessinées par Chailly-Honoré et extraites de la quatrième édition de son *Traité pratique de l'art des accouchements*. 4 fr.

PERRÈVE. Traité des rétrécissements organiques de l'urèthre. Emploi méthodique des dilatateurs mécaniques dans le traitement de ces maladies, par le docteur Victor PERRÈVE. Ouvrage placé au premier rang pour le prix d'Argenteuil, sur le rapport d'une commission de l'Académie de médecine. Paris, 1847, 1 vol. in-8 de 340 pag., avec 3 pl. et 32 figures. 2 fr.

PHARMACOPÉE DE LONDRES, publiée par ordre du gouvernement. *latin-français*. Paris, 1837, in-18. 1 fr.

PHARMACOPÉE FRANÇAISE. — Voyez *Codex medicamentarius*, page 13.

PHARMACOPÉE UNIVERSELLE. — Voyez JOURDAN.

PHILIPEAUX (R.). **Traité pratique de la cantérisation**, d'après l'enseignement clinique de M. le professeur A. Bonnet. Paris, 1856, in-8 de 630 pages. avec 67 fig. 8 fr.

PHILLIPS. De la ténotomie sous-cutanée, ou des opérations qui se pratiquent pour la guérison des pieds bots, du torticolis, de la contracture de la main et des doigts, des fausses ankyloses angulaires du genou, du strabisme, de la myopie, du bégaiement, etc., par le docteur CH. PHILLIPS. Paris, 1841, in-8 avec 12 planches. 3 fr.

PIESSE. Des odeurs, des parfums et des cosmétiques, histoire naturelle, composition chimique, préparation, recettes, industrie, effets physiologiques et hygiène des poudres, vinaigres, dentifrices, pommades, fards, savons, eaux aromatiques, essences, infusions, teintures, alcoolats, sachets, etc., par S. PIESSE, chimiste parfumeur à Londres, édition française publiée avec le consentement et le concours de l'auteur, par O. REVEIL, professeur agrégé à l'École de pharmacie. Paris, 1865, in-18 jésus de 527 pages, avec 86 figures. 7 fr.

PIETRA-SANTA. Essai de climatologie théorique et pratique, par P. de PIETRA-SANTA, médecin par quartier de l'Empereur. Paris, 1865, in-8, 370 p. avec 47 p.   7 fr.

PINEL. Du traitement de l'aliénation mentale aiguë en général et principalement par les bains tièdes prolongés et des arrosements continus d'eau fraîche sur la tête, par M. le docteur Casimir PINEL neveu. Paris, 1856, 1 vol. in-4 de 160 p. 4 fr. 50

POGGIALE. Traité d'analyse chimique par la méthode des volumes, comprenant l'analyse des Gaz, la Chlorométrie, la Sulfhydrométrie, l'Acidimétrie, l'Alcalimétrie, l'Analyse des métaux, la Saccharimétrie, etc., par le docteur POGGIALE, professeur de chimie à l'Ecole impériale de médecine et de pharmacie militaires (Val-de-Grâce), membre de l'Académie impériale de médecine. Paris, 1858, 1 vol. in-8 de 610 pages, avec 171 figures intercalées dans le texte.   9 fr.

POILROUX. Manuel de médecine légale criminelle à l'usage des médecins et des magistrats chargés de poursuivre ou d'instruire les procédures criminelles. *Seconde édition.* Paris, 1837, in-8.   4 fr.

PORGES. Carlsbad, ses eaux thermales. Analyse physiologique de leurs propriétés curatives et de leur action spécifique sur le corps humain, par le docteur G. PORGES, médecin praticien à Carlsbad. Paris, 1858, in-8, XXXII-244 pages.   4 fr.

POTERIN DU MOTEL (L. P.). Études sur la mélancolie et sur le traitement moral de cette maladie. Paris, 1857, 1 vol. in-4.   3 fr.

POUCHET. Théorie positive de l'ovulation sponta..ée et de la fécondation dans l'espèce humaine et les mammifères, basée sur l'observation de toute la série animale, par le docteur F. A. POUCHET, professeur de zoologie au Musée d'histoire naturelle de Rouen. Paris, 1847. 1 vol. in-8 de 600 pages, avec atlas in-4 de 20 planches renfermant 250 figures dessinées d'après nature, gravées et coloriées.   36 fr.

Ouvrage qui a obtenu le grand prix de physiologie à l'Institut de France.

POUCHET. Hétérogénie ou Traité de la génération spontanée, basé sur de nouvelles expériences. Paris, 1859. 1 vol. in-8 de 672 pages, avec 3 planches gravées. — **Recherches et expériences sur les animaux ressuscitants,** faites au Muséum d'histoire naturelle de Rouen, par F. A. POUCHET. Paris, 1859. 1 vol. in-8 de 94 pages, avec 3 figures.   11 fr.

Séparément, RECHERCHES ET EXPÉRIENCES SUR LES ANIMAUX RESSUSCITANTS. 2 fr.

PROST-LACUZON. Formulaire pathogénétique usuel, ou Guide homœopathique pour traiter soi-même les maladies. *Troisième édition,* corrigée et augmentée. Paris, 1866, in-18 de 583 pages.   6 fr.

PROST-LACUZON et BERGER. Dictionnaire vétérinaire homœopathique, ou Guide homœopathique pour traiter soi-même les maladies des animaux domestiques, par J. PROST-LACUZON, membre correspondant de la Société homœopathique de France, et H. BERGER, élève des Écoles vétérinaires, ancien vétérinaire de l'armée. Paris, 1865, in-18 jésus de 486 pages.   4 fr. 50

PRUS. Recherches nouvelles sur la nature et le traitement du cancer de l'estomac, par le docteur RENÉ PRUS. Paris, 1828, in-8.   2 fr

PUEL (T.) De la catalepsie. Paris, 1856, 1 vol. in-4 de 118 pages.   3 fr. 50.

QUETELET Météorologie de la Belgique, comparée à celle du globe, par Ad. QUETELET, directeur de l'Observatoire royal de Bruxelles, etc. Paris, 1867, 1 vol. in-8 de 505 p. avec fig.   10 fr.

RACIBORSKI (A.). Histoire des découvertes relatives au système veineux, envisagé sous le rapport anatomique, physiologique, pathologique et thérapeutique, depuis Morgagni jusqu'à nos jours. Paris, 1841, 1 vol. in-4 de 210 pages (4 fr.).   3 fr.

RACLE. Traité de diagnostic médical, ou Guide clinique pour l'étude des signes caractéristiques des maladies, par le docteur V. A. RACLE, médecin des hôpitaux, professeur agrégé à la Faculté de médecine de Paris. *Troisième édition,* revue, augmentée et contenant un Précis des procédés physiques et chimiques applicables à l'exploration clinique. Paris, 1864, 1 vol. in-18 de 684 pages, avec 17 fig. 6 fr.

La troisième édition a reçu de nombreuses et importantes additions. Nous signalerons en première ligne des considérations d'ensemble sur le diagnostic des maladies générales et des fièvres, travail que nous croyons éminemment utile au point de vue clinique, et qu'on chercherait vainement ailleurs.

Nous mentionnerons encore d'une manière spéciale un livre tout nouveau sur quelques procédés et recherches physiques et cliniques, faciles à appliquer en clinique.

Nous ne parlerons pas des modifications de détail qui nous permettent de présenter notre livre comme le résumé des travaux les plus récents sur le diagnostic. (Extrait de la préface de l'auteur.)

RACLE. De l'alcoolisme, par le docteur RACLE. Paris, 1860, in-8.   2 fr. 50

RAPOU. De la fièvre typhoïde et de son traitement homœopathique, par le docteur A. RAPOU, médecin à Lyon. Paris, 1851, in-8.   3 fr.

Rapport à l'Académie impériale de médecine SUR LA PESTE ET LES QUARAN-TAINES, fait au nom d'une commission, par le docteur R. PRUS, accompagné de pièces et documents, et suivi de la discussion dans le sein de l'Académie. Paris, 1846. 1 vol. in-8 de 1050 pages.   2 fr. 50

RATIER. Nouvelle médecine domestique, contenant : 1° Traité d'hygiène générale ; 2° Traité des erreurs populaires ; 3° Manuel des premiers secours dans le cas d'accidents pressants : 4° Traité de médecine pratique générale et spéciale ; 5° Formulaire pour la préparation et l'administration des médicaments ; 6° Vocabulaire des termes techniques de médecine. Paris, 1825, 2 vol. in-8.   7 fr. 50

RAU. Nouvel organe de la médication spécifique, ou Exposition de l'état actuel de la méthode homœopathique, par le docteur J. L. RAU ; suivi de nouvelles expériences sur les doses dans la pratique de l'homœopathie, par le docteur G. GROSS. Traduit de l'allemand par D. R. Paris, 1845, in-8.   5 fr.

RAYER. Cours de médecine comparée, introduction, par P. RAYER, membre de l'Institut (Académie des sciences) et de l'Académie impériale de médecine, médecin ordinaire de l'Empereur, etc. Paris, 1863, in-8.   1 fr. 50

RAYER. De la morve et du farcin chez l'homme. Paris, 1837, in-4, figures coloriées.   6 fr.

RAYER. Traité théorique et pratique des maladies de la peau, par P. RAYER, *deuxième édition entièrement refondue.* Paris, 1835, 3 forts vol. in-8, accompagnés d'un bel atlas de 26 planches grand in-4, gravées et coloriées avec le plus grand soin, représentant, en 400 figures, les différentes maladies de la peau et leurs variétés. Prix du texte seul, 3 vol. in-8.   23 fr.
L'atlas seul, avec explication raisonnée, grand in-4 cartonné.   70 fr.
L'ouvrage complet, 3 vol. in-8 et atlas in-4, cartonné.   88 fr.

L'auteur a réuni, dans un *atlas pratique* entièrement neuf, la généralité des maladies de la peau ; il les a groupées dans un ordre systématique pour en faciliter le diagnostic ; et leurs diverses formes y ont été représentées avec une fidélité, une exactitude et une perfection qu'on n'avait pas encore atteintes.

RAYER. Traité des maladies des reins, et des altérations de la sécrétion urinaire, étudiées en elles-mêmes et dans leurs rapports avec les maladies des uretères, de la vessie, de la prostate, de l'urèthre, etc., par P. RAYER, membre de l'Institut et de l'Académie impériale de médecine, etc. Paris, 1839-1841, 3 forts vol. in-8.   24 fr.

RAYER. Atlas du traité des maladies des reins, comprenant l'*Anatomie pathologique* des reins, de la vessie, de la prostate, des uretères, de l'urèthre, etc., ouvrage complet, 60 planches grand in-folio, contenant 300 figures dessinées d'après nature, gravées, imprimées en couleur, avec un texte descriptif.   192 fr.

CET OUVRAGE EST AINSI DIVISÉ :

1. — Néphrite simple, Néphrite rhumatismale, Néphrite par poison morbide. — Pl. 1, 2, 3, 4, 5.
2. — Néphrite albumineuse (maladie de Bright). — Pl. 6, 7, 8, 9, 10.
3. — Pyélite (inflammation du bassinet et des calices). — Pl. 11, 12, 13, 14, 15.
4. — Pyélo-néphrite, Périnéphrite, Fistules rénales. — Pl. 16, 17, 18, 10, 20.
5. — Hydronéphrose, Kystes urinaires — Pl. 21, 22, 23, 24, 25.
6. — Kystes séreux, Kystes acéphalocystiques, Vers. — Pl. 26, 27, 28, 29, 30.
7 — Anémie, Hyperémie, Atrophie, Hypertrophie des reins et de la vessie. — Pl. 31, 32, 33, 34, 35.
8. — Hypertrophie, Vices de conformation des reins et des uretères. — Pl. 36, 37, 38, 39, 40.
9. — Tubercules, Mélanose des reins. — Pl. 41, 42, 43, 44, 45.
10. — Cancer des reins, Maladies des veines rénales. — Pl. 46, 47, 48, 49, 50.
11. — Maladies des tissus élémentaires des reins et de leurs conduits excréteurs. — Pl. 51, 52, 53, 54, 55.
12. — Maladies des capsules surrénales. — Pl. 56, 57, 58, 59, 60.

RAYNAUD. De la révulsion, par Maurice RAYNAUD, agrégé à la Faculté de médecine de Paris, médecin des hôpitaux. Paris, 1866, in-8, 168 pages.   3 fr.

REGNAULT (ELIAS). **Du degré de compétence des médecins** dans les questions judiciaires relatives à l'aliénation mentale et des théories physiologiques sur la monomanie homicide, suivie de nouvelles réflexions sur le suicide, la liberté morale, etc. Paris, 1830, in-8.   2 fr.

REMAK. Galvanothérapie, ou De l'application du courant galvanique constant au traitement des maladies nerveuses et musculaires, par ROB. REMAK, professeur extraordinaire à la Faculté de médecine de l'université de Berlin. Traduit de l'allemand par le docteur Alphonse MORPAIN, avec les additions de l'auteur. Paris, 1860. 1 vol. in-8 de 467 pages.   7 fr.

RENOUARD. Histoire de la médecine depuis son origine jusqu'au XIXe siècle, par le docteur P. V. RENOUARD, membre de plusieurs sociétés savantes. Paris, 1846, 2 vol. in-8. 12 fr.

RENOUARD. Lettres philosophiques et historiques sur la médecine au XIXe siècle, par le Dr P.-V. RENOUARD. *Troisième édition,* corrigée et considérablement augmentée. Paris, 1861, in-8 de 210 pages.   3 fr. 50

RENOUARD. De l'empirisme. Lettre à M. le docteur Sales-Girons à l'occasion des conférences de M. le prof. Trousseau, par M. le docteur V. RENOUARD. In-8 de 26 p.   1 fr.

REVEIL. Formulaire raisonné des médicaments nouveaux et des médications nouvelles, suivi de notions sur l'aérothérapie, l'hydrothérapie, l'électrothérapie, la kinésithérapie et l'hydrologie médicale, par le docteur O. REVEIL, pharmacien en chef de l'hôpital des Enfants, professeur agrégé à la Faculté de médecine et à l'École de pharmacie. *Deuxième édition,* revue et corrigée. Paris, 1865, 1 vol. in-18 jésus, XII-696 p. avec 48 fig.   6 fr.

REVEIL. Annuaire pharmaceutique. Voyez *Annuaire,* page 5.

REVEILLÉ-PARISE. Traité de la vieillesse, hygiénique, médical et philosophique, ou Recherches sur l'état physiologique, les facultés morales, les maladies de l'âge avancé, et sur les moyens les plus sûrs, les mieux expérimentés, de soutenir et de prolonger l'activité vitale à cette époque de l'existence. Paris, 1853. 1 vol. in-8 de 500 p.   7 fr.

« Peu de gens savent être vieux. » (LA ROCHEFOUCAULD.)

REVEILLÉ-PARISE. Étude de l'homme dans l'état de santé et de maladie, par le docteur J.-H. REVEILLÉ-PARISE. *Deuxième édition.* Paris, 1845, 2 vol. in-8. 15 fr.

REYBARD. Mémoires sur le traitement des anus contre nature, des plaies des intestins et des plaies pénétrantes de poitrine. Paris, 1827, in-8 avec 3 pl.   1 fr.

REYBARD. Procédé nouveau pour guérir par l'incision les **rétrécissements du canal de l'urèthre.** Paris, 1833, in-8, fig.   50 cent.

REYNAUD. Mémoire sur l'oblitération des bronches, par A. C. REYNAUD (du Puy). Paris, 1835, 1 vol. in-4 de 50 pages, avec 5 planches lithogr.   2 fr. 50

RIBES. Traité d'hygiène thérapeutique, ou Application des moyens de l'hygiène au traitement des maladies, par FR. RIBES, professeur d'hygiène à la Faculté de médecine de Montpellier. Paris, 1860, 1 vol. in-8 de 828 pages.   10 fr.

RICHET. Mémoire sur les tumeurs blanches, par M. le docteur A. RICHET, chirurgien de l'Hôtel-Dieu, professeur à la Faculté de médecine de Paris. Paris, 1853, 1 vol. in-4 de 297 pages avec 4 planches lithographiées. (7 fr.)   6 fr.

RICORD. Lettres sur la syphilis adressées à M. le rédacteur en chef de l'*Union médicale,* suivies des discours à l'Académie impériale de médecine sur la syphilisation et la transmission des accidents secondaires, par Ph. RICORD, chirurgien consultant du Dispensaire de salubrité publique, ex-chirurgien de l'hôpital du Midi, avec une Introduction par Amédée Latour. *Troisième édition, revue et corrigée.* Paris, 1863, 1 joli vol. in-18 jésus de VI-558 pages.   4 fr.

Ces *Lettres,* par le retentissement qu'elles ont obtenu, par les discussions qu'elles ont soulevées, marquent une époque dans l'histoire des doctrines syphilographiques.

RICORD. Traité complet des maladies vénériennes. Clinique iconographique de l'hôpital des Vénériens : recueil d'observations suivies de considérations pratiques sur les maladies qui ont été traitées dans cet hôpital. Paris, 1851, in-4 comprenant 66 planches coloriées, avec un portrait de l'auteur. 133 fr.
Demi-reliure, dos de maroquin, très-soignée. 6 fr.

RISUENO D'AMADOR. Influence de l'anatomie pathologique sur la médecine depuis Morgagni jusqu'à nos jours, par RISUENO D'AMADOR, professeur à la Faculté de médecine de Montpellier. Paris, 1837, 1 vol. in-4 de 291 pages. 3 fr.

ROBERT. Mémoire sur les fractures du col du fémur, accompagnées de pénétration dans le tissu spongieux du trochanter, par Alph. ROBERT, agrégé à la Faculté de médecine, chirurgien de l'hôpital Beaujon. Paris, 1847, 1 vol. in-4 de 27 pages, avec 2 planches lithographiées. 1 fr. 50

ROBERT. Nouveau Traité sur les maladies vénériennes, d'après les documents puisés dans la clinique de M. Ricord et dans les services hospitaliers de Marseille, suivi d'un Appendice sur la syphilisation et la prophylaxie syphilitique, et d'un formulaire spécial, par le docteur Melchior ROBERT, chirurgien des hôpitaux de Marseille, professeur à l'Ecole de médecine de Marseille. Paris, 1861, in-8 de 788 pages. 9 fr.

ROBIN. Programme du cours d'Histologie, professé à l'Ecole de médecine pendant les années 1862-63, et 1863-64, par Ch. ROBIN, professeur d'histologie à la Faculté de médecine de Paris, membre de l'Institut (Académie des sciences) et de l'Académie de médecine. Paris, 1864, 1 vol. in-8 de VII-280 pages. 5 fr.

En publiant les notes mêmes qui servent de cadre à chacune des leçons qu'il a professées à la Faculté de médecine et dans ses cours particuliers, M. Robin donne aux élèves, en même temps que le plan d'un traité complet, un résumé de son enseignement et des questions qui leur sont posées aux examens.

Pour un certain nombre de ces leçons, il ne s'est pas contenté d'une simple reproduction de ses notes : pour celles qui traitent des rapports de l'histologie avec les autres branches de l'anatomie, de la physiologie et de la médecine, qui tracent ses divisions principales, qui marquent son but et ses applications, ou qui touchent à quelque sujet difficile, il a ajouté quelques développements.

ROBIN (Ch.). Histoire naturelle des végétaux parasites qui croissent sur l'homme et sur les animaux vivants, par le docteur Ch. ROBIN. Paris, 1853. 1 vol. in-8 de 700 p. accompagné d'un bel atlas de 15 planches, dessinées d'après nature, gravées, en partie coloriées. 16 fr.

ROBIN (Ch.). Mémoire sur l'évolution de la notocorde des cavités des disques intervertébraux et de leur contenu gélatineux. Paris, 1868, 1 vol. in-4 de 212 p, avec 12 planches gravées. 12 fr.

ROBIN (Ch.). Mémoire contenant la description anatomo-pathologique des diverses espèces de cataractes capsulaires et lenticulaires. Paris, 1859, 1 vol. in-4 de 62 pages. 2 fr.

ROBIN (Ch.). Mémoire sur les modifications de la muqueuse utérine pendant et après la grossesse. Paris, 1861, 1 vol. in-4, avec 5 planches lithogr. 4 fr. 50

ROBIN (Ch.). Mémoire sur la rétraction, la cicatrisation et l'inflammation des vaisseaux ombilicaux et sur le système ligamenteux qui leur succède. Paris, 1860, 1 vol. in-4, avec 5 planches lithographiées. 3 fr. 50

ROBIN (Ch.). Mémoire sur les objets qui peuvent être conservés en préparations microscopiques transparentes et opaques, classées d'après les divisions naturelles des trois règnes de la nature. Paris, 1856, in-8, 64 pages avec fig. 2 fr.

ROBIN (Ch.). Leçons sur les humeurs normales et morbides du corps de l'homme, professées à la Faculté de médecine de Paris. Paris, 1867, 1 vol. in-8 de LXVIII-848 pages, avec 24 fig. 14 fr.

ROBIN (Ch.). Leçons sur les substances amorphes et les blastèmes. Paris, 1866, in-18 de 36 pag. 1 fr. 25

ROBIN (Ch.). Leçons sur les vaisseaux capillaires et l'inflammation. Paris, 1867, 1 vol. in-18 de 108 pages. 1 fr. 50

ROBIN et LITTRÉ. Voyez DICTIONNAIRE DE MÉDECINE, *douzième édition*, page 16.

ROBIN et VERDEIL. Traité de chimie anatomique et physiologique normale et pathologique, ou Des principes immédiats normaux et morbides qui constituent le corps de l'homme et des mammifères, par CH. ROBIN, docteur en médecine et docteur ès sciences, professeur à la Faculté de médecine de Paris, et F. VERDEIL. Paris, 1853. 3 forts volumes in-8, accompagnés d'un atlas de 45 planches dessinées d'après nature, gravées, en partie coloriées.   36 fr.

Le but de cet ouvrage est de mettre les anatomistes et les médecins à portée de connaître exactement la constitution intime ou moléculaire de la substance organisée eu ses trois états fondamentaux, liquide demi-solide et solide. Son sujet est l'examen, fait au point de vue organique, de chacune des espèces de corps ou principes immédiats qui, par leur union molécule à molécule, constituent cette substance.
Le bel atlas qui accompagne le *Traité de chimie anatomique et physiologique* renferme les figures de 1200 formes cristallines environ, choisies parmi les plus ordinaires et les plus caractéristiques de toutes celles que les auteurs ont observées. Toutes ont été faites d'après nature, au fur et à mesure de leur préparation. M. Robin a choisi les exemples représentés parmi 1700 à 1800 figures que renferme son album ; car il a dû négliger celles de même espèce qui ne différaient que par un volume plus petit ou des différences de formes trop peu considérables.

ROCHARD. De l'influence de la navigation et des pays chauds sur la marche de la phthisie pulmonaire, par Jules ROCHARD, chirurgien en chef de la marine. Paris, 1856, 1 vol. in-4 de 94 pages.   4 fr.

ROCHARD. Voyez SAUREL.

ROCHE, SANSON et LENOIR. Nouveaux éléments de pathologie médico-chirurgicale, ou Traité théorique et pratique de médecine et de chirurgie, par L.-CH. ROCHE, membre de l'Académie de médecine ; J.-L. SANSON, chirurgien de l'Hôtel-Dieu de Paris, professeur de clinique chirurgicale à la Faculté de médecine de Paris ; A. LENOIR, chirurgien de l'hôpital Necker, professeur agrégé de la Faculté de médecine. *Quatrième édition*, considérablement augmentée. Paris, 1844, 5 vol. in-8 de 700 pages chacun.   36 fr.

ROUBAUD. Traité de l'impuissance et de la stérilité chez l'homme et chez la femme, comprenant l'exposition des moyens recommandés pour y remédier, par le docteur FÉLIX ROUBAUD. Paris, 1855, 2 vol. in-8 de 450 pages.   10 fr.

ROUSSEL. Traité de la pellagre et des pseudo-pellagres, par le docteur Théophile ROUSSEL, ancien interne et lauréat des hôpitaux de Paris. *Ouvrage couronné par l'Institut de France (Académie des sciences).* Paris, 1866, in-8, xvi-665 pages.   10 fr.

ROUX. De l'ostéomyélite et des amputations secondaires, d'après des observations recueillies à l'hôpital de la marine de Saint-Mandrier (Toulon, 1859) sur les blessés de l'armée d'Italie, par M. le docteur Jules ROUX, premier chirurgien en chef de la marine à Toulon. Paris, 1860, 1 vol. in-4, avec 6 planches lithographiées. 5 fr.

ROYER-COLLARD (H.). Des tempéraments, considérés dans leurs rapports avec la santé, par Hippolyte ROYER-COLLARD, professeur de la Faculté de médecine de Paris. Paris, 1843, 1 vol. in-4 de 35 pages.   2 fr.

ROYER-COLLARD (H.). Organoplastie hygiénique, ou Essai d'hygiène comparée, sur les moyens de modifier artificiellement les formes vivantes par le régime. Paris, 1843, 1 vol. in-4 de 24 pages.   1 fr.

SABATIER (R. C.). De la médecine opératoire. Nouvelle édition, publiée sous les yeux de Dupuytren, par L. BÉGIN et SANSON. *Deuxième édition.* Paris, 1832, 4 vol. in-8.   5 fr.

SAINT-VINCENT. Nouvelle médecine des familles à la ville et à la campagne, à l'usage des familles, des maisons d'éducation, des écoles communales, des curés, des sœurs hospitalières, des dames de charité et de toutes les personnes bienfaisantes qui se dévouent au soulagement des malades : remèdes sous la main, premiers soins avant l'arrivée du médecin et du chirurgien, art de soigner les malades et les convalescents, par le docteur A. C. DE SAINT-VINCENT. Paris, 1866, 1 vol. in-18 jésus de 420 pages avec 134 figures, cartonné.   3 fr. 50

SAINTE-MARIE. Dissertation sur les médecins poëtes. Paris, 1835, in-8.   2 fr.

SALVERTE. Des sciences occultes, ou Essai sur la magie, les prodiges et les miracles, par Eusèbe SALVERTE. *Troisième édition,* précédée d'une Introduction par Émile LITTRÉ, de l'Institut. Paris, 1856, 1 vol. gr. in-8 de 550 p., avec un portrait. 7 fr. 50

SANSON. Des hémorrhagies traumatiques, par L.-J. SANSON, professeur de clinique chirurgicale à la Faculté de médecine de Paris, chirurgien de l'hôpital de la Pitié. Paris, 1836, in-8, figures coloriées.   1 fr. 50

SANSON. De la réunion immédiate des plaies, de ses avantages et de ses inconvénients, par L. J. SANSON. Paris, 1834, in-8.   75 cent.

SAUREL. Traité de chirurgie navale, par le docteur L. SAUREL, ex-chirurgien de deuxième classe de la marine, professeur agrégé à la Faculté de médecine de Montpellier, suivi d'un Résumé de leçons sur le **service chirurgical de la flotte**, par le docteur J. ROCHARD, premier chirurgien en chef de la marine, président du conseil de santé de la marine au port de Lorient. Paris, 1861, in-8 de 600 pages, avec 106 figures.   8 fr.

SAUREL (L.). Du microscope au point de vue de ses applications à la connaissance et au traitement des maladies chirurgicales. Paris, 1857, in-8, 148 pages.   2 fr. 50

SÉDILLOT. Traité de médecine opératoire, bandages et appareils, par le docteur Ch. SÉDILLOT, médecin inspecteur des armées, directeur de l'École impériale du service de santé militaire, professeur de clinique chirurgicale à la Faculté de médecine de Strasbourg, membre correspondant de l'Institut de France, etc. *Troisième édition.* Paris, 1865, 2 vol. gr. in-8 de 600 pages chacun, avec figures intercalées dans le texte et en partie coloriées.   18 fr.

SÉDILLOT (Ch.). De l'évidement sous-périosté des os. *Deuxième édition.* Paris, 1867, 1 vol. in-8, avec planches polychromiques.   14 fr.

SÉDILLOT (Ch.). De l'infection purulente, ou Pyoémie. Paris, 1849. 1 vol. in-8, avec 3 planches coloriées.   7 fr. 50

SÉDILLOT (J.). Mémoire sur les revaccinations. Paris, 1840, 1 vol. in-4 de 108 pages, avec 4 planches lithographiées.   2 fr. 50

SEGOND. Histoire et systématisation générale de la biologie, principalement destinées à servir d'introduction aux études médicales, par le docteur L. A. SEGOND, professeur agrégé de la Faculté de médecine de Paris, etc. Paris, 1851, in-12 de 200 pages.   2 fr. 50

SÉGUIN. Traitement moral, hygiène et éducation des idiots et autres enfants arriérés ou retardés dans leur développement, agités de mouvements involontaires, débiles, muets non-sourds, bègues, etc., par Ed. SÉGUIN, ex-instituteur des enfants idiots de l'hospice de Bicêtre, etc. Paris, 1846, 1 vol. in-12 de 750 pages.   6 fr.

SERRES. Recherches d'anatomie transcendante et pathologique; théorie des formations et des déformations organiques, appliquée à l'anatomie de la duplicité monstrueuse, par E. SERRES, membre de l'Institut de France. Paris, 1832, in-4, accompagné d'un atlas de 20 planches in-folio.   20 fr.

SESTIER. De la foudre, de ses formes et de ses effets sur l'homme, les animaux, les végétaux et les corps bruts, des moyens de s'en préserver et des paratonnerres, par le docteur F. SESTIER, professeur agrégé de la Faculté de médecine ; rédigé sur les documents laissés par M. Sestier et complété par le docteur C. MEHU, pharmacien en chef de l'hôpital Necker. Paris, 1866, 2 vol. in-8.   15 fr.

SICHEL. Iconographie ophthalmologique, ou Description avec figures coloriées des maladies de l'organe de la vue, comprenant l'anatomie pathologique, la pathologie et la thérapeutique médico-chirurgicales, par le docteur J. SICHEL, professeur d'ophthalmologie, médecin-oculiste des maisons d'éducation de la Légion d'honneur, etc. 1852-1859. OUVRAGE COMPLET, 2 vol. grand in-4 dont 1 volume de 840 pages de texte, et 1 volume de 80 planches dessinées d'après nature, gravées et coloriées avec le plus grand soin, accompagnées d'un texte descriptif.   172 fr. 50
Demi-reliure des deux volumes, dos de maroquin, tranche supérieure dorée.   15 fr.

Cet ouvrage est complet en 25 livraisons, dont 20 composées chacune de 28 pages de texte in-4 et de 4 planches dessinées d'après nature, gravées, imprimées en couleur, retouchées au pinceau, et 3 (17 bis, 18 bis et 20 bis) de texte complémentaire. Prix de chaque livraison.   7 fr. 50

On peut se procurer séparément les dernières livraisons.

Le texte se compose d'une exposition théorique et pratique de la science, dans laquelle viennent se grouper les observations cliniques, mises en concordance entre elles, et dont l'ensemble formera un *Traité clinique des maladies de l'organe de la vue*, commenté et complété par une nombreuse série de figures.

Les planches sont aussi parfaites qu'il est possible ; elles offrent une fidèle image de la nature ; partout les formes, les dimensions, les teintes ont été consciencieusement observées ; elles présentent la vérité pathologique dans ses nuances les plus fines, dans ses détails les plus minutieux ; gravées par des artistes habiles, imprimées en couleur et souvent avec repère, c'est-à-dire avec une double planche, afin de mieux rendre les diverses variétés des injections vasculaires des membranes externes ; toutes les planches sont retouchées au pinceau avec le plus grand soin.

L'auteur a voulu qu'avec cet ouvrage le médecin, comparant les figures et la description, puisse reconnaître et guérir la maladie représentée lorsqu'il la rencontrera dans la pratique.

SIEBOLD. Lettres obstétricales, par Ed. Caspar SIEBOLD, professeur à l'université de Göttingue, traduites de l'allemand, avec une introduction et des notes, par M. Stoltz, professeur à la Faculté de médecine de Strasbourg. Paris, 1867, 1 vol. in-18 jésus de 268 pages.   2 fr. 50

SILBERT (P.). **De la saignée dans la grossesse.** Paris, 1857, 1 vol. in-4.   2 fr.

SIMON (Jules). **Des maladies puerpérales.** Thèse présentée au concours pour l'agrégation par M. Jules SIMON, médecin des hôpitaux. Paris, 1866, in-8, 184 p.   3 fr.

SIMON (LÉON). **Leçons de médecine homœopathique**, par le docteur Léon SIMON. Paris, 1835, 1 fort vol. in-8.   6 fr.

SIMON (LÉON). **Des maladies vénériennes et de leur traitement homœopathique**, par le docteur LÉON SIMON fils. Paris, 1860, 1 vol. in-18 jésus, xii-744 p.,   6 fr.

SIMON (MAX). **Hygiène du corps et de l'âme**, ou Conseils sur la direction physique et morale de la vie, adressés aux ouvriers des villes et des campagnes, par le docteur Max SIMON. Paris, 1853, 1 vol. in-18 de 130 pages.   1 fr.

SIMON (Max). **Du vertige nerveux** et de son traitement. Paris, 1858, 1 vol. in-4 de 130 pages.   3 fr.

SOEMMERRING (S. T.). **Traité d'ostéologie et de syndesmologie**, suivi d'un Traité de mécanique des organes de la locomotion, par G. et E. WEBER. Paris, 1843, in-8, avec atlas in-4 de 17 planches.   6 fr.

SOULIGOUX (Léon). **Du diagnostic** médical et chirurgical par les moyens physiques. Paris, 1868, in-8 de 168 pages avec 30 figures.

SPERINO. La syphilisation étudiée comme méthode curative et comme moyen prophylactique des maladies vénériennes, traduit de l'italien par A. TRESAL. Turin, 1853, in-8.   2 fr.

SWAN. La Névrologie, ou Description anatomique des nerfs du corps humain, traduit de l'anglais, avec des additions par E. CHASSAIGNAC, D. M. Paris, 1838, in-4, avec 25 belles planches gravées à Londres. Cart.   24 fr.

SYPHILIS VACCINALE (de la). Communications à l'Académie impériale de médecine, par MM. DEPAUL, RICORD, BLOT, JULES GUÉRIN, TROUSSEAU, DEVERGIE, BRIQUET, GIBERT, BOCVIER, BOUSQUET, suivies de mémoires sur la transmission de la syphilis par la vaccination et la vaccination animale, par MM. A. VIENNOIS (de Lyon), PELLIZARI (de Florence), PALASCIANO (de Naples), PHILLIPEAUX (de Lyon) et AUZIAS-TURENNE. Paris, 1865, in-8 de 392 pages.   6 fr.

TARDIEU (A.). **Dictionnaire d'hygiène publique et de salubrité**, ou Répertoire de toutes les Questions relatives à la santé publique, considérées dans leurs rapports avec les Subsistances, les Épidémies, les Professions, les Établissements institutions d'Hygiène et de Salubrité, complété par le texte des Lois, Décrets, Arrêtés, Ordonnances et Instructions qui s'y rattachent, par le docteur Ambroise TARDIEU, professeur de médecine légale à la Faculté de médecine de Paris, médecin des hôpitaux, membre du Comité consultatif d'hygiène publique. *Deuxième édition considérablement augmentée*. Paris, 1862, 4 forts vol. gr. in-8.   32 fr.

Ouvrage couronné par l'Institut de France.

TARDIEU (A.). Étude médico-légale sur l'infanticide. Paris, 1868, 1 vol. in-8, avec 3 planches coloriées.
7 fr.

TARDIEU (A.).Étude médico-légale sur les attentats aux mœurs.*Cinquième édition.* Paris, 1866. In-8 de 224 pages, avec 4 pl. gravées.
4 fr.

TARDIEU (A.). Étude médico-légale sur l'avortement, suivie d'observations et de recherches pour servir à l'histoire des grossesses fausses et simulées. Paris, 1863, in-8, viii-208 pages.
3 fr. 50

TARDIEU (A.). Étude médico-légale et clinique sur l'empoisonnement avec la collaboration de Z. Roussin, pharmacien major de 1re classe, professeur agrégé à l'Ecole impériale du Val-de-Grâce, pour la *partie de l'expertise médico-légale relative à la recherche chimique des poisons.* Paris, 1866, in-8 de xxii-1072 p. avec 53 figures et 2 planches gravées.
12 fr.

TARDIEU (A.).Relation médico-légale de l'affaire Armand (de Montpellier). Simulation de tentative homicide (commotion cérébrale et strangulation), par Ambroise Tardieu, avec les adhésions de MM. les professeurs G. Tourdes (de Strasbourg), Ch. Rouget (de Montpellier), Émile Gromier (de Lyon), Sirus Pirondi (de Marseille) et Jacquemet (de Montpellier). Paris, 1864, in-8 de 80 pages.
2 fr.

TARDIEU (A.). Étude hygiénique sur la profession de **mouleur en cuivre,** pour servir à l'histoire des professions exposées aux poussières inorganiques. Paris, 1855, in-12.
1 fr. 25

TARDIEU (A.). De la morve et du farcin chronique chez l'homme. Paris, 1843, in-4.
5 fr.

TARNIER. De la fièvre puerpérale observée à l'hospice de la Maternité, par le docteur Stéphane Tarnier. Paris, 1858, in-8 de 216 pages.
3 fr. 50

TAYLOR et TARDIEU. Étude médico-légale sur les assurances sur la vie, par M. Taylor, professeur de médecine légale à Guy's hospital, et Amb. Tardieu, professeur de médecine légale à la Faculté de médecine de Paris. Paris, 1866, in-8 de 125 p.
2 fr. 50

TERME et MONFALCON. Histoire statistique et morale des enfants trouvés, par Terme, président de l'administration des hôpitaux de Lyon, etc., et J. B. Monfalcon, membre du conseil de salubrité, etc. Paris, 1838, 1 vol. in-8.
3 fr.

TESTE. Le magnétisme animal expliqué, ou Leçons analytiques sur la nature essentielle du magnétisme, sur ses effets, son histoire, ses applications, les diverses manières de le pratiquer, etc., par le docteur A. Teste. Paris, 1845, in-8.
7 fr.

TESTE. Manuel pratique de magnétisme animal. Exposition méthodique des procédés employés pour produire les phénomènes magnétiques et leur application à l'étude et au traitement des maladies. 4e *édit. augm.* Paris, 1853, in-12.
4 fr.

TESTE. Traité homœopathique des maladies aiguës et chroniques des enfants, par le docteur A. Teste. 2e *édit.,* revue et augm. Paris, 1856, in-18 de 420 p.
4 fr. 50

TESTE. Systématisation pratique de la matière médicale homœopathique, par le docteur A. Teste, membre de la Société de médecine homœopathique. Paris, 1853, 1 vol. in-8 de 600 pages.
8 fr.

TESTE. Comment on devient homœopathe, par le docteur Alphonse Teste, ancien président de la Société médicale homœopathique de France. Paris, 1865, in-18 jésus de 322 pages.
3 fr. 50

THÉRAPEUTIQUE (Traité de) et de matière médicale, d'après les travaux français, italiens, anglais et allemands. Paris, 1867, 1 vol. in-8, 694 pages à 2 col.
5 fr.

THOMSON. Traité médico-chirurgical de l'inflammation ; traduit de l'anglais avec des notes, par F. G. Boisseau et Jourdan. Paris, 1827, 1 fort vol. in-8.
3 fr.

TIEDEMANN. Traité complet de physiologie de l'homme, traduit de l'allemand par
A. J. L. JOURDAN. Paris, 1831, 2 vol. in-8.   3 fr. 50

TIEDEMANN et GMELIN. Recherches expérimentales, physiologiques et chimiques sur
la digestion considérée dans les quatre classes d'animaux vertébrés; traduites de
l'allemand. Paris, 1827, 2 vol. in-8, avec grand nombre de tableaux.   3 fr.

TOMMASSINI. Précis de la nouvelle doctrine médicale italienne, ou Introduction aux
leçons de clinique de l'Université de Bologne. Paris, 1822, in-8.   2 fr. 50

TOPINARD. De l'ataxie locomotrice et en particulier de la maladie appelée ataxie
locomotrice progressive, par le docteur PAUL TOPINARD, ancien interne des hôpitaux.
Ouvrage couronné par l'Académie impériale de médecine (prix Civrieux, 1864).
Paris, 1864, in-8 de 576 pages.   8 fr.

TORTI (F.). Therapeutice specialis ad febres periodicas perniciosas ; nova editio,
curantibus TOMBEUR et O. BRIXHE. D. M. Leodii, 1821, 2 vol. in-8, fig.   8 fr.

TREBUCHET. Jurisprudence de la Médecine, de la Chirurgie et de la Pharmacie en
France, comprenant la médecine légale, la police médicale, la responsabilité des
médecins, chirurgiens, pharmaciens, etc., l'exposé et la discussion des lois, ordonnances, règlements et instructions concernant l'art de guérir, appuyée des jugements
des cours et tribunaux, par A. TRÉBUCHET, avocat, ex-chef du bureau de la police
médicale à la Préfecture de police. Paris, 1834, 1 fort vol. in-8.   3 fr.

TRÉLAT. Recherches historiques sur la folie, par U. TRÉLAT, médecin de l'hospice
de la Salpêtrière. Paris, 1839, in-8.   3 fr.

TRIPIER. Manuel d'électrothérapie. Exposé pratique et critique des applications médicales et chirurgicales de l'électricité, par le docteur AUG. TRIPIER. Paris, 1861,
1 joli vol. in-18 jésus avec 100 figures intercalées dans le texte.   6 fr.

TRIQUET (E. H.). Traité pratique des maladies de l'oreille Paris, 1857, 1 vol. in-8,
avec 26 fig.   7 fr. 50

TROUSSEAU. Clinique médicale de l'Hôtel-Dieu de Paris, par A. TROUSSEAU, pro
fesseur de clinique interne à la Faculté de médecine de Paris, médecin de l'Hôtel-
Dieu, membre de l'Académie de médecine. *Troisième édition,* revue et augmentée.
Paris, 1868, 3 vol. in-8 de chacun 800 pages, avec un portrait de l'auteur. 30 fr.

Parmi les additions les plus considérables apportées à la troisième édition, on peut citer les recherches sur la température dans les maladies et en particulier dans les fièvres éruptives et la diphté-
rentérie, la dégénérescence granuleuse et cireuse des muscles, et la leucocythose, dans la fièvre
typhoïde, la forme spinale et cérébro-spinale de cette affection, l'application du sphygmographe aux
maladies du cœur et à l'épilepsie du laryngoscope aux lésions du larynx, de l'ophthalmoscope aux
affections du cerveau. Indépendamment de ces additions, un grand nombre de leçons ont été retouchées, quelques-unes même refondues; ainsi, celles sur *l'aphonie* et la *cautérisation du larynx,* la
rage, l'*alcoolisme,* l'*aphasie,* la *maladie d'Addison,* l'*adénie,* l'*hématocèle pelvienne,* l'*infection
puerpérale* et la *phlegmatia alba dolens.* Des observations de malades ont été ajoutées toutes les
fois qu'elles apportaient à la leçon une clarté plus grande ou de nouvelles notions. (Extrait de l'avertissement de la 3ᵉ édition).

Le portrait de M. le professeur **Trousseau,** photographie Nadar, héliographie Bau-
dran et de La Blanchère, format de la *Clinique médicale de l'Hôtel-Dieu.*   1 fr.

Grand portrait format colombier sur papier de Chine, franco d'emballage.   5 fr.

TROUSSEAU et BELLOC (H.). Traité pratique de la phthisie laryngée, de la
laryngite chronique et des maladies de la voix. *Ouvrage couronné par l'Académie
de médecine.* Paris, 1837, 1 vol. in-8, accompagné de 9 planches gravées, figures
noires.   7 fr.

—Le même, figures coloriées.   10 fr.

TURCK. Méthode pratique de laryngoscopie, par le docteur Ludwig TURCK, médecin en chef de l'hôpital général de Vienne. Édition française publiée avec le concours de l'auteur. Paris, 1861, in-8 de 80 pages, avec une planche lithographiée
et 29 figures intercalées dans le texte.   3 fr. 50

TURCK. Recherches cliniques sur diverses maladies du larynx, de la trachée et du pharynx, étudiées à l'aide du laryngoscope, par le docteur Ludwig TURCK, médecin en chef de l'hôpital général de Vienne (Autriche). Paris, 1862, in-8 de VIII-100 pages.   2 fr. 50

VALENTIN (G.). Traité de névrologie. Paris, 1843, in-8, avec figures.   4 fr.

VALLEIX. Guide du médecin praticien, ou Résumé général de pathologie interne et de thérapeutique appliquées, par le docteur F. L. I. VALLEIX, médecin de l'hôpital de la Pitié. *Cinquième édition,* entièrement refondue et contenant le résumé des travaux les plus récents, par P. LORAIN, médecin des hôpitaux de Paris, professeur agrégé de la Faculté de médecine de Paris, avec le concours de médecins civils, et de médecins appartenant à l'armée et à la marine. Paris, 1866. 5 beaux volumes grand in-8, de chacun 800 pages avec figures.   50 fr.

Table des matières. — Tome I : fièvres, maladies générales, constitutionnelles, névroses ; tome II : maladies des centres nerveux et des nerfs, maladies des voies respiratoires; tome III : maladies des voies circulatoires; tome IV : maladies des voies digestives et de leurs annexes, maladies des voies génito-urinaires ; tome V : maladies des femmes, maladies du tissu cellulaire et de l'appareil locomoteur, affections et maladies de la peau, maladies des yeux, maladies des oreilles, intoxications.

VALLEIX. Clinique des maladies des enfants nouveau-nés, par F. L. I. VALLEIX. Paris, 1838. 1 vol. in-8 avec 2 planches gravées et coloriées représentant le céphalématome *sous-péricrânien* et son mode de formation.   8 fr. 50

VALLEIX. Traité des névralgies, ou affections douloureuses des nerfs, par F. L. I. VALLEIX. *Ouvrage auquel l'Académie de médecine accorda le prix Itard de 3000 fr. comme l'un des plus utiles à la pratique.* Paris, 1841, in-8.   8 fr.

VELPEAU. Nouveaux éléments de médecine opératoire, accompagnés d'un atlas de 22 planches in-4, gravées, représentant les principaux procédés opératoires et un grand nombre d'instruments de chirurgie, par A.-A. VELPEAU, membre de l'Institut, chirurgien de l'hôpital de la Charité, professeur de clinique chirurgicale à la Faculté de médecine de Paris. *Deuxième édition entièrement refondue,* et augmentée d'un traité de petite chirurgie, avec 191 planches intercalées dans le texte. Paris, 1839. 4 forts vol. in-8 de chacun 800 pages et atlas in-4.   40 fr.
— Avec les planches de l'atlas coloriées.   60 fr.

VELPEAU. Recherches anatomiques, physiologiques et pathologiques sur les cavités closes naturelles ou accidentelles de l'économie animale. Paris, 1843, in-8 de 208 pages.   3 fr. 50

VELPEAU. Traité complet d'anatomie chirurgicale, générale et topographique du corps humain, ou Anatomie considérée dans ses rapports avec la pathologie chirurgicale et la médecine opératoire. *Troisième édition,* augmentée en particulier de tout ce qui concerne les travaux modernes sur les aponévroses, par A. A. VELPEAU. Paris, 1837. 2 forts vol. in-8, avec atlas de 17 planches in-4 gravées.   20 fr.

VELPEAU. Manuel pratique des maladies des yeux, d'après les leçons cliniques de M. Velpeau, professeur de clinique chirurgicale à l'hôpital de la Charité, recueillies et publiées sous ses yeux, par M. le docteur G. JEANSELME. Paris, 1840. 1 fort vol. gr. in-18 de 700 pages.   2 fr. 50

VELPEAU. Expériences sur le traitement du cancer, instituées par le sieur Vries à l'hôpital de la Charité, sous la surveillance de MM. Manec et Velpeau. Compte rendu à l'Académie impériale de médecine. Paris, 1859, in-8.   1 fr.

VELPEAU. Exposition d'un cas remarquable de maladie cancéreuse avec oblitération de l'aorte. Paris, 1825, in-8.   2 fr. 50

VELPEAU. De l'opération du trépan dans les plaies de la tête. Paris, 1834, in-8. 2 fr.

VELPEAU. Embryologie ou Ovologie humaine, contenant l'histoire descriptive et iconographique de l'œuf humain, par A. A. VELPEAU. Paris, 1833. 1 vol. in-fol. accompagné de 15 planches dessinées d'après nature et lithographiées avec soin. 6 fr.

VERNOIS. Traité pratique d'hygiène industrielle et administrative, comprenant l'étude des établissements insalubres, dangereux et incommodes, par le docteur Maxime VERNOIS, membre de l'Académie impériale de médecine, du Conseil d'hygiène publique et de salubrité de la Seine, médecin de l'Hôtel-Dieu. Paris, 1860. 2 forts vol. in-8 de chacun 700 pages.   16 fr.

VERNOIS. De la main des ouvriers et des artisans au point de vue de l'hygiène et de la médecine légale, par M. Max. VERNOIS. Paris, 1862, in-8, avec 4 planches chromolithographiées.   3 fr. 50

VERNOIS et BECQUEREL. Analyse du lait des principaux types de vaches, chèvres, brebis, buffesses, présentés au concours agricole de 1855, par Max. VERNOIS et A. BECQUEREL, médecins des hôpitaux. Paris, 1857, in-8 de 35 p.   1 fr.

VERNOIS et GRASSI. Mémoires sur les appareils de **ventilation et de chauffage** établis à l'hôpital Necker, d'après le système Van Hecke. Paris, 1859, in-8.   1 fr. 50

VIDAL. Traité de pathologie externe et de médecine opératoire, avec des Résumés d'anatomie des tissus et des régions, par A. VIDAL (de Cassis), chirurgien de l'hôpital du Midi, professeur agrégé à la Faculté de médecine de Paris, etc. *Cinquième édition*, revue, corrigée, avec des additions et des notes, par S. FANO, professeur agrégé de la Faculté de médecine de Paris. Paris, 1861. 5 vol. in-8 de chacun 850 pages avec 761 figures.   40 fr.

Le Traité de pathologie externe de M. Vidal (de Cassis), dès son apparition, a pris rang parmi les livres classiques ; il est devenu entre les mains des élèves un guide pour l'étude, et les maîtres le considèrent comme le *Compendium du chirurgien praticien*, parce qu'à un grand talent d'exposition dans la description des maladies, l'auteur joint une puissante force de logique dans la discussion et dans l'appréciation des méthodes et procédés opératoires. La *cinquième édition* a reçu des augmentations tellement importantes, qu'elle doit être considérée comme un ouvrage neuf; et ce qui ajoute à *l'utilité pratique* du *Traité de pathologie externe*, c'est le grand nombre de figures intercalées dans le texte. Ce livre est le seul ouvrage complet où soit représenté l'état actuel de la chirurgie.

VIDAL. Du cancer du rectum et des opérations qu'il peut réclamer; parallèle des méthodes de Littré et de Callisen pour l'anus artificiel. Paris, 1842, in-8.   75 c.

VIDAL (de Cassis). Essai sur un traitement méthodique de quelques maladies de l'utérus, injections intra-vaginales et intra-utérines. Paris, 1840, in-8.   75 c.

VIDAL. De la cure radicale du varicocèle par l'enroulement des veines du cordon spermatique. *Deuxième édition*, revue et augmentée. Paris, 1850, in-8.   75 c.

VIDAL. Des hernies ombilicales et épigastriques. Paris, 1848, in-8 de 133 p.   1 fr.

VIDAL. Des inoculations syphilitiques. Lettres médicales par le docteur VIDAL (de Cassis). Paris, 1849, in-8.   1 fr. 25.

VILLEMIN. Études sur la tuberculose, preuves rationnelles et expérimentales de sa spécificité et de son inoculation, par J.-A. VILLEMIN, professeur à l'École impériale du Val-de-Grâce. Paris, 1868, 1 vol. in-8 de 640 pages.   8 fr.

Table des matières: INTRODUCTION. — 1re partie. Considérations d'anatomie et de physiologie pathologiques : 1° des éléments anatomiques dans leurs rapports avec les causes morbides; 2° des processus anatomiques en général; 3° du tubercule; 4° des produits anatomiques, analogues au tubercule; 5° du scrofulisme; — 2e partie. Considérations étiologiques; 6° de la diathèse tuberculeuse; 7° de l'hérédité dans la production de la phthisie; 8° de la constitution de l'habitude extérieure et des tempéraments dans leurs rapports avec la tuberculose; 9° influence des professions dans la production de la tuberculose; 10° rôle du froid, de la toux, etc., dans la tuberculose; — 3e partie. Considérations pathologiques; 12° des rapports de la tuberculose avec les fièvres éruptives et avec la fièvre typhoïde ; 13° la morve est la maladie la plus voisine de la tuberculose ; 14° unicité de la tuberculose; 15° la tuberculose ne s'observe que dans un nombre limité d'espèces zoologiques. — 4e partie. Preuves expérimentales de la spécificité et de l'inoculabilité de la tuberculose; 16° la tuberculose est inoculable ; 17° corollaires.

VILLERMÉ. Mémoire sur la mortalité en France dans la classe aisée et dans la classe indigente, par L. R. VILLERMÉ, membre de l'Institut. Paris, 1828, 1 vol. in-4 de 47 pages.   1 fr. 50

VIMONT. Traité de phrénologie humaine et comparée, par le docteur J. VIMONT, membre des Sociétés phrénologiques de Paris et de Londres. Paris, 1835, 2 vol. in-4, accompagnés d'un magnifique atlas in-folio de 134 planches contenant plus de 700 figures d'une parfaite exécution. Prix réduit, au lieu de 450 fr.   150 fr.

VIRCHOW. Pathologie cellulaire basée sur l'étude physiologique et pathologique des tissus, par R. VIRCHOW, professeur d'anatomie pathologique, de pathologie générale et de thérapeutique à la Faculté de Berlin, médecin de la Charité, membre correspondant de l'Institut. Traduit de l'allemand sur la deuxième édition, par le docteur P. PICARD, édition revue et corrigée par l'auteur. *Deuxième tirage.* Paris, 1866, 1 vol. in-8 de XXXII-416 pages, avec 144 figures.   8 fr.

VIREY. De la physiologie dans ses rapports avec la philosophie. Paris, 1844, in-8. 3 fr.

VOGEL (J.). Traité d'anatomie pathologique générale. Paris, 1847, in-8.   4 fr.

VOILLEMIER. Clinique chirurgicale, par L. VOILLEMIER, chirurgien de l'Hôtel-Dieu, professeur agrégé à la Faculté de médecine. Paris, 1861, in-8° de XII-472 pages, avec 2 planches lithographiées.   6 fr.

VOISIN. De l'hématocèle rétro-utérine et des épanchements sanguins non enkystés de la cavité péritonéale du petit bassin, considérés comme accidents de la menstruation, par le docteur Auguste VOISIN, médecin de l'hospice de la Salpêtrière, ancien chef de clinique de la Faculté de médecine de Paris. Paris, 1860, in-8 de 368 p., avec une planche.   4 fr. 50

VOISIN. Études sur la nature de l'homme, quelles sont ses facultés? quel en est le nom? quel en est le nombre? quel en doit être l'emploi? par le docteur Félix VOISIN, médecin en chef des aliénés de l'hospice de Bicêtre (première section, membre associé de l'Académie impériale de médecine. Paris, 1867, 3 vol. gr. in-8. Prix de chaque.   7 fr. 50

   Séparément :

1re partie. — *De l'homme considéré sous le rapport des facultés qu'il partage avec les animaux* et qui assurent sa conservation particulière et la perpétuité de son espèce.

2e partie. — *De l'homme considéré dans ses facultés morales,* leur analyse, nouvelle loi religieuse de leur application.

3e partie. — *De l'homme considéré dans ses facultés intellectuelles,* industrielles, artistiques et perceptives.

VOISIN. Des causes morales et physiques des maladies mentales, et de quelques autres affections nerveuses, telles que l'hystérie, la nymphomanie et le satyriasis; par F. VOISIN. Paris, 1826, in-8.   7 fr.

WEBER. Codex des médicaments homœopathiques, ou Pharmacopée pratique et raisonnée à l'usage des médecins et des pharmaciens, par George-P.-F. WEBER, pharmacien homœopathe. Paris, 1854, un beau vol. in-12 de 440 pages.   6 fr.

WEDDELL (H. A.). Histoire naturelle des quinquinas. Paris, 1849, 1 vol. in-folio accompagné d'une carte et de 32 planches gravées, dont 3 sont coloriées.   60 fr.

WOILLEZ. Dictionnaire de diagnostic médical, comprenant le diagnostic raisonné de chaque maladie, leurs signes, les méthodes d'exploration et l'étude du diagnostic par organe et par région, par E. J. WOILLEZ, médecin des hôpitaux de Paris. Paris, 1861, in-8 de 932 pages.   11 fr.

M. Woillez s'est attaché à fournir au jeune praticien un guide écrit, à l'aide duquel, en présence d'un système prédominant, ou de la constatation du siège principal des phénomènes locaux accusés par le malade, il puisse se servir de ces notions comme d'un fil conducteur pour arriver au diagnostic cherché. C'est un livre rempli de faits, destiné à rendre de grands services non-seulement à ceux qui, débutant dans la carrière, ayant su, ont oublié, et aussi aux médecins qui savent, et qui, au moment donné, pour la pratique ou l'enseignement, ont besoin de trouver résumés dans une discussion succincte, les principaux caractères diagnostiques d'une maladie. (Hérard, *Union médicale,* 24 octobre 1865.)

WURTZ. Sur l'insalubrité des résidus provenant des distilleries, et sur les moyens proposés pour y remédier. Rapport présenté aux comités d'hygiène publique et des arts et manufactures par Ad. WURTZ, membre de l'Institut (Académie des sciences), doyen de la Faculté de médecine. Paris, 1859, in-8.   1 fr. 25

Paris. — Imprimerie de E. MARTINET, rue Mignon, 2.